肾有多强，命就有多长

养好肾 年轻20岁

李爱科 主编

副主任医师
师从于中医儿科泰斗刘弼臣

中国纺织出版社

图书在版编目（CIP）数据

养好肾　年轻 20 岁 / 李爱科　主编 .-- 北京：中国纺织出版社，2018.3

ISBN 978-7-5180-4337-8

Ⅰ. ①养…　Ⅱ. ①李…　Ⅲ. ①补肾－基本知识　Ⅳ. ①R256.5

中国版本图书馆 CIP 数据核字 (2017) 第 281854 号

主　编　李爱科

编委会　李爱科　石艳芳　张　伟　石　沛　张金华　戴俊益　李明杰
霍春霞　高婷婷　赵永利　余　梅　李　迪　杨　丹

责任编辑：樊雅莉　　　　　　责任印制：王艳丽

中国纺织出版社出版发行

地址：北京市朝阳区百子湾东里 A407 号楼　邮政编码：100124

销售电话：010 － 67004422　传真：010 － 87155801

http://www.c-textilep.com

E-mail:faxing@c-textilep.com

中国纺织出版社天猫旗舰店

官方微博 http://weibo.com/2119887771

北京通天印刷有限责任公司印刷　各地新华书店经销

2018 年 3 月第 1 版第 1 次印刷

开本：710×1000　　1/16　　印张：16

字数：251 千字　　定价：49.80 元

Preface 序

健康是人生的第一财富，是社会发展的基础条件。2016年国家颁布《“健康中国2030”规划纲要》，认为实现国民健康长寿，是国家富强、民族振兴的重要标志，也是全国各族人民的共同愿望。“共建共享、全民健康”，是建设健康中国的战略主题。

自古以来，健康长寿是每一个人的愿望，尤其在科学技术飞速发展、物质生活水平日益提高、精神文明生活不断丰富的今天，健康长寿更是人们的理想与追求。怎样才能有备无患？除了运动、心理调节等方式，更重要的还是饮食，正如古人所说的：“养生之道，莫先于食。”合理的饮食，可以使人身体强壮，益寿延年；而饮食不当，则是导致疾病和早衰的重要原因之一。清代名医王孟英“颐气无玄妙，节其饮食而已”的说法更揭示了养生长寿的奥妙在于调整饮食。历代养生家强调，人们的生活规律必须顺应四季的变化，四季养生的关键在于顺应阴阳变化。人的五脏和四季变化是完全相通的，春气通于肝，夏气通于心，秋气通于肺，冬气通于肾。

春为四时之首，万象更新之始，因此，春季养生必须掌握春令之气升发舒畅的特点，注意保卫体内的阳气，使之不断充沛，逐渐旺盛起来。

夏季是一年之中阳气最盛的季节，是新陈代谢旺盛的时期，要注意保护体内的阳气，防暑不可等闲视之。

秋天由于阳气渐收，而阴气逐渐生长起来，所以一定要把保养体内的阴气作为养生首要任务。

冬季养生的基本原则是要顺应体内阳气的潜藏，以敛阴护阳为根本。由于阳气的闭藏，人体新陈代谢水平相应较低，因而要依靠生命的原动力“肾”来发挥作用，以保证生命活动适应自然界变化。

中医学认为，人体能量和热量的总来源在于肾，就是人们常说的“火力”。“火力”旺，反映肾脏机能强，生命力也强，反之，生命力弱。冬季时节，肾脏机能正常，则可调节机体适应严冬的变化，否则，将会使新陈代谢失调而发病。人身之阳气盛衰，往往标志着人体生理功能活跃的程度。那么，具体到饮食问题上应该如何来做？

授人以鱼，不如授人以渔。

由北京中医药学会儿科专业委员会副秘书长、京城小儿王刘弼臣教授的学术继承人、李爱科主任撰写的《养好肾年轻20岁》一书，从中医养肾的角度阐述肾对人体的重要作用、通过调养脏腑功能养肾、怎样吃才养肾等基本常识，健康您的肾。本书内容丰富，实用方法多，通俗易懂，是日常养生保健不可缺少的指导用书。

北京中医药学会副秘书长
国医大师金世元学术继承人

王春生
2018年1月6日

目录

绪论 肾有多强 命就有多长

第一章 人有多年轻，由肾来决定

第二章　抓住养肾生物钟，只要青春不要皱

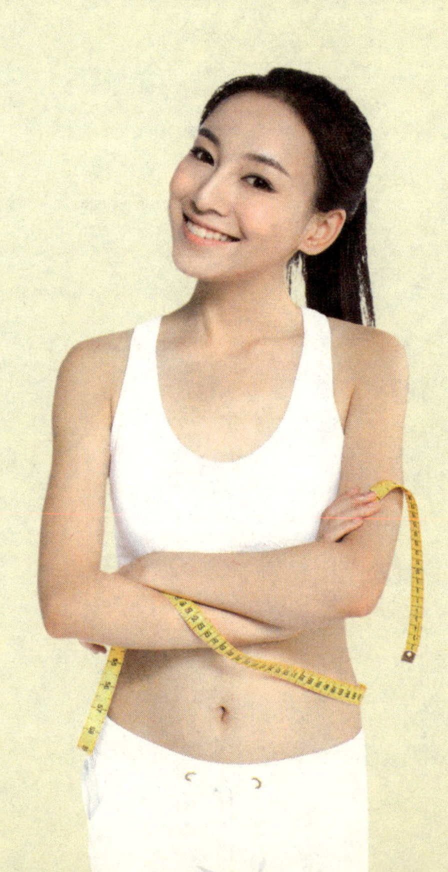

第三章　补肾益脑法，六十岁的人二十岁的脑

第四章　千年强肾绝学，让骨骼更硬朗

第五章　养好肾，发不白、耳不聋

第六章　25 种特效食材，厨房自有补肾“良药”

第七章 男女养肾秘招，恢复身体活力

第八章 强壮肾经，唤醒本能的自愈力

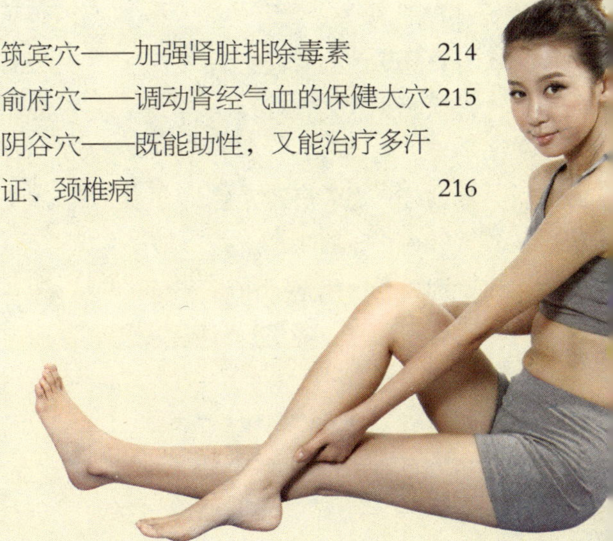

第九章　药用好了护肾救命，用错了伤肾致病

第十章　养病必养肾：百病渐消，清福自来

绪论

肾有多强
命就有多长

肾是“生命之根”“健康之源”

中医肾的主要功能

中医对“肾脏”的定义比西医的“肾脏”要广得多，可以说完全不是同一个概念。在中医理论里，“肾”是个功能单位，并不单纯指西医实实在在的器官“肾脏”，它的功能范围涉及西医学里的内分泌系统、生殖系统、泌尿系统、运动骨骼系统、呼吸系统、神经系统、免疫系统等多个系统。

肾藏精，主生长、发育与生殖

肾藏精。《黄帝内经》中说：“肾者主蛰，封藏之本，精之处也。”即肾是精所存在的地方，精在这里并不单指精子，还包括精气。

精分为先天之精和后天之精。先天之精是从父母那里遗传来的，它有促进生长和繁殖后代的能力。后天之精来源于水谷精微，即是靠脾胃化生的营养物质所得，具有滋养濡润脏腑的作用。先天之精和后天之精相互依存。

肾中所藏精气是人体生命活动的原始动力，它分为肾阴、肾阳两个方面。肾阴与肾阳，又称元阴与元阳、真阴与真阳，是五脏阴阳的根本。肾阴、肾阳相互依存、相互制约，共同维系着肾及全身阴阳的协调平衡。

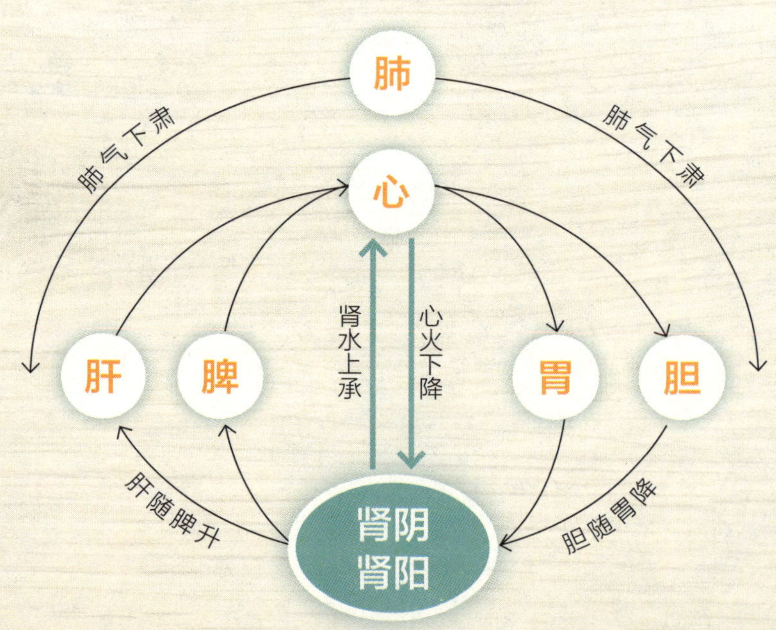

肾主水

肾主水，是指肾具有主持和调节人体水液代谢的功能。人体的水液代谢包括两方面：一是将具有濡养、滋润脏腑组织作用的津液输布全身；二是将各脏腑组织代谢后的浊液排出体外。而水液代谢过程的实现，主要依赖肾阳的“气化”功能。

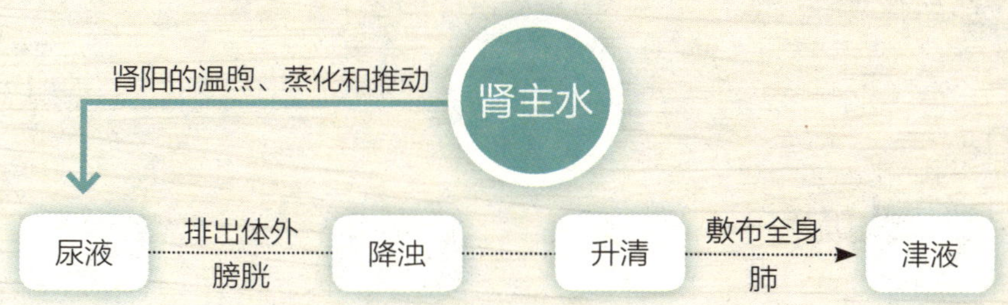

肾主纳气

肾主纳气，是指肾具有摄纳肺吸入的清气，防止呼吸表浅，以保证体内外气体正常交换的功能。

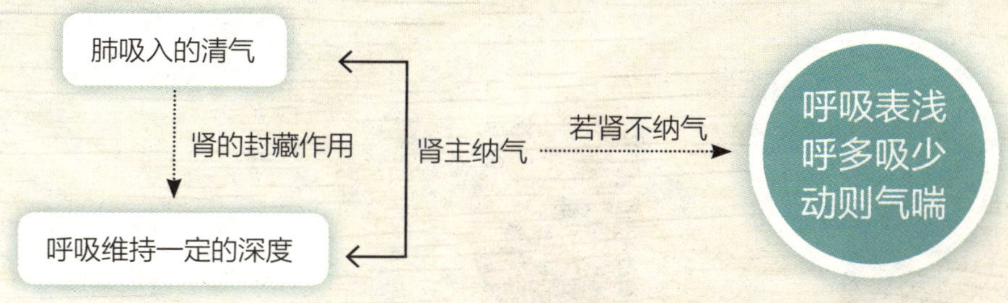

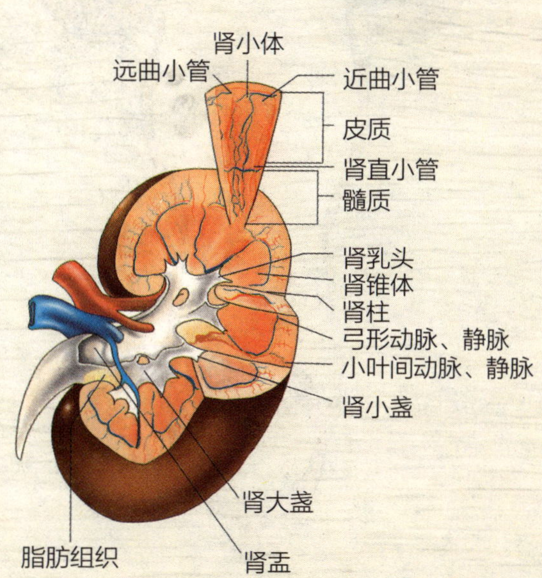

肾脏内部结构图

中医的肾脏范围要大得多，远远超出西医肾脏的功能范围。中医所说的肾亏不一定是肾脏出问题，有时可能是内分泌有毛病，有时可能是生殖系统有问题，有时也可能是生命现象出现衰退。所以，一听到“肾虚”就跑到泌尿科求医是不科学的

西医肾的三大功能

西医里的肾脏是一部功能强大的超自动化“机器”，每天无时无刻不在进行着净化血液、形成尿液、排泄废物的工作。肾脏主要有以下三方面的功能。

一是净化血液

相当于“净水机”，肾脏 1 天大概要过滤血浆 200 升，相当于人体血浆量的 6 倍。

二是过滤功能

相当于“筛子”的功能，肾脏可以利用筛孔大小的过滤结构，把有用的东西留在血液中，代谢的废物排到尿液中。

三是生产激素

相当于“生命工厂”，肾脏能够生产很多与内分泌、代谢有关的激素，与调节血压、生成红细胞、骨骼代谢等有关。

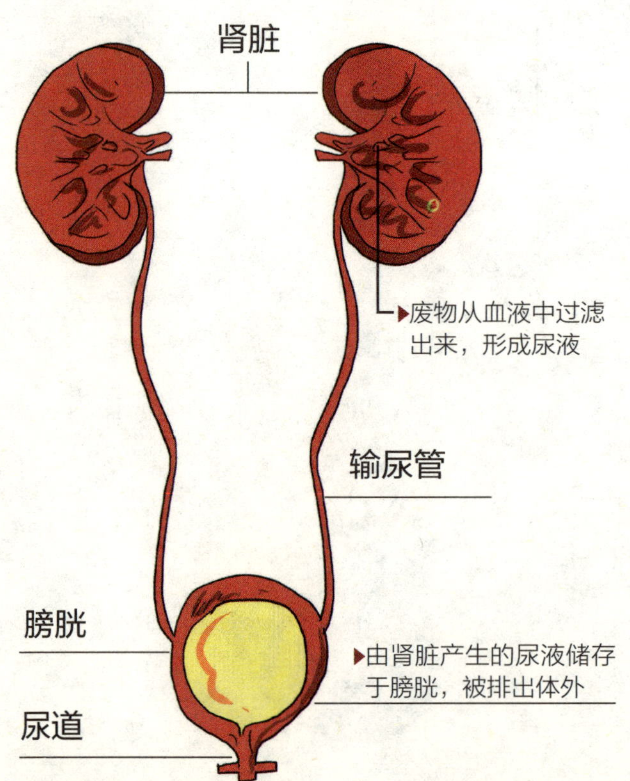

肾脏剖面图

人体的泌尿系统由两个肾脏和一个膀胱组成，它还包括两条长长的输尿管以及尿道。输尿管将肾脏产生的尿液输送到膀胱，尿液再经尿道排出体外。肾脏的功能是过滤血液并产生尿液。尿液沿着输尿管下行并贮存于膀胱。当膀胱收集的尿液达一定量时产生排尿反射，通过尿道排出体外

肾是人体的“劳动模范”

人们把在社会主义建设事业中成绩卓著的劳动者称为劳动模范，你是否知道，在我们的体内也有这样的劳模，它就是肾。肾和心脏一样，从一出生起，每时每刻都在工作，并且它身兼数职，非常敬业，堪称人体内的“劳模”。

肾在忙些什么

中医认为，人的生长、人的发育、人的精力、人的性欲、人的生育、人的排泄、人的呼吸、人的骨骼、人的智力、人的头发、人的听力、人的牙齿……这些生理机能正常运行或良好运行，全都需要肾参与其中，如果肾出问题了，人体的生理机能体系也会出问题。

由此可见，中医的肾功能非常强大，管的事特多，任务非常繁重。所以《黄帝内经》里给肾封了个官，叫“作强之官”，相当于修房子的水电工。故而肾相当于传说里的水神——“共工”，即大家共同的工人。

西医认为，肾脏是人体的过滤系统，每天处理约 200 升血液。人体新陈代谢会产生很多废物，肾脏就以尿液的形式排出废物和多余的液体，承担人体内最脏、最累的排污工作，可以说是人体内工作最勤奋的“劳动模范”。

肾脏的负担越来越重

肾脏就像一台机器，夜以继日地工作，是很容易损坏的。现如今，人们摄入的高脂、高蛋白食物越来越多，肾脏的负担也就越来越重。另外，肾脏的职责重要、工作量大，也易受到污染和饮食、药物等各种有害因素的损伤，所以肾脏需要更多的关爱和呵护。

护肾应做好体检

肾脏定期检查最好每半年做一次尿液和血肌酐、尿素氮检查

女性怀孕时肾脏负担会加重，应该监测肾功能，以免因妊娠毒血症而变成尿毒症

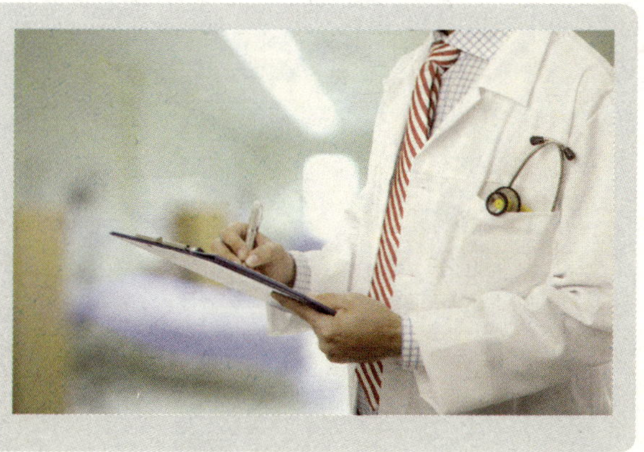

肾是身体器官的“老大哥”

肾不好，五脏六腑都生病

中医认为，肾为五脏六腑之根，人体气血阴阳皆系于此。肾是藏精之脏，不仅藏先天之本，还藏五脏六腑水谷化生之精气，即后天之精，能滋养脏腑和人体全部组织，是维持生命活动的基本物质。肾气足，则五脏六腑功能协调，气血充足，面容光泽红润，精力充沛，抵抗力强，不容易生病；肾气亏损，则五脏六腑、气血阴阳都要受到影响，致使百病丛生。

肾为脏腑阴阳之根本，根本不固，其他脏腑也容易受损。比如，高血压是人们最熟悉的心血管疾病之一，其病因有很多。有一个实验很有趣：给有遗传性高血压的大鼠和正常血压的大鼠互换肾脏后，结果是前者的血压正常了，而后者的血压却上去了。实验足以说明，在高血压的发生与持续中，肾脏是脱不了干系的。

中医认为，肾发病以先天不足、后天失养为主要原因。如《黄帝内经》中所说：“五脏皆柔弱者，善病消瘅。”说明五脏虚弱，容易出现消渴病。而五脏之中，肾为先天之本，肾精不足，则五脏失养而柔弱。

正是因为肾如此重要，所以肾一出现问题，身体其他部位也会出现问题。肾虚会累及心、肝、脾、肺等各脏器，并伴有心烦、失眠、头晕、眼花、消化不良、咳嗽等症状。肾病早期多有疲劳、乏力，眼睑浮肿、颜面苍白，尿中有大量泡沫、排尿疼痛或困难。接下来会出现食欲减退、恶心呕吐、腰痛、夜尿频繁、全身水肿、血压升高、呼气带尿味、骨痛、皮肤瘙痒、肌肉震颤、手脚麻木、反应迟钝等。如果病情严重，上述各种症状继续加重，同时会导致心、肝、肺等多脏器功能衰竭。

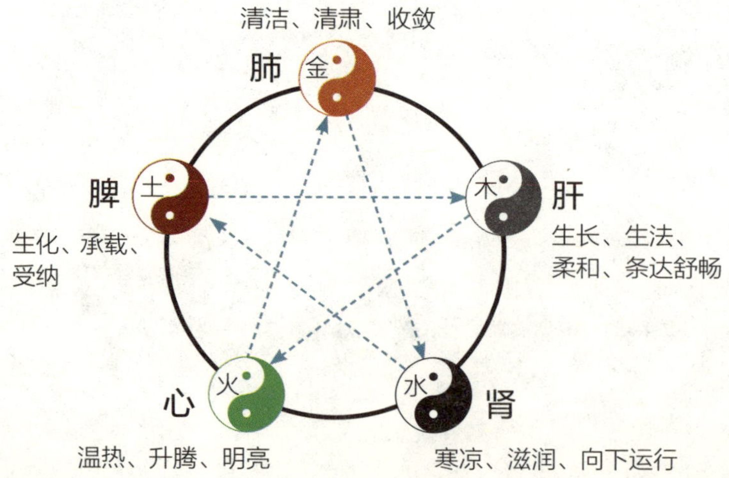

肝肾同源：养肾不忘养肝

养肾不要忘了养肝。因为肾藏精，肝藏血，肝肾同源，精血同源。人到中年，健康往往滑坡，身体发福，体力、精力与性功能逐渐衰减，一些人首先想到的往往是补肾。然而，若仅仅补肾，往往不会收到好的疗效。

肾与肝的关系

肾属水，肝属木，水能生木，肾与肝存在母子关系，即肾水生肝木，古人又称“水能涵木”。肾水充足，木得滋荣，则其功能正常；肾水不足，不能涵木时，则肝阳偏亢，引起疾病。

肝肾之间的关系极为密切，有“肝肾同源”“精血同源”之说。肝藏血，肾藏精，精能生血，血能化精。肝血需要肾精的资助，肾精足则肝血旺，肾精也需要肝血的滋养，肝血旺则肾精充。正是由于精血之间可以互生互化，所以，肾精与肝血，荣则同荣，衰则同衰。故临床上多见肝肾两虚、精血两亏之证。

养肾与养肝要同时

如果只养肝阳而不补肾阴，你养出来的肝气，有可能是肝阳上亢之气，你进补的结果是口干、舌燥、眼睛干涩模糊，还会出现脾气暴躁、头痛、头晕等症，也就是俗称的“上火”。因此养肾与养肝要同时进行。

如果出现了肝阴虚，就应该以养阴为主，这样的病人可以用养肝阴的药来治疗，最有名的药有枸杞、女贞子、石斛、生地黄等；如果有热的话，可以加一些清热的药，比如黄连、牡丹皮、黄芩、赤芍或者地骨皮；如果病人有一些肝阳上亢的表现，比如头痛、眩晕等症状，可以用一些天麻、菊花、夏枯草等，这些都可以清上亢的肝阳，还有的人喜欢用一些龟甲，这个是补阴药，能够平肝降阳。

心肾相交：肾不好心脏差

心属火，位居于上属阳；肾属水，位居于下属阴。中医认为，“孤阴不长，独阳不生”，必须阴阳相济才能保证身体的健康。人们的一切动静，如呼吸、睡眠等，无不是在调动人体的水火阴阳。所以，必须让心火下降于肾，就好像天上的太阳照耀江海。这样，肾水得到心火的蒸化，就能够化生为气，上达心肺，滋润身体，形成水火交济的局面。当身体处于一种平衡协调的状态中时，正气就会充足，疾病难以靠近，人得安康。

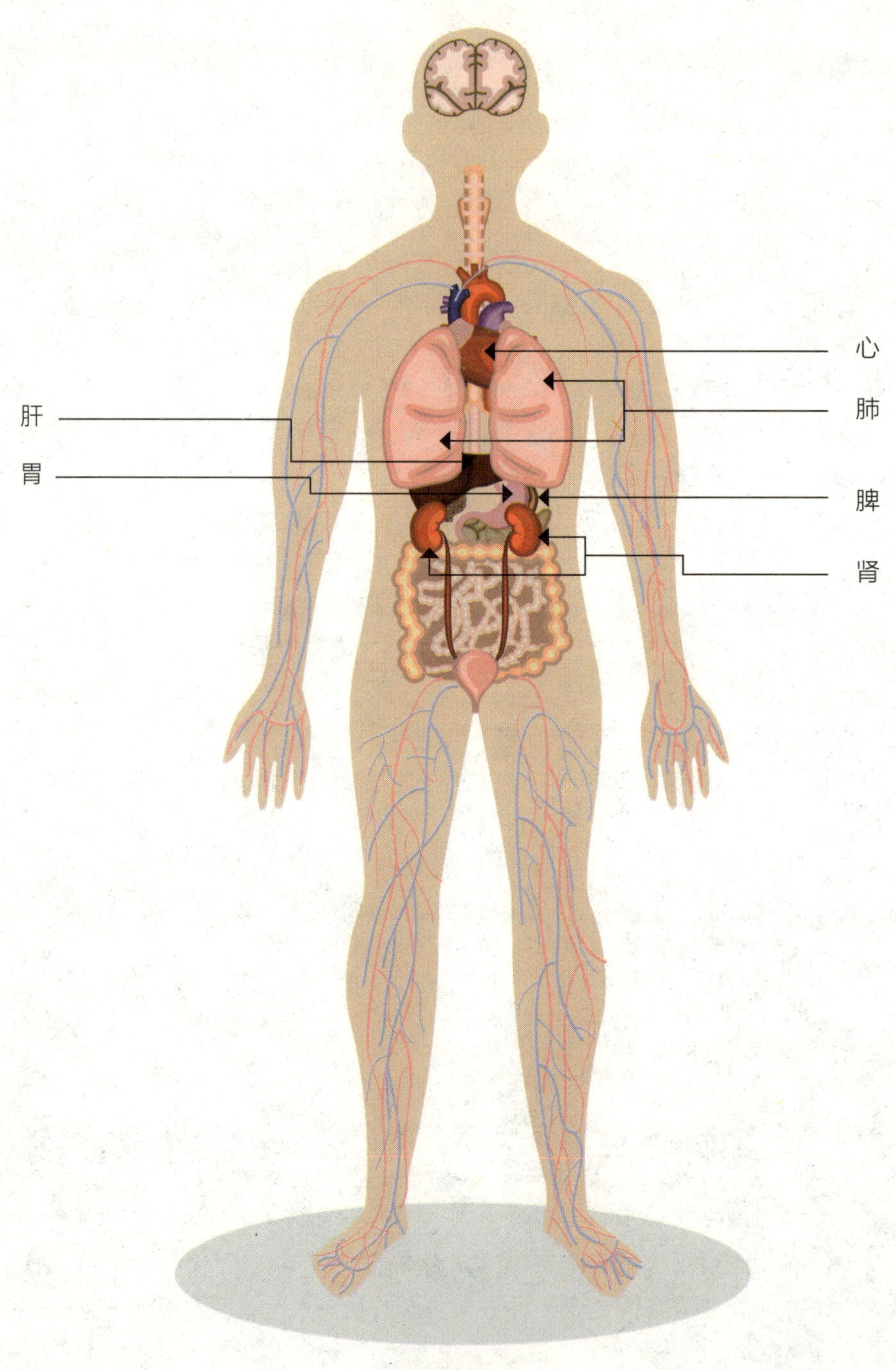

人体器官示意图

肾与心的关系

心在上属火，肾在下属水，根据阴阳、水火升降理论，位于下者以上升为顺，位于上者以下降为和，所以心火必须下降于肾，使肾水不寒；而肾水必须上济于心，使心火不亢，这样心肾之间的生理功能才能协调，称为“心肾相交”或“水火相济”。

反之，如果心火不能下降于肾，肾水不能上济于心，就会出现以失眠为主症的心悸、怔忡、心烦、腰膝酸软等“心肾不交”或“水火失济”的病理表现。

从经络关系上来看，心属手少阴，肾属足少阴，二者贯穿联系，“同气相通”，所以肾气亏了、心气也就变得不足了。

两招最好的心肾相交养生法

◎**手心搓脚心**：脚底有一个肾经的穴位叫涌泉穴，而手上有心包经上的劳宫穴（将手轻轻半握拳的时候，中指指尖所指的手掌部位就是劳宫穴）。睡前坐在床上，左、右手交叉，用手心劳宫穴对准脚心涌泉穴进行按摩，或者用手心拍打脚心，用掌心搓脚心。这样做有利于心肾相交，这样做可以镇静安神，有助于改善睡眠，对有高血压的病人也非常有好处。

◎**鸣天鼓**：中医认为“肾开窍于耳”，所以鸣天鼓也是一种心肾相交的养生法。具体操作方法为：两手抱后脑，双手掌心紧按两耳孔，大拇指放于后颈部，其余四指放于后脑部；然后食指从中指上滑下叩击后脑部，此时耳中即有鸣鼓之音，每次做 24～36 下，每天睡前做，对调理失眠很有效。

脾肾相助：先天不足后天补

脾为后天之本，肾为先天之本，脾与肾的关系是后天与先天的关系。后天与先天是相互资助，相互促进的。形象的说，肾为一辆汽车的电瓶，脾为一辆汽车的发电机，电瓶用原始的电力发动汽车的发动机，发动机带动了汽车的发电机，发电机源源不断地向电瓶充电，电瓶的电就足。

肾与脾的关系

肾与脾的关系主要表现在先天、后天相互资生，相互促进。脾为“后天之本”，气血生化之源；肾为“先天之本”，是各脏腑功能活动的原动力。脾的运化离不开肾气的鼓动，肾气又需要脾化生的气血来提供营养。

临床上脾虚可以导致肾虚，肾虚也可以导致脾虚，最终会形成脾肾两虚。因此，对脾肾两虚证的治疗大法，有“补肾不若补脾”和“补脾不若补肾”的学术之争。

先天生后天，后天养先天

肾为先天之本，脾为后天之本。必须指出，根据中医“先天生后天，后天养先天”的理论，在补肾的同时也要注意健脾。对脾虚者应以补脾为先，因为脾虚也影响免疫功能，一些补气健脾药如党参、白术、茯苓等，也能增强T细胞的功能。

别让“后天之本”累坏了

在五脏六腑这个大家庭中，脾好比是一个“贤内助”，每天在为其他脏腑运送食物精华，任务十分繁重，应该随时给它喘息、休整的机会。中医认为，善养生者，首当饮食有节，慎调五味，兼以适寒暑、节劳役以养脾。这就告诫人们，过饥过饱、食无定时，过多的肥甘厚味、偏食冷饮，整日思虑过度、废寝忘食，都会伤脾，使脾脏的能力变得更加虚弱。

肺肾相生：人活一口气的奥秘

呼吸，一个再简单不过的动作，简单到一般人根本不会去刻意感受它。可是，一旦人们被呼吸系统疾病所困扰，就会真切地体会到能够自由、畅快地呼吸也是一种福气。气是人的本源，人的生命赖气以生，气存则生，气失则亡。所以，“善养生者，必先知养气”。

肺主呼吸，肾主纳气

中医认为，“肺主呼气，肾主纳气”“肺为气之主，肾为气之根”。这意思很好理解，如果说肺是一根管子，是空气进来的地方，那么肾就是管子下面的容器，是容纳空气的地方。

肺吸入的清气通过肺的肃降下纳于肾，肺、肾二脏协调维持人体气机的升降正常。从中医角度来讲，呼吸道疾病的发病原因主要为肺、肾两虚。肺虚日久，肾气也虚，导致出现气短喘促、腰酸乏力、动则加重的肾不纳气症状。所以，对于呼吸系统疾病的治疗，根本措施得从补肾入手。

人身有三气

中医认为，人身上的气有三种：第一种是“元气”，就是受之于父母、先天的气，这是与生俱来的，可以说是人体生命活动的原始动力，元气发源于肾；第二种是“水谷之气”，简单地说，就是人们通过吃饭、喝水得到的气（即通过脾胃运化饮食得到的气）；第三种是肺脏吸入的“清气”，即是我们通常说的空气。“气者，人之根本也”。人体的健康与这三种气密切相关，任何一方面出了问题，生命都会失去动力。

第一章

人有多年轻，由肾来决定

肾不虚人不老

肾虚≠肾病

中医的肾虚与西医的肾病完全不是一个概念，中医所说的“肾虚”可能是肾脏出了问题，也可能是内分泌出了问题，或者是生殖系统出了问题。肾虚并不等于肾病，更不等于ED（勃起功能障碍）。

肾病≠肾虚

肾病现在很常见，但得了肾病不代表你肾虚了。肾病单指肾这个器官不健康，比如得了肾炎、肾结石、肾结核、肾肿瘤等疾病，在西医中统称为“肾病”，症状包括血尿、蛋白尿、多尿、少尿等。

而中医所说的“肾虚”，实质上是人体的泌尿、生殖、内分泌、免疫、神经、血管、骨骼等诸多系统功能中的部分功能协调失常，导致人体出现这样或那样的不适，并不像西医肾脏功能丧失那样可怕。

看来，肾病≠肾虚，但两者又可以在人体内并存。得了西医里的“肾病”可能是中医所说的“肾虚”，也可能不是，需要中医师做判断。比如，慢性肾炎患者病久了，多少会有不同程度的肾虚表现，而肾结石多为湿热证，与肾虚可能没关系。

如何能早期发现肾病

1 定期健康体检，包括尿常规、血常规、便常规、肾功能、泌尿系统超声检查

2 晨起双眼睑浮肿、双下肢浮肿、尿中泡沫增多（尤其是长时间不消退者）、夜尿增多，常提示慢性肾病可能。不少慢性肾病均以血压增高为首发表现。新诊断的高血压患者，肾脏的评价应作为常规

3 有肾病家族史、慢性扁桃体炎、肥胖、高血压、糖尿病等均是罹患慢性肾病的高危因素。此类患者除需定期进行尿常规及肾功能检查外，尿微量白蛋白、尿白蛋白/肌酐比值等更敏感、更精确的指标亦应考虑在列

4 高血压、糖尿病超过5年肾脏受损风险大大增加，需增加检查的频度

肾虚加速衰老

肾虚几乎是每个人必经的阶段，是人衰老过程中一个必然的现象。对于中老年人来说，走向衰老是不可避免的，但延缓衰老却是可行的，从而达到老而不衰。

肾气衰退会推迟吗

有人或许会发出疑问，现代人生活条件好，肾气衰退的时间会不会比古人推迟呢？其实并没有，现代人如果说外表比古人显得年轻，更多在服饰和美容方面，内在的衰老速度没有太大区别。相反，现代人一些不健康的生活方式在加速肾气的损耗，如长期熬夜、用脑过度、暴饮暴食、纵欲无度等。有的男性滥用壮阳药，有的女性涂抹含激素的化妆品，这些对身体的损害很大，甚至增加患癌的风险。

保肾固本，延缓衰老

要想推迟衰老，必须保肾固本。首先要防止过度劳累、用脑过度；其次要节欲，古人说“年四十者，十六日一泄”，就是说 40 岁以后性生活要 2 周 1 次，不可过频，以免损伤肾精；最后，要积极治疗慢性病，高血压、糖尿病多为肝肾阴虚，会加速肾气的损耗，因此必须注意。

喝粥可以补虚

中医基础理论研究发现，不管是肾气虚、心气虚还是肺气虚，基本上都可以通过补脾来解决。补脾就是补气，补气的同时还可以延缓衰老，并能预防很多疾病。该如何补气，首先推荐食补，可以经常喝煮得很烂的粥，比如白粥、小米粥、肉粥、菜粥都可以。用慢火把粥熬烂了，配上一点小菜吃，对身体很好。很多人大病过后，中医就让他们用粥调养元气。难怪俗语说“两粥一饭，长寿不难。”

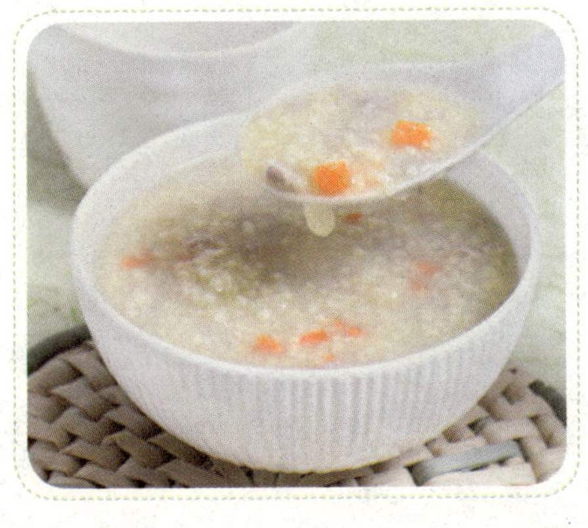

小米粥

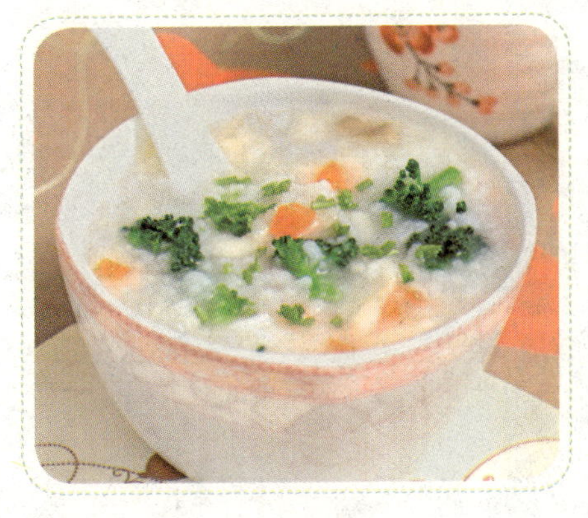

菜粥

肾虚的四种类型

肾阳虚	原因	因天生阳虚、久病阳虚、衰老阳虚、化疗阳虚等
	症状	1. 畏寒怕冷："阳虚则生寒"，虽然外面不很冷，但仍觉得手脚冰凉，依旧穿得很多，感到腰膝酸软，在夏季一吹空调就感到冷 2. 精气不足：与同龄人相比，自己显得比别人苍老年迈。懒言少语，对什么事情都没兴趣，甚至对房事也了无兴趣 3. 疲乏无力：每天起床后浑身乏力，尤其在同房后，精神不振，整天喊累，记忆力明显下降 4. 夜尿频繁：起夜次数增多，很影响睡眠 5. 体质虚弱：大病虽不犯，小病却不断，稍受寒受凉，就容易出现咳嗽、感冒、腹泻等病症
肾阴虚	原因	久病耗损、先天禀赋不足、房事过度、过服温燥劫阴之品、伤精失血等
	症状	盗汗、耳鸣、头晕、健忘、失眠、多梦、腰膝酸痛、足跟痛、脱发、牙齿松动、两颊潮红、手足心烦热、口干舌红等
肾气虚	原因	衰老、过度透支身体（如工作压力、饮食无度）、疾病（如糖尿病、结核等消耗性疾病）、产后调理不当等
	症状	容易疲倦、气短、腰膝酸软、小便频多（夜尿多）、舌苔淡白。男性出现滑精或早泄，女性出现白带清稀、胎动易滑
肾精虚	原因	老年体衰，先天禀赋不足，久病耗损，后天失养等
	症状	小儿发育迟缓，身材矮小，智力和动作迟钝，囟门迟闭，骨骼萎软，男性精少不育、性功能减退，女子经闭不孕，早衰，发脱齿摇，耳鸣耳聋，健忘恍惚，动作迟缓，足痿无力，精神呆钝等

补肾重在平衡阴阳

中医学强调气血调和、阴阳调和，更强调身体的调补。不过，要补肾，就得先判断自己是不是肾虚。如果肾本来很健康，你却盲目滥补，只会将体内的阴阳平衡打破。这就相当于在一件新衣服上打一个补丁，好衣服也变成破衣服了。

平衡阴阳才是补肾的要义

中医认为，肾主藏精，肾阴、肾阳皆源于肾精，肾精充足，阴阳平衡则健康无病。所以，历代医家养生必重补肾，尤其重视补肾填精、平衡阴阳。东汉医圣张仲景创制肾阴肾阳双补的肾气丸；宋代著名儿科专家钱乙减去肾气丸中的补肾阳成分，发展成为专补肾阴的六味地黄丸；明代杰出的医学家张景岳指出，补肾当以补肾精为主，平衡肾之阴阳。

滥用补肾壮阳药不可取

反观今日补肾养生往往被曲解，有的人滥用补肾壮阳药求速效，岂知纯用壮阳药易伤肾阴，造成口舌生疮、口鼻出血，高血压患者还易诱发脑血管意外；还有的人为了养生，经常服用补肾阴药，肾阴补过了就会损伤肾阳，使肾阴、肾阳失去平衡，出现怕冷、阳痿等病变。

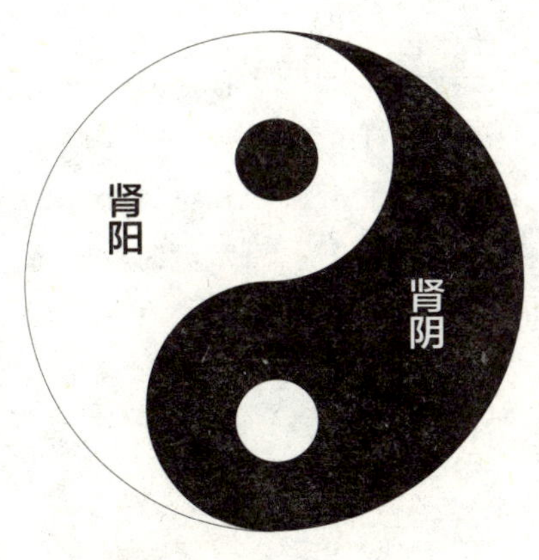

黄帝曰："一阴一阳之谓道，偏阴偏阳之谓疾。"意思是说，阴阳的对立统一是自然界的普遍规律，在一般情况下，阴阳是平衡的，人体也必须维持平衡，才能保证健康。如果出现阴阳偏盛偏衰，就会生病

现代医学认为，所谓的"壮阳补药"大多含刺激神经性药物成分，这些药物或许对某些人来说，可以收到立竿见影的效果。但药毒沉积在体内，不仅有损人体健康，甚至还会带来难以弥补的副作用。

因此，补肾要有明确的针对性，要从调整人体阴阳平衡去考虑，不要人为地破坏机体的阴阳平衡，应阴阳双补、五脏同补。

从补肾活血抗衰老

一些老年病，常有头晕健忘、腰酸耳鸣、齿摇发脱、耳目不聪、性欲减退、疲乏易倦、夜尿增多、脉细无力等肾虚症状，同时伴有皮肤粗糙、色素斑沉着、舌质紫黯或有瘀点、脉涩或结代等血瘀证表现，因而老年病的发生与肾虚、血瘀有关。所以，应用补肾活血法治疗冠心病、中风、糖尿病、前列腺增生、更年期综合征、老年痴呆、骨质增生等中老年病，能取得较好效果。

补肾固元抗衰老

中医认为，肾虚是促进衰老的首要因素，补肾固元是抗衰延年的首要方法。根据现代药理，枸杞、肉苁蓉、巴戟天、山萸肉、怀山药、菟丝子、鹿茸、黄精等补肾药能增强机体的生理功能，提高免疫功能，增强抗老能力，可减退衰老进程。建议大家可以用枸杞泡水喝，方法简单，却可以祛病延寿。

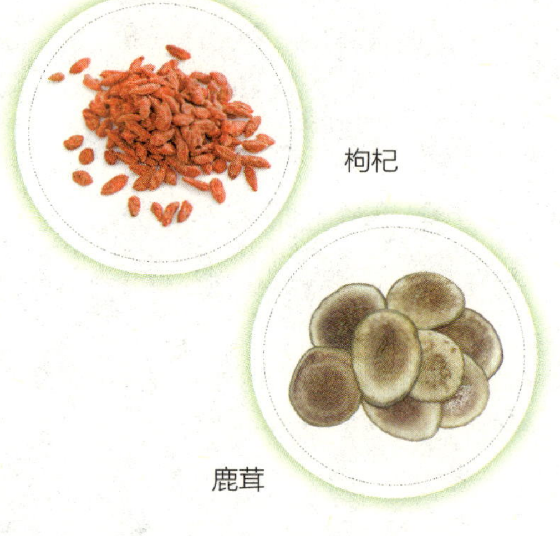

枸杞

鹿茸

肾虚会引起瘀血

清代医书《医林改错》上说："元气既虚，必不能达于血管，血管无气必停留而为瘀。"即肾阳虚则不能温煦血脉，肾阴虚则脉道滞涩，故可导致血瘀。足见，瘀血与肾虚密切相关。

肾虚和瘀血的发生率与增龄呈显著正相关。血液流变学研究揭示，老年人的红细胞电泳和血沉加快，血细胞聚集、红细胞变形能力下降，全血及血浆黏度明显增高，这些都可导致"脉不通，血不流"的瘀血病理改变。

活血祛瘀是抗衰老的关键

当血流不畅时，可通过运动、按摩等方法来疏通。中医还常用当归、三七、丹参、赤芍、川芎、益母草、桃仁、红花、西红花等药物通调血脉，促进血运，改善微循环，降低血黏度，防止血栓形成，从而延缓衰老进程。西药也有抗凝解凝的药物，主要是阿司匹林。

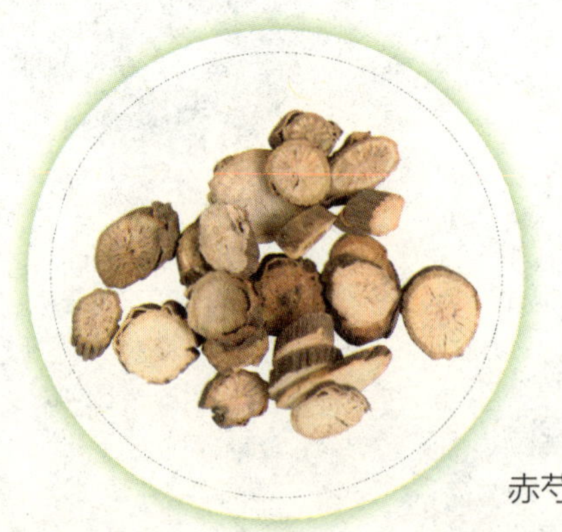

赤芍

这些习惯和行为很伤肾

喝水少引结石，常憋尿易感染

如果说输尿管是“进水管”，那么膀胱是“蓄水池”，尿道括约肌是“出水开关”，尿道是“出水口”。作为“水源”的肾盂出了问题，就会导致一系列跟“水路”有关的肾脏病，最常见的是结石与感染。

结石的形式

结石的形成与尿液中钙、草酸、尿酸排出量增加以及尿量减少有关，与人们的生活方式密切相关：

首先，长时间不喝水，尿量减少，易引发肾结石

其次，贪恋啤酒、海鲜等，会使体内产生大量尿酸、嘌呤，尤其是喝啤酒后利尿，造成人体短时间内脱水，增加结石出现的概率

最后，高蛋白饮食（如大鱼大肉、蛋黄、动物内脏等）会降低身体枸橼酸盐的含量，阻止钙盐结晶，增加钙的含量，由于钙是肾结石的主要成分，从而增加患肾结石的概率

多饮水很有必要性

肾脏最重要的职责是负责调解人体内水分和电解质的平衡，代谢生理活动所产生的废物，并排于尿中，但在其进行这些功能的时候，需要足够的水分来进行辅助，因此需要多饮水。为了肾脏的健康，每日应补充水 1500 毫升（大约 8 杯水），不少于 1200 毫升。

摆脱憋尿带来的困扰

经常憋尿，尿道口处的细菌可能上行进入膀胱，造成膀胱炎，其中一部分还可能通过输尿管进入肾脏，引起肾盂肾炎。因此要注意以下几点：

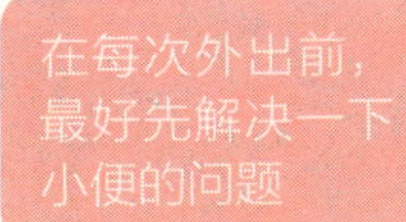

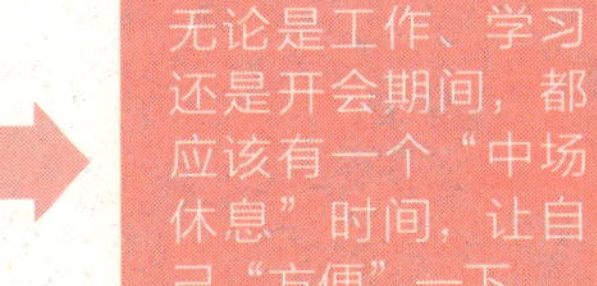

在憋了一段时间的尿之后，除了尽快将膀胱排空外，最好的方法就是再补充大量的水分，强迫自己多几次小便，这对膀胱来说有冲洗的作用，可以避免膀胱内细菌的滋生

高油盐血管硬，糖尿病很毁肾

肾脏是全身血流量最多的器官，“血路”异常引发的继发性肾脏病，以糖尿病肾病和高血压肾病多见。

糖尿病更易合并肾病

糖尿病肾病是糖尿病最常见的慢性微血管并发症之一，会使肾小球逐渐硬化、纤维化，导致肾脏功能急剧下降，结果是对人体有益的“好东西”漏出去，而无益及有害的“坏东西”却留在体内。

在我国，糖尿病肾病导致的终末期肾病有越来越多的趋势。一般来说，糖尿病病史在 2 年以上的患者，临床虽无肾脏病表现，但肾小球基底膜已有增厚；10～20 年者有 50% 并发糖尿病肾病，20 年以上者几乎 100% 患有糖尿病肾病。

高血压也很伤肾

肾脏是调节血压的重要器官，更是高血压时最易受损的脏器。长期未控制的高血压会不断破坏肾脏的动脉和微血管，最终导致肾小球硬化和肾间质纤维化。

控制血压和血糖

有效控制高血糖、高血压，能大大降低肾病的发生。造成糖尿病、高血压发病率升高的主要原因是，生活水平明显提高，人们的饮食习惯改变，如长期摄入高热量、高脂肪、高蛋白和低纤维素饮食，以及运动量减少等。另外，饮食中的盐分 95% 是由肾脏代谢的，摄入太多盐会加重肾脏负担，导致血压升高。

因此，建议每天食用油的摄入量控制在 25～30 克（也就是两三个白瓷勺的量）；盐控制在每天 6 克以下；少吃高脂肪食物；多补充膳食纤维。

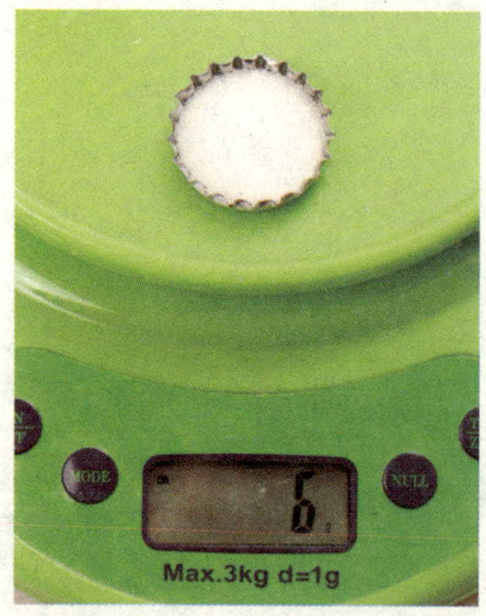

将啤酒瓶盖中的胶垫去掉，一平盖正好是 6 克盐

乱吃药肾中毒，病太久纤维化

肾间质是指肾脏血管和肾小管间的区域，由疏松结缔组织构成，是肾脏的支持组织，主要包括血管、淋巴管及神经。可以说，肾间质是肾脏的“后勤中心”。如果肾间质发生损伤，往往会引起间质纤维化，继而由血运障碍等因素导致肾小管萎缩，并最终导致肾小球功能丧失。

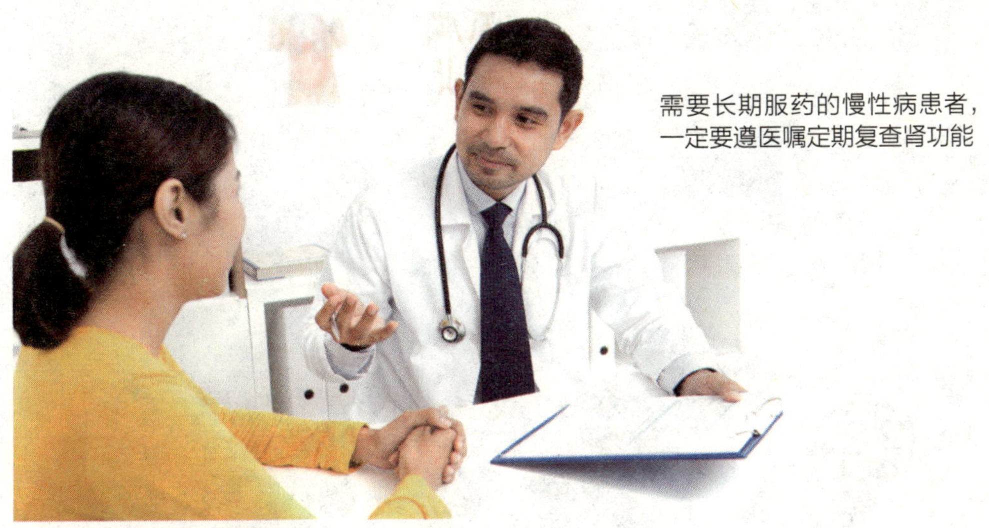

需要长期服药的慢性病患者，一定要遵医嘱定期复查肾功能

药物为何会伤肾

肾间质发生损伤，最常见的原因就是乱吃药或长期服药。这是因为肾脏不仅要负责机体代谢产物的排泄，还要承担药物的排泄工作。用药种类太多、剂量过大就会加重肾脏的负担。

肾脏的血管数量极多，当药物随血液快速流经肾脏时，就会使肾小球、肾小管等肾组织暴露于药物中，从而创造了损伤肾脏的机会。

警惕药物损害肾脏

各种药物损伤肾脏的机制不同，像非甾体类解热镇痛药（阿司匹林、布洛芬等）和氨基糖苷类抗生素（庆大霉素、链霉素等）是典型的肾毒性药物，会直接损伤肾脏。

止痛药会抑制前列腺素的合成，长期应用会引起“止痛剂肾病”。除此之外，一些肾毒性药物，如某些抗生素及某些中草药（含有马兜铃酸成分的中草药，如关木通、广防己、青木香等），服用过量都会影响肾脏功能。

还有一些药物会引起梗阻性肾损伤，比如磺胺类药物会使尿液中出现结晶，堵塞输尿管。总之，建议患者一定要在医生指导下用药。

压力大爱露腰，肾小球多受累

在我国，肾小球肾炎是发病居第 1 位的慢性肾脏疾病，也是导致终末期肾衰竭的首位病因。发病机制主要是过敏、自身免疫性疾病引起免疫复合物或肾小球基底膜抗体沉积于肾小球，引起病变。另外，肾小球肾炎多发生在链球菌感染之后，大部分病例在 2～3 周前有过咽炎、扁桃体炎等前驱感染的症状。

压力太大会诱发急性肾炎

压力大、过度疲劳可以导致抵抗力明显下降，医学上称为免疫系统功能障碍，可造成肾小球免疫系统功能失常而导致急性肾小球肾炎。而过度疲劳导致的免疫系统功能下降，会使人食欲减退，体内血流量不足，对全身都会有影响。就肾脏来说，会造成肾血流量不足，肾小动脉收缩，从而造成肾小管坏死，临床表现就是急性肾炎。所以要学会减压，别什么事都自己硬扛着。

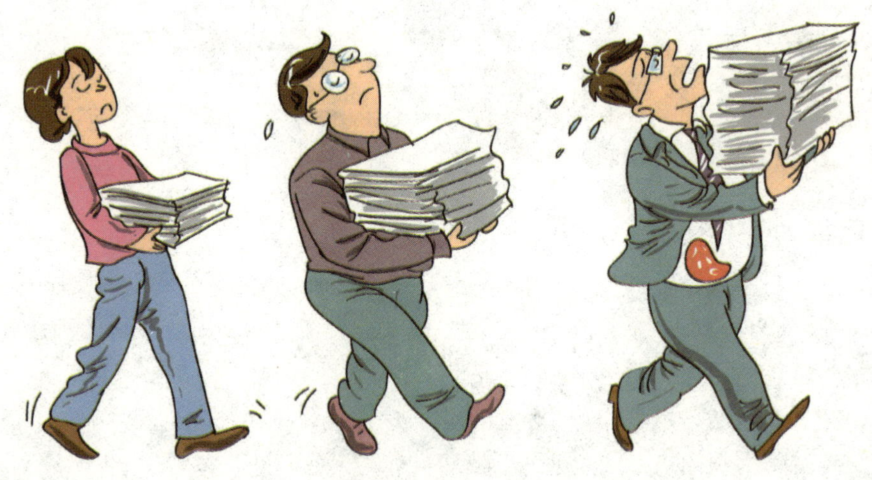

爱露腰影响肾脏的血液循环

需要提醒的是，女性的免疫力相对男性要低，不少现代女性喜欢一年四季露着小蛮腰，不注意腰部保暖，还有人不论冬夏都吃冷饮。肾喜温恶寒，过凉的环境刺激会影响肾脏的血液循环，肾小球里供血也会出现问题，可能导致肾小球萎缩或钙化。因此，女性特别要注意保暖，低腰裤要少穿，尽量让腰部有衣物避寒。

久坐不动伤气，前列腺负担重

对男性来说，久坐会造成阴部充血，引发前列腺炎。特别是坐在汽车的软椅上，臀部深陷其中，阴囊受挤压，使静脉回流不畅，阴部血液的微循环受阻，长期如此会造成性功能减退，导致性功能障碍。

久坐伤脾胃伤气

中医认为，久坐伤肉。脾主管肌肉，久坐使气机郁滞，不仅伤肉，还会影响脾的功能。中医称脾胃为“水谷之海”“气血生化之源”。而久坐会导致气血运行不畅，脾胃气机呆滞，运化功能失调，一旦五脏得不到滋养，自然就会损害正气，导致人体抵抗力有所下降。

长期久坐，使前列腺长期处于充血状态，缺乏锻炼，抵抗力比较差等，都会使前列腺处于受压状态下，诱发列腺炎。久坐还容易产生腰部肿胀、酸痛、麻木等症状，加重肾虚。

建议每天至少活动 30 分钟以上，比如上楼时不乘电梯，走楼梯；坐公共汽车上下班时提前两站下车步行；在电视播放广告时，站起来走动一下

坐 40 分钟到 1 个小时，就应该站起来活动一下，伸伸腰、踢踢腿，或者两手背在身后并交叉握住，适当拍打腰部肌肉，就可以起到疏通经络、缓解不适的作用

久坐族平时可以在办公室放个用棉布包好的捶腰器，一旦感觉腰部有酸软的感觉，就轻轻敲打一会儿

爱泡澡或蒸桑拿，可致不育

众所周知，睾丸是男性制造精子的重要器官，正常情况下，睾丸每天约产生上亿个精子。而睾丸对温度的影响是极敏感的，温度越高，就越影响精子的质量和活动能力。频繁的泡澡或蒸桑拿可扼杀一部分精子，影响女性受孕。

泡澡后行房射精无力

射精越有力、距离越远，一定程度上说明其体能越强劲，在性生活中越有出色表现。有些人喜欢先泡个热水澡，然后才行房。此时就会出现一种现象，即射精时没有“啪、啪”射出的感觉，而更像是慢慢流出来的。

究其原因，高温是主要问题：一来会让男性身体感觉慵懒，各项功能都“慢”下来；二来会引起前列腺腺体的充血肿大、压迫尿道，导致射精无力，在最兴奋时变为扫兴的流精。

所以，男士晚上洗澡后最好先休息半小时，一方面让身体完全干透；另一方面也能积蓄精力。若是泡热水澡，则需要更长时间的休息，然后再行房。

频繁蒸桑拿坏处大

国外曾有一项研究，将雄性动物置于38.5℃的高温环境下55分钟，随后发现其交配与生育力明显下降。若将雌性动物置于相同条件下，则会导致发情周期异常和胎儿死亡率升高。

这项研究也证实，若有一次发烧超过38.5℃，对精子的抑制作用可持续6个月以上。此外，男科医生也经常强调，阴囊内睾丸的温度要比体温低2℃左右，超过37℃的温度就会对其造成损害，首先影响的是生精细胞。长期高温会对生育能力造成不可逆的损害，甚至影响产生雄性激素的睾丸间质细胞，继而影响男性性功能。

泡澡或蒸桑拿掌握好度

如果泡热水澡或蒸桑拿，每周1次，每次15～20分钟，每周累计不超过30分钟，且温度不要超过50℃。医生建议，有生育要求的男性最好半年内别泡热水澡，改用温水淋浴，水温最好控制在34℃左右。

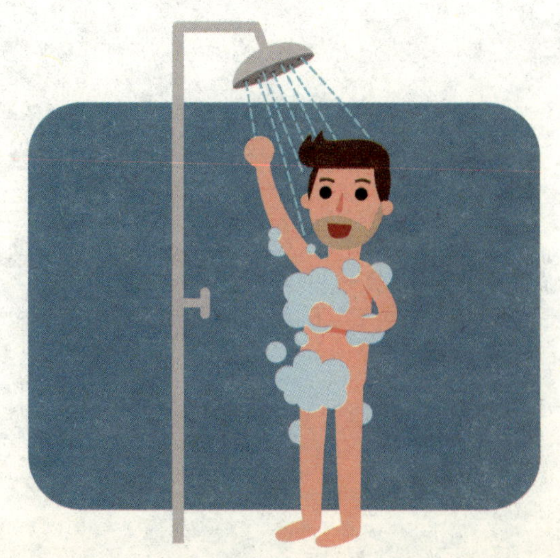

警惕！来自肾脏的求救信号

频繁起夜，肾阳亏了

中医认为，夜尿频多与肾功能的衰弱有着很深的联系，所以通过补肾可以起到一定的改善作用。

中医认为，“肾主水，司开阖”，尿液的生成、排泄都是由肾来完成的。尿液的生成有赖于肾对水的蒸腾气化和重吸收作用。肾对水分的重吸收过程就像蒸馏器，只有给蒸馏器加热，水才能被汽化输送到各个组织器官，给蒸馏器加热的热源就是肾阳和肾中的精气。倘若肾阳不足、肾精亏损，水液不能被蒸腾气化和重吸收，只能长时间滞留，就会导致尿液增多。

人上了年纪后，肾脏就开始走向衰老，肾功能开始减退。知道了中老年人频繁起夜是肾阳虚亏，肾虚引起的夜尿频多，补肾可以起到治疗作用。我们还可以做好事先的预防，避免尿频。

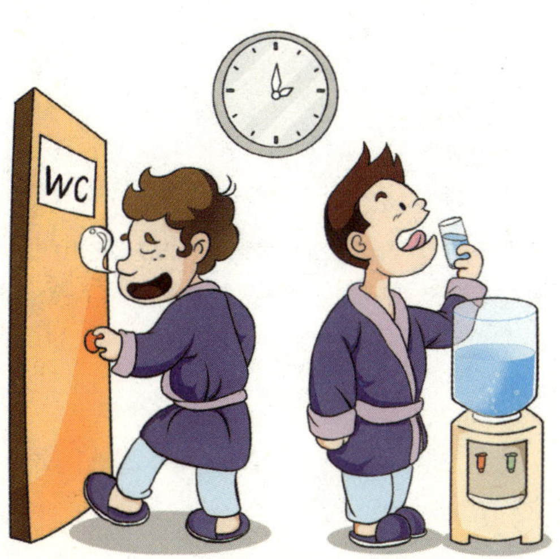

口中咸味起，多半是肾虚

在医院肾病科经常听到这样的问题：“我为什么总觉得口里有咸味儿？”

如果你口里面感觉的味道是以咸为主的，这是一种肾虚的表现。

为什么肾虚的人口会咸呢？因为中医认为，酸入肝经，苦入心经，甘入脾经，辛入肺经，咸入肾经，五味跟体内的脏腑是相对应的。比如，你去看中医时，很多医生会问你是否有“异常口味”。

如口咸者多属肾虚，因咸味入肾，肾病可使口中咸；口甘多脾胃湿热，因甘味入脾，湿热蕴结脾胃，浊气上泛，故感口甘；口中泛酸多为肝胃蕴热，因酸味入肝，肝热之气上蒸于口则口中泛酸；口苦多心火，因苦味入心，心属火，火邪炎上则口中苦。因此，大家以后就要注意了，若是发觉你口中总伴有咸味儿，就是肾虚的征兆，要去找医生解决。

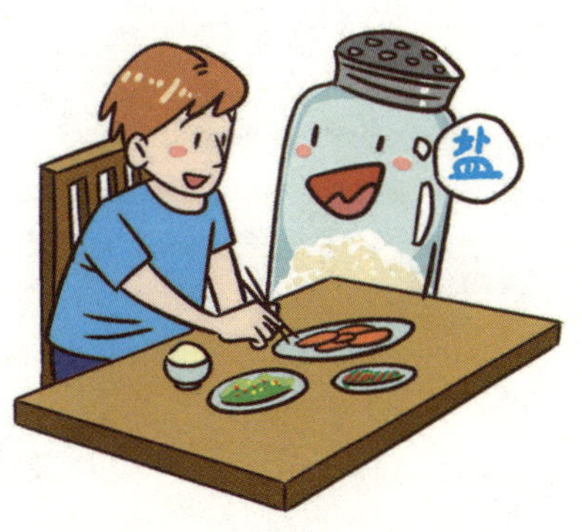

便秘也和肾虚有关系

肾开窍于二阴，主司二便。大肠的传导功能依赖于肾阳的温煦、气化及肾阴的滋润、濡养，魄门的开启还有赖于肾气的固摄作用。如果肾阳亏虚，或肾气不足，固摄无力，就会出现腹泻便溏；如果肾阴亏虚、肠道失润，或肾阳不足、推动无力，就会造成大便秘结。

老年人便秘不少情况都是肾阴虚导致的津液减少，大便秘结，所以单吃润肠药是不行的。因为肾虚了气力不足，用不上力量，自然就排不出来，这时候补肾阴比较好，比如说用一些枸杞、熟地等都可以，而且很快就可以解决问题。如果便秘患者还伴有形体消瘦、眩晕耳鸣、腰膝酸软、心悸怔忡等症状，可选用六味地黄丸治疗。

唾液异常，警惕肾脏

唾液中医上称“津液”，俗称口水，又被称作“舌边水”。中医认为：“脾为涎（口水），肾为唾”，即唾液为脾肾所化。

老人口水多，大多是因为脾肾器官老化导致津液不能正常运转而导致的。还有老人戴假牙时，出现口腔炎、咽炎、舌炎、齿龈炎等疾病时，中风及其他脑血管疾病之后，也会导致口水过多的现象。

脾肾虚弱的老人，可以多吃一些补中益气的食物，比如山药、红小豆、薏米、红枣、板栗等。或者用板栗和红枣来煮粥，板栗是肾之果，能补肾健脾，红枣能补益脾胃，二者搭配用来治疗口水过多，效果非常不错。

口中唾液少也容易生病

中医有句老话，叫做“留得一分津液，便有一分生机”。

中医把人体分泌的唾液叫做“津”，津液的增多与减少，能直接影响体内的阴阳平衡，疾病也会由此而生。如发高烧的病人出汗过多，及胃肠疾患者大吐大泻太多，都会因损伤津液而导致气血亏损。

那么，对正常人的保健而言，如何才能做到“保津养生”呢？首先要多喝水，可以根据体质适当泡些有生津作用的中药饮片，如山楂、五味子、麦冬等。其次，要多咽口水。

另外，生活中不宜长时间嗑瓜子，因为久嗑会伤津液。尽可能地剥壳取肉，入口细嚼后连唾液咽下。嗑瓜子时，最好泡上一杯绿茶，边嗑瓜子边呷一两口茶，既能生津滋液，又利于瓜子中蛋白质的吸收。

牙齿有问题，可能肾已虚

中医认为，“肾主齿”“肾虚则齿豁，肾固则齿坚”，牙齿松动与肾气虚衰以及气血不足有关。正常人的牙齿洁白润泽且坚固，是肾气旺盛、津液充足的表现；肾虚则骨失所养，牙齿就会不坚固，出现松动的问题。肾阴虚和肾气虚都会导致牙齿松动。年老时，人的肾精衰弱，牙齿就会早早脱落。所以，中医认为养肾精是护齿所必需的。

如成人牙齿稀疏、齿根外露或伴有牙龈淡白出血、齿黄枯落、龈肉萎缩等问题，多为肾气亏乏，同时要警惕有无肾脏方面的疾病。

经常感冒，肾在警告

国际肾脏病学会曾对东南亚地区肾病情况做过统计，发现 15%～20% 的肾炎是反复感冒引发的！

那么感冒是如何引起肾炎的呢？肾炎是一种免疫性疾病，感冒本身并不会导致肾炎，而是机体对感冒的反应导致了肾炎。感冒时，病毒侵入人体，人体内的防御体系（免疫系统）产生抗体，当抗体与抗原结合后形成免疫复合物。这种情况下虽可以消灭外来抗原（细菌或病毒），但形成的免疫复合物也会随着血液循环运行到肾脏，沉积到肾组织，导致炎症细胞浸润，诱发炎症性反应，从而引起肾炎。

中医望牙辨疾病

牙龈红肿，或因胃炎

中医认为，牙龈与胃肠相关。如出现单纯的牙龈红肿，多是胃火上炎所致，也可能与胃炎有关；如果红肿的同时，还伴有牙齿松动、强烈口臭等症状，多为牙周病

牙龈出血

牙龈容易出血的情形不仅会发生在牙龈炎或牙周病患者身上，肠胃不好的人也有这种倾向，应少吃辛辣等刺激性食物。如牙缝变宽伴随牙龈出血，在糖尿病、甲亢等疾病中常见

牙齿松动，骨质疏松的标志之一

牙齿松动脱落的主要原因是牙槽骨不坚固，而牙槽骨不坚固多由骨质疏松导致。这种情况，我们可以提早预防，如服用钙片，进行有规律的体育锻炼，并经常叩齿。另外，牙齿松动脱落和牙齿不洁可能意味着潜在的心血管疾病风险。有调查显示，掉牙多的老年人中风的风险很高。因此，多做咀嚼，可帮助预防心脑血管疾病。而反过来说，心脏本就不太好的人，也更要养成饭后漱口的习惯

喷嚏不断，肾气作乱

打喷嚏是一种常见的生理现象，很多人都有过打喷嚏的经历。中医认为，肾气虚也能引起打喷嚏。身体里的卫气，是抵御外邪的主要力量，它根源于人体的下焦肾，滋养于中焦脾，宣发于上焦肺。如果人体的肾气虚弱，卫气的来源就会不足，到达卫气的宣发通道——肺的卫气就少，肺就不能正常宣发卫气，于是出现打喷嚏的现象。

肾气虚引起的打喷嚏，往往是喷嚏频频，经久不止，同时伴有疲乏无力、腰膝酸软或疼痛、面色无华、怕冷、手足不温等症状，以过敏性鼻炎患者为多。对于肾气虚引起的打喷嚏，仅仅靠祛邪是难以治愈的，应补肾以固本，让肾气旺盛，卫气充足，身体抵御外邪的能力增强。

打喷嚏多提示过敏或感冒

早上打喷嚏的主要原因是过敏。在睡眠过程中，喷嚏反射被抑制了，所以过敏症患者只会在醒来时开始打喷嚏。有时，鼻窦炎也会导致早上打喷嚏。在白天不断打喷嚏大多数情况下是感冒病毒所引起的，并有可能伴有体温升高。感冒好了，喷嚏也就停止了。这种喷嚏属于实证，多发生在身体受凉时以及感冒流行的时候

哈欠连天，与肾有关

在《黄帝内经》里，就有“肾主欠”的说法，说明打哈欠与肾有关系的理论自古有之。正常情况下，人打哈欠与咳嗽、打喷嚏一样，是一种自救行为。而总爱打哈欠的人，往往是肾虚的一种表现。

肾为先天之本，肾中所藏精气是人体生命活动的原始动力，肾精充足，则精力充沛、体力充沛；如果肾中精气不足，人的精神和形体得不到充足的濡养，就容易神疲乏力、哈欠连连。

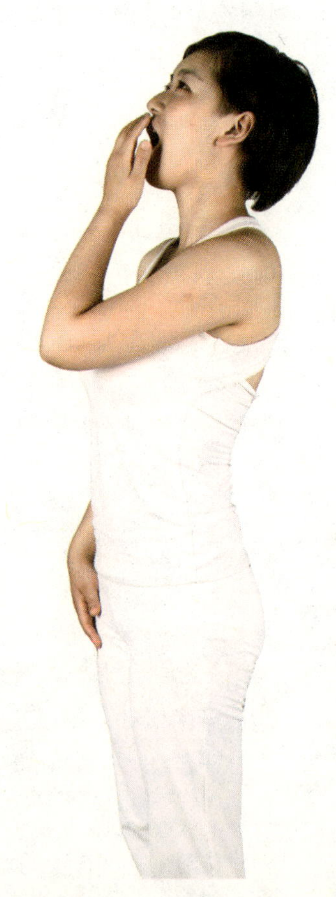

爱打哈欠的人，往往是肾虚、脾虚的一种表现。

小便不正常，肾脏有异样

健康的小便标准是：一天 8 次，每次 300 毫升左右，总量不超过 3000 毫升。如果不是饮水原因造成的超过 8 次，就叫做尿频。很多人以为老想尿，肯定是肾虚。其实，大多数尿频都和肾无关。

小便次数多，但尿量少，有可能是膀胱和尿道的问题；不仅次数多，而且尿量也不少，则有可能是内科代谢性疾病，比如糖尿病或多尿症。只有尿频而且尿常规检查发现尿蛋白也高，才有可能是肾有问题。

有些人小便次数多，是因为老觉得有尿意。这时可以自查一下：尿意很急，可能是膀胱过度活动症；尿意隐隐的，不太急，可能是感觉神经过敏，或泌尿系统感染引起的膀胱慢性炎症。

气短、气喘，肾不纳气

肾主纳气。纳气就是固摄、纳住的意思。中医认为，气虽为肺所主，但气之根在肾，所谓肺主呼气，肾主纳气，所以肾虚的人，多出现气短、气喘，尤其老人气喘更应考虑肾虚，应着手从肾治或肺肾合治。

肾主纳气，与肺司呼吸的功能相辅相成。肺为气之主，肾为气之根，肾有摄纳肺所吸入的清气，防止呼吸表浅的作用。肾的纳气功能正常，则呼吸均匀和调，肾不纳气，即可出现动辄气喘，呼多吸少的病象。冬季是呼吸系统疾病高发季节，养肾有助于肺气呼吸，预防此类疾病。

健康的尿液什么样

尿液颜色

健康的尿液应该是淡黄、透亮的，不会有沉淀、浑浊的现象。但很多因素都会影响尿液的颜色，比如饮水量、体温的变化以及食物、药物的作用。喝水多的时候，尿液可能像白开水一样，是无色的；喝水少、出汗多的时候，尿液就可能会呈啤酒样的黄色，这些情况都是正常的

排尿频率

从理论上说，一个人每天的排尿次数不应超过 8 次。白天 7 次，晚上 1 次，这是最佳比例。夜尿最好不超过 2 次，若睡前喝水较多，起夜次数随之增加，也是正常的。但如果晚上没喝多少水，却老是起夜，就要留意

尿量

我们每天的排尿量应该在 1500 毫升左右，但由于人们的饮水量不同，只要每天的尿量多于 400 毫升、少于 3000 毫升都没有问题。一天的尿量如果少于 400 毫升，就是少尿的表现；而多于 3000 毫升，就属于多尿

记忆力下降，经常忘事

脑居颅内。《黄帝内经》中记载，“脑为髓之海”，指出了脑是髓汇集而成，而且说明了髓与脑的关系。脑髓生成来源于先天之精。《黄帝内经》上说：“人始生，先成精，精成而后脑髓生。”

肾主骨生髓，肾之精髓还要不断滋养脑，才能正常发挥其作用。一旦记忆力下降，常常忘事，提示你的肾精不足。

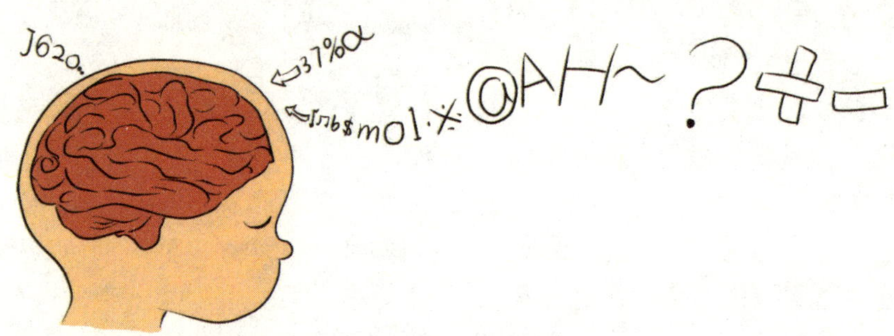

肾虚以后，肾精会随之衰减，大脑失去所养，脑髓化生不足，记忆力自然就会减退

肾开窍于耳，耳轮异常看肾脏

人常说“耳朵大有福”，耳朵厚大的人，其实是肾气充足的表现；而耳朵薄而小的人，多为肾气亏虚。

中医认为，“肾开窍于耳”。耳朵的听觉功能与肾气的盛衰密切相关，肾好听力就好。反之，当出现耳鸣、听力下降、烦心的症状时，可以多考虑肾阴虚。

《黄帝内经》指出：“肾气通于耳，肾和则耳能闻五音矣。”《中藏经》也说：“肾者，精神之舍，性命之根，外通于耳。”肾为先天之本，内藏五脏六腑之精。肾精充盈，髓海得养，则听觉灵敏，分辨力强；反之，肾精虚衰，髓海失养，则听力减退，耳鸣耳聋。

随着肾中精气的盛衰盈亏，人的听力也会发生相应的变化。如婴幼之年，肾精充而未实，生而未盛，成而未盈，则听觉较弱，听声辨音能力差，且听而不远；青壮之年，肾中精气充盛，耳受精气充足，故听觉聪敏，听声遥远，辨别语声能力强；垂暮之年，肾中精气逐渐衰少，化生无力，耳之精气不足，故听觉渐衰，迟钝不灵，听声难远，甚则听觉失聪。

无缘无故总战栗

《黄帝内经》中提到肾“在志为恐”，意思是说五脏的精气相并于肾，如果肾气不足或肝、心、胃有病症，就可能出现“恐”的症候。当然，主要原因还是在于肾，因为肾水充则肝血足而胆壮，肾水虚则肝血不足而胆弱易“恐”。

“恐则气下”，结果又伤精伤肾，故而有“肾主恐”之说。大家都有这种体会，冷得不行的时候，吓着的时候，身体就会颤抖。肾虚的人会比较恐惧，恐惧的人也会颤抖。所以你如果老是觉得无缘无故颤抖，也要注意这就是肾虚的表现。

面黑无光泽

如果你是黄种人，面色却很黑，而且没有光泽，极有可能是肾虚。有的人原来面色很好，现在变得越来越黑了，这个也要注意，说明你的肾气有点虚了。大家都有经验，特别是女性，只要是熬上几夜，马上就会出现黑眼圈，出现黑眼圈其实就是肾虚的表现，所以大家千万不要总熬夜，熬夜很伤身。

老年人会长老年斑，老年斑就是色素沉着，色素沉着的后果就是肤色变黑。皮肤越来越黑，这是肾虚特征性的表现。

肾虚导致水液代谢障碍，肾气不足日久导致气血运行不畅，目失所养，则出现黑眼圈，多表现在下眼睑
黑色属肾，如果肾不好，脸色就容易发黑，比如人老了肾精慢慢不足，脸上就会长出黑色的老人斑。临床上肾病患者一般都面色发黑

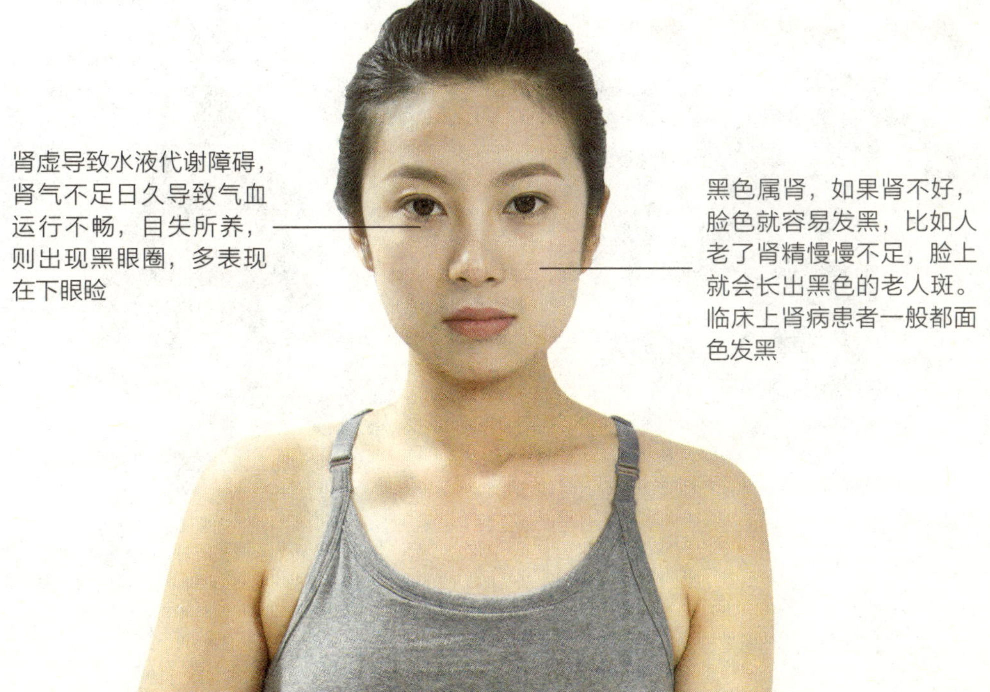

四肢冰冷，多因肾精外泄

中医认为阳气具有温养的功能，肾阳虚衰，阳气不能达于四肢，手脚得不到温养就会出现手脚发凉的现象。阳气不足通常分为先天和后天两种情况，后天多是由于生活起居失调所致，比如冷饮吃太多，寒冷天气穿得单薄，寒气侵入等。气滞血瘀的女性更容易畏寒肢冷。在经期、孕期和产期等特殊生理时期，月经和生育所引起的激素变化会对自主神经系统造成一定影响，引发疾病。

头发脱落或须发早白

中医认为，“发是肾之华，观发色可知肾气”，肾又主黑色，所以头发是否乌黑靓丽跟肾的好坏密切相关。如果一个人肾气的收敛能力很强，头发就滋润，还不容易脱发。

反之，肾气不足，或思虑过度，头发都会受到影响。正常情况下，40 岁之后会长白发，这是因为随着年龄的增长，肾的精气逐渐衰减，头发得不到滋养，就会变白。这属于自然现象，不需要治疗。

枯黄发提示什么疾病

甲状腺功能低下；高度营养不良；重度缺铁性贫血和大病初愈等，都会导致机体内黑色素减少，使乌黑头发的基本物质缺乏，黑发逐渐变为黄褐色或淡黄色。

患某种疾病导致的：如患系统性硬皮病、系统性红斑狼疮时头发不仅会变黄，还会大量脱落。

小儿头发稀疏萎黄多由于先天发育不足，还可伴有坐、站、行、说话、牙齿等“五迟”现象。

少女头发黄则可能由于缺钙。青春期缺钙主要表现为夜间盗汗，也就是睡觉时出汗；头发少，无光泽，呈焦黄状；晚上睡觉时小腿肚子（腓肠肌）抽筋。

另外，经常烫发、用碱水或洗衣粉洗发，也会使头发受损发黄。

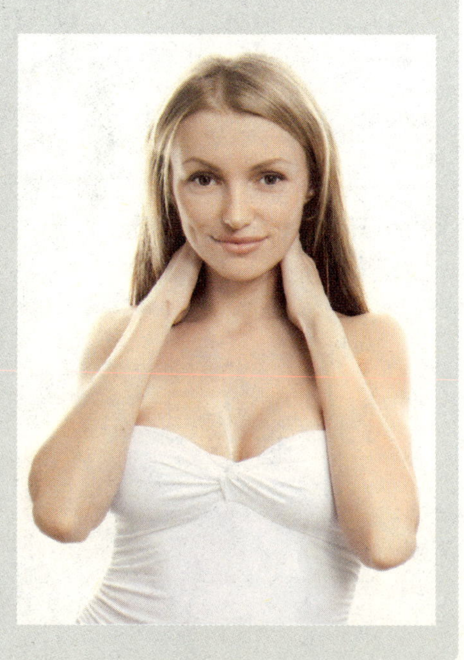

第二章

抓住养肾生物钟，只要青春不要皱

肾什么时候开始变老

中医：人过四十，阴气自半

《黄帝内经》告诉我们，“人过四十，阴气自半”。从 40 岁开始，不管你乐意不乐意，都要开始注重养肾了。

不惑之年肾脏渐衰

“人过四十，阴气自半”这句话，出自《黄帝内经·素问·阴阳应象大论》，原文是：“年四十，而阴气自半也，起居衰矣。”意思是说，人到 40 岁左右，肾中精气就衰减一半了，这里的“阴气”指的是肾气。

《黄帝内经》中还提到男子“五八，肾气衰，发堕齿槁”，女子“六七，面皆焦，发始白”，指出男子到了 40 岁，肾气就开始衰退了，表现为头发脱落，牙齿也不再坚固，女子到了 42 岁，面部也开始变得无光泽，头发也开始变白了。这些都充分说明了人从 40 岁以后肾脏开始虚衰，肾精开始衰减。

补肾精延缓衰老

补益肾精要从生活点滴做起。饮食方面，可以多食用一些补肾益精的食物，比如银耳、百合、莲子、芡实、黄精、怀山、枸杞、黑枣、核桃等。各人可根据自身情况，将这些食物做成汤或粥等服用，既可以抗衰老，又有利于美容。

保肾固本呵护肾脏

肾主管人的生殖，40 岁以后，肾的生育功能完成了，剩下来的肾气主要用来维持人的寿命。因此，要想益寿延年、推迟衰老，必须保肾固本。首先要防止过度劳累、用脑过度；其次要节欲，古人说“年四十者，十六日一泄”，就是说 40 岁以后性生活要每两周一次，不可过频，以免损伤肾精；最后，要积极治疗慢性病，高血压、糖尿病多为肝肾阴虚，会加速肾气的损耗，因此必须注意。

喝一杯柠檬水为肾脏排毒

用 1 个柠檬榨汁，再稀释成较淡的柠檬水，既可帮助清扫肾脏毒素、通调大小便，还可预防肾结石。需要注意的是，喝柠檬水也要适量，每天不宜超过1000毫升，有胃溃疡及胃酸过多的人，不宜服用柠檬水或柠檬汁。

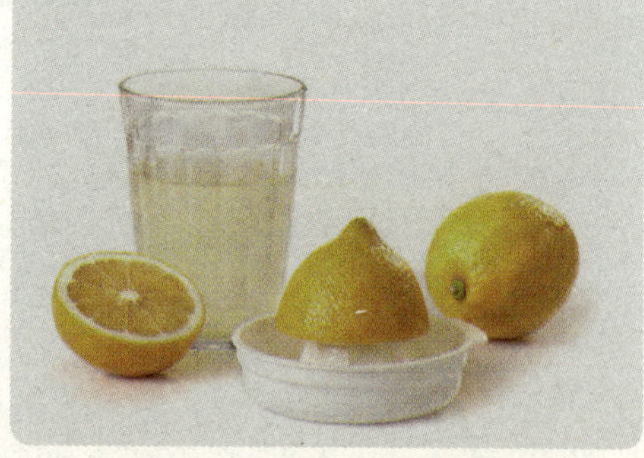

西医：五十岁肾过滤量开始减少

肾是人体的过滤系统

肾脏是人体的过滤系统，每天处理约 200 升血液。人体新陈代谢会产生很多废物，肾脏就以尿液的形式排出废物和多余的液体，承担了人体内最脏、最累的排污工作，可以说是人体内工作最勤奋的“劳动模范”。肾脏里有几百万条毛细血管，形成很多肾小球，每个肾小球的工作效率都非常高，即使是全部正常的肾小球功能仅存 30%，加班加点仍可维持人体正常生活。

五十岁开始老化，过滤量减少

肾脏在 50 岁时开始老化，过滤量开始减少。肾过滤可将血流中的废物过滤掉，肾过滤量减少的后果是人失去了夜间憋尿功能，需要多次跑卫生间。75 岁老人的肾过滤血量是 30 岁时的一半。

肾小球滤过率下降，是西医说明肾脏功能衰竭的主要指标。事实上，目前查肾小球滤过率是评价肾功能最准确的指标，大家不能忽视，低于 60 即为异常。肾功能一旦衰竭，就可能会诱发尿毒症而危及生命。

每周 4 次力量训练可延缓

每周进行 3~5 次、每次 30~45 分钟的中低强度有氧健身运动，如大步走、五禽戏、慢跑等运动。还要进行力量性锻炼，如俯卧撑、仰卧起坐，或者借助哑铃、杠铃等器械的力量练习。

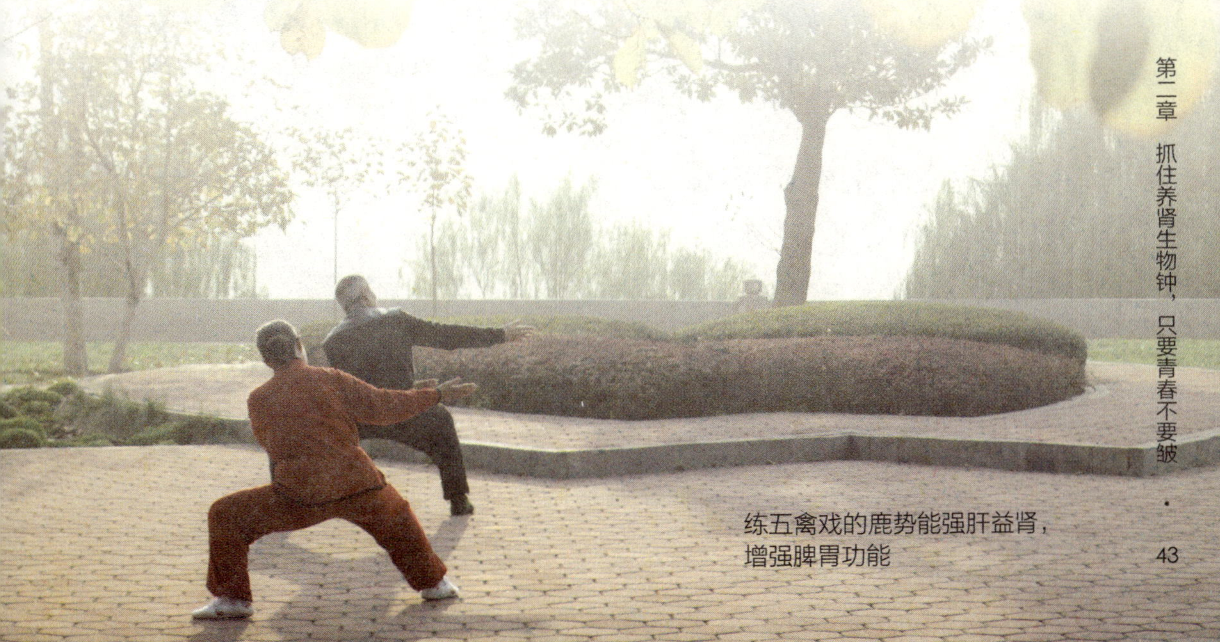

练五禽戏的鹿势能强肝益肾，增强脾胃功能

肾老了，该警惕什么

人过四十，肾功能逐渐退化，而中老年人血压、血糖、血尿酸多超标，这本身就会加剧对肾脏的损害。最可怕的是有相当一部分人症状不明显，直到出现尿毒症甚至肾衰竭时才发现，从而带来严重危害。

发现高血压，一定要查肾

在肾性高血压患者中，很多早期仅以高血压起病，而并无浮肿、腰酸、尿少、尿痛等其他不适，如果忽视其严重性，等到后期极有可能发展为尿毒症。所以，一旦发现高血压，必须检查小便常规，从而有利于早期发现有无肾脏损害。如果条件允许，可进一步检查肾功能等。尤其是年轻患者，血压突然升高，有可能是肾脏出了问题，一定要注意检查肾功能。

小心糖尿病并发症由肾而入

糖尿病肾病是指在糖尿病漫长的病程中，肾脏的小血管、肾小球等出现一些病理性的变化，造成尿蛋白的滤过和排泄异常，肾脏功能减退。它的发展过程可以经历正常尿、微量蛋白尿、大量蛋白尿、终末期肾功能衰竭等几个不同的临床阶段。糖尿病肾病是糖尿病患者致残致死的重要原因之一。在终末期慢性肾功能衰竭做透析和肾移植的患者中约 25% 是糖尿病肾病患者。

糖尿病肾病在临床上分为 5 期，在 1 期和 2 期尿白蛋白排泄率可能正常，但实际上这时肾脏已出现了肥大，肾小球结构也已受到损害。大多发现糖尿病肾病都在 3 期即微量白蛋白尿期（此时 24 小时尿中白蛋白的排泄量在 30～300 毫克）。如果到了 3 期还没有给以及时诊治，就很可能发展成为肾功能不全，最终导致尿毒症。

因此，对于 2 型糖尿病患者，一旦确诊，就应行尿微量白蛋白的筛查，初次筛查如未发现微量蛋白尿，应每年进行一次尿微量白蛋白的检查。

高尿酸症警惕痛风肾

提起尿酸高，很多人都知道会引起痛风，危害关节，甚至致残。但其实尿酸高还会变成一个潜伏在肾脏的“杀手”，引起不同程度的肾损害甚至尿毒症。

在很多人眼中，痛风好像是关节出了问题，但痛风其实是人体内分泌和代谢出现了问题。医学上定义的痛风是一组异质性疾病，遗传性和（或）获得性引起的尿酸排泄减少和（或）嘌呤代谢障碍。

酶
（促进）
嘌呤
肝脏
尿酸
酶
（抑制）
肾脏代谢，尿液排出
三分之二
粪便排出，或在肠道内被细菌分解
三分之一

有的人在体检时发现血尿酸值增高，就怀疑自己得了痛风。其实，如果只有血尿酸水平升高，而没有过痛风关节炎发作，只能称之为高尿酸血症。高尿酸是诊断痛风的生化标志，但并非等同于痛风，有过痛风关节炎的发作才可称之为痛风。对于高尿酸血症，只要注意饮食或找出原因矫正，尿酸值就会恢复正常，通常不需要药物治疗，正因如此，很多人没有引起足够重视。

四十岁以上高尿酸血症的人，很常见的是尿酸性肾结石，患者常常因为感染而出现疼痛和血尿，而此类患者通常也伴有痛风。此外，如果尿酸形成的微小结晶沉积在肾组织，并阻塞肾小管，就会引起尿酸性肾病。有些患者会出现腰酸背痛、血尿或蛋白尿，通过肾穿刺检查一般能及早发现病情。但很可怕的是有相当一部分患者是没有症状的，直到出现尿毒症甚至肾衰竭才发现。

人到中年，每年查次尿

人到中年，肾功能会走下坡路，最好能每年做一次尿液检查，做到早发现早治疗。注意做血液和尿液的检查前，勿过多饮水。饮水过多可使血液和尿液稀释，导致检测值不准确。

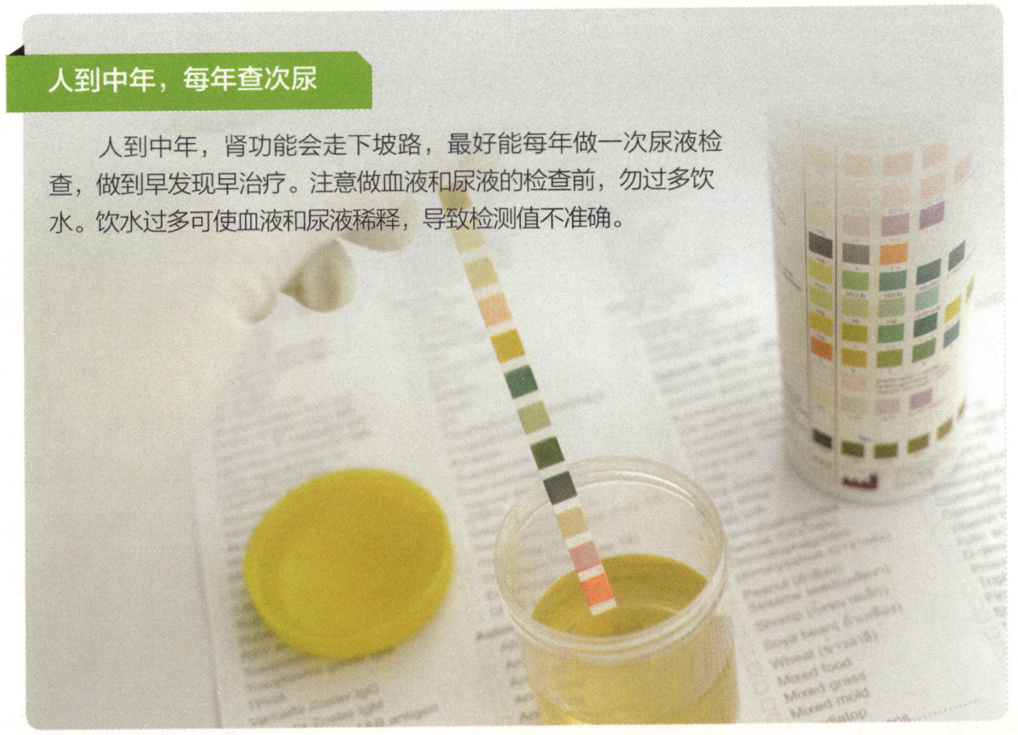

为何慢性肾病是“沉默杀手”

轻伤不下火线

肾是“先天之本”“生命之根”“健康之源”，所以，养生先养肾，是医学里流行的，更是生命所必需的。十分遗憾的是，就是这堪比性命的重要器官，人们却对它知之甚少。

如果把人体比作一个运转的公司，肾脏绝对是那个默默干活、任劳任怨的好员工。两个像拳头大小的肾脏，每天滤过和清洁的血液有 200 升，相当于 10 桶饮用水的量！肾脏还有“轻伤不下火线”的特点。

最新的流行病学调查显示，慢性肾脏病已经成为威胁全世界公共健康的主要疾病之一，其患病率甚至高于某些常见癌症。

与其他危害人类健康的重大疾病相比，慢性肾病可以说是一个沉默的杀手。慢性肾病包括肾炎、肾病综合征、肾功能衰竭、尿毒症等。由于肾脏的代偿功能极其强大，这些疾病表现得很隐匿，起病时没有明显的症状，往往不易察觉，因此，许多病人开始就医时就已经发展为肾病的终末期，痛苦不堪。

慢性肾病如果恶化，发展到肾功能衰竭的地步，人体内的代谢废物排泄不出去，就会直接威胁生命，这时就需要靠肾透析或肾移植来维持生存。

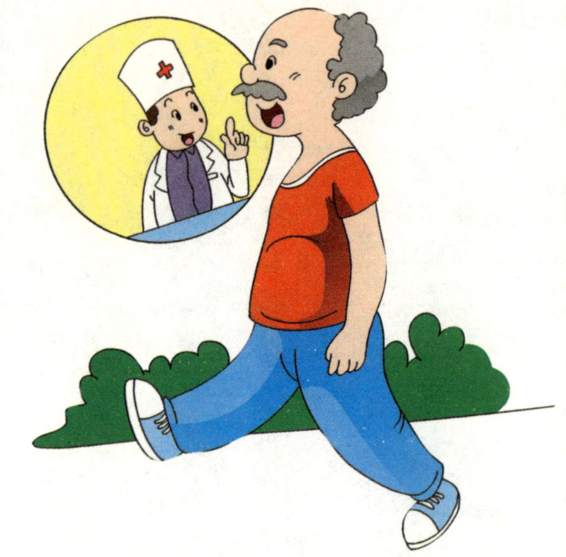

早预防是关键

慢性肾病从轻到重分为 1～5 期，其中 1～2 期为早期，5 期就是尿毒症期了。早期患者的肾功能基本正常或轻度下降，在这个阶段如果能及时发现、尽早治疗，完全可以治愈。

很多人在单位体检时，以为抽血检查了肾功能，就足以反映肾脏的健康状况，其实这是一个要命的误区。比如，当发现“血肌酐”升高时，肾小球滤过率丢失已超过 50%，也就是说，这时患者的肾功能已损失过半了，治疗有点晚了。

肾功能检查的三个指标

筛查早期肾脏病最简单的方法就是每年查尿常规和血常规。

尿常规检查的项目包括红细胞、白细胞、蛋白质、酮体等，如果肾脏有病变，大部分都能在尿常规中有所反映。血液检查，包括血尿素氮、血肌酐、血尿酸、血 β_2- 微球蛋白、内生肌酐清除率等肾功能检查。做 B 超主要看肾脏的大小、厚度。如果肾小球 50% 以上发生硬化，肾脏就会缩小。其中，血尿素氮、血肌酐、血尿酸是肾功能检查的重要指标。

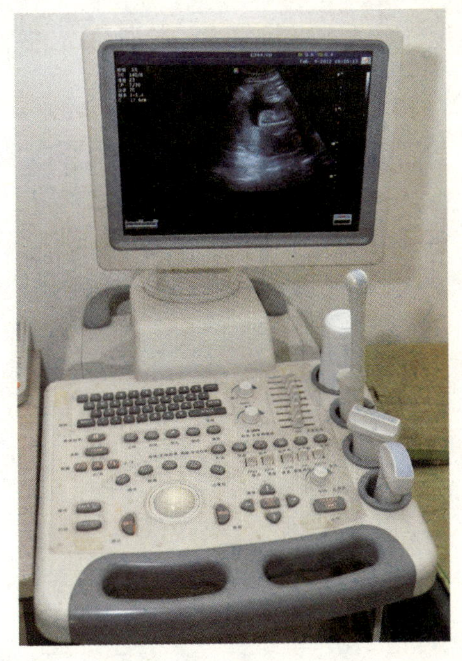

1

血尿素氮

尿素氮是蛋白质代谢的终末产物。血清尿素氮数值，正常成人应为 1.7 ~ 8.3 mmol/L。肾脏发生炎症、动脉硬化、结核、肿瘤等都可引起血尿素氮增高。但血尿素氮受很多因素影响，如食用肉、鱼、蛋，高烧、败血症等均可使尿素氮升高，故不能单以此指标评价肾功能

2

血肌酐

肌酐是肌肉在人体内代谢的产物，主要由肾小球滤过排出体外。血中肌酐有外源性和内源性两种，外源性肌酐是肉类食物在体内代谢后的产物，内源性肌酐是体内肌肉组织代谢的产物。血肌酐的正常值是 44 ~ 123 μmol/L。血肌酐并不能反映早期、轻度的肾功能下降。血肌酐的浓度升高，肾脏多已发生实质性的损害

3

血尿酸

尿酸为体内核酸代谢的产物。嘌呤是核酸的组成成分，它的代谢产物叫尿酸，经由肾脏排出。血尿酸的正常值是 142 ~ 416 μmol/L。当嘌呤代谢异常，尿酸产生过多或由于肾脏排泄尿酸减少时，可导致高尿酸血症。血液中绝大部分尿酸或其钠盐过高，超过血液中的溶解度，就会引起痛风

终末期肾病的求救信号

肾脏俗称“哑巴”器官，因为它不像肺脏那样会咳嗽，不像肠胃那样会疼痛。即使是全部正常的肾小球功能仅存20%，仍可维持人体正常生活，而不被察觉。

来自肾脏的求救信号

医生在追溯终末期肾病患者病史时，常会听到这样的话语：“单位体检发现有蛋白尿(＋)~(＋＋)，当时也没当一回事儿，因为感觉没什么不舒服”“我身体乏力、腰背酸痛两年多了，没在意”“这几年夜尿多了，想着上年纪了也正常吧”“就是这一年多尿里泡沫增多，人也容易疲累些”……其实，这些都已经是肾脏发出的警告信号，然而大多数人却不重视。

来自肾脏的求救信号

要想将肾病防患于未然，一定要注意肾脏的求救信号。肾脏的求救信号如下：

脸部、下肢水肿	肾主水，肾不好，水液代谢就会障碍。早晨起床后眼睑水肿、脚踝部水肿，活动20分钟后仍不消失。劳累后，这种水肿也会加重，此时要考虑肾脏的问题
尿量突然增多	正常人每天排尿1000~2000毫升，平均1500毫升，无论是尿量变多还是变少，都可能是肾脏疾病的表现；以前晚上起夜不多，现在起夜次数增多、尿量增多，要警惕肾脏病变
尿液变色	正常人的尿色是透明的浅黄色，如果喝水少或清晨第一次排尿，颜色稍深。当尿液呈浓茶色、洗肉水样、酱油色或浑浊如淘米水颜色时，要注意去肾内科检查
尿液有泡沫	尤其是细小不易消失的泡沫，说明尿液中排泄的蛋白较多，是肾脏的肾小球或者肾小管功能和结构受损的表现
恶心、呕吐等消化道症状	肾脏病发展到终末期，会影响胃肠道功能，导致恶心、呕吐、食欲不振等症状，因此有了这些表现，除了看消化科，还要注意排除肾脏病
口中有氨味	同时伴有疲乏无力、食欲减退、贫血，往往是肾病中晚期的表现
皮肤瘙痒	终末期的肾病患者，由于体内的尿素不能经尿液排出，会通过皮肤排泄，由此刺激皮肤；另外，身体内积累的毒素会导致周围神经病变，也会引起皮肤瘙痒

以上肾脏病变的信号有的发生在肾病早期，有的已经是晚期的表现，所以，光靠症状来判断自己肾脏是否健康是不行的。一定要重视肾脏体检，特别是老年人以及患有高血压、糖尿病、血尿酸异常等疾病的高危人群。

冬季是养肾的最佳时节

冬藏：宜静不宜动

即使到了冬天，每天早晨仍然会看到形单影只的人在晨跑，但依照中医养生法来看，此时宜静不宜动。《黄帝内经·四气调神大论》记载：“冬三月，此谓闭藏，水冰地坼，无扰乎阳。”所谓“冬藏”，便是指人到了冬季，应该养精蓄锐、休养生息。

冬季有利于肾的封藏

冬季属水，其气寒，主藏。肾的生理功能与自然界冬季的阴阳变化相通，冬季天寒地冻、万物蛰伏，有利于肾的封藏，所以冬天宜养精气，是保养肾气的最佳时节。

冬季宜养精补肾

《寿世保元》云：“精乃肾之主，冬季养生，应适当节制性生活，不能恣其情欲，伤其肾精。”意思是，精气是构成人体的基本物质，精气是否充实，也是决定人们是否能够益寿延年的关键。冬季要以养精气为先，对性生活加以节制，有利于长寿。

猫冬，慢生活巧养生

“猫冬”并不只限于静止与慵懒，而是更善于居家调理，营养、运动、保健三优并举。“猫冬”的一天8小时，也可以把生活安排得科学精致。

早上

按中医养生重视早餐的理念，可以用枸杞、黑芝麻、红枣、大米共同煮制“枸杞黑芝麻粥”，为经过一夜睡眠，身体处于低能量的家人补充丰富、均衡的营养，保持精力充沛

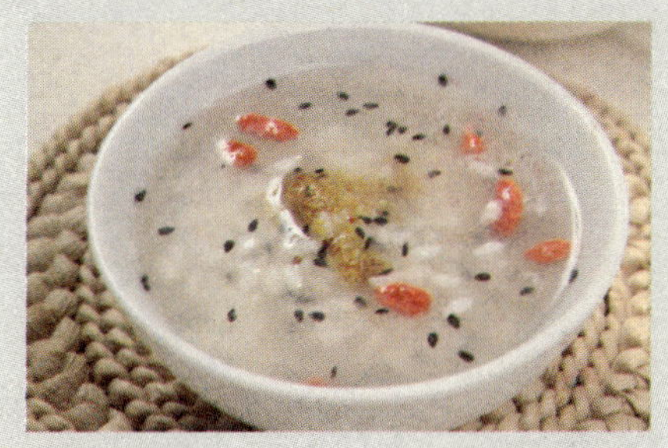

上午

每天上午喝1杯蜂蜜水，蜂蜜是滋润佳品，有助于排毒养颜

午后

小睡半个小时，有利于养阳

下午

饮用1小碗先泡2小时后蒸熟的莲子、参片茶饮补益脾胃；做一次手指操，增强免疫力

夜晚

用红莲花、灵芝为自己和家人做一次足疗，浸泡双脚，让身体经络得到疏通。如果需要熬夜，喝一杯美肤提神的果汁夜宵，比如苹果+胡萝卜+菠菜+芹菜，或黄瓜+豆浆+枸杞

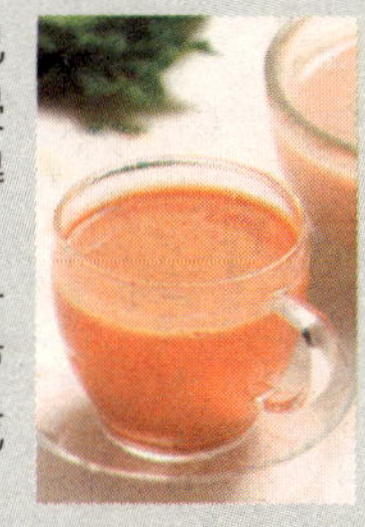

睡前

小练腹式呼吸，有利于增强心肺功能，改善新陈代谢

21点泡脚最补肾

泡脚能调整心肾功能

《黄帝内经》记载："人之有脚，犹如树之有根，树枯根先竭，人老脚先衰。"因而，早在几千年前，中医就非常重视对双足的保养，并运用泡脚及足部按摩来舒筋活血、祛病延年。

人双足的神经血管就像树根部分的分枝一样，在足底上分布有与各脏腑器官有密切关系的近70个穴位和反射区，通过用热水泡脚，刺激这些反射区，就可以达到调整脏腑功能、改善整体功能的目的。

戌时心包经当令，适合泡脚

戌时指晚上19点到21点，为心包经当令。戌时过后就是亥时（21点~23点），亥时是三焦经当令。亥时的属相是猪，猪吃饱了就呼呼大睡，完全是享受状态。所以在亥时我们就要休息了，让生命和身体在休息中得以轮回。其实亥时至子时，人体都要安睡以养元气。而戌时泡脚和搓脚心可以促进心肾相交。心肾相交意味着水火相济，对阴阳相合有促进作用，阴阳合抱，亥时至子时睡眠臻至最佳境界，元气才会养得充足。

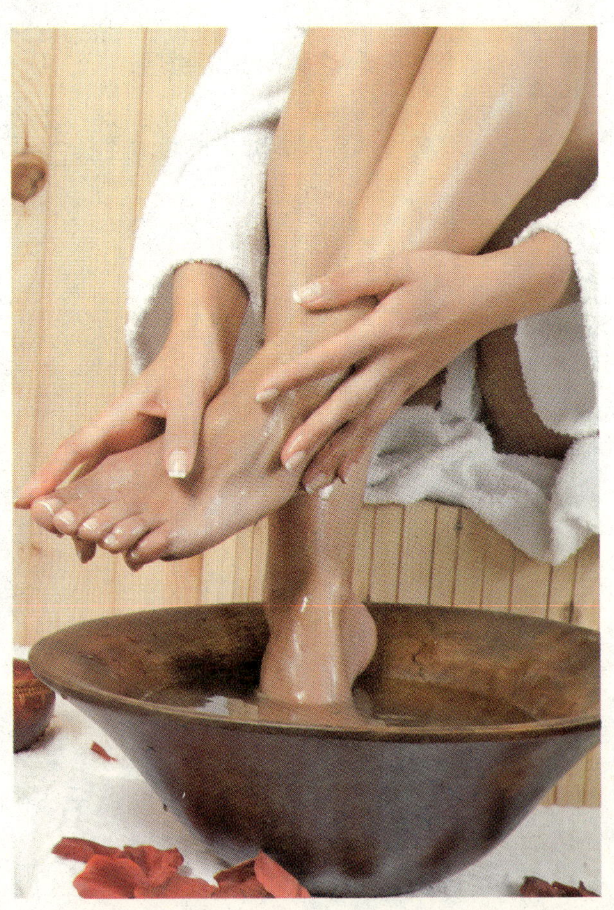

泡脚和摩脚是"黄金搭档"

中医认为，用热水泡脚，按摩脚心，有强肾滋阴降火之功效，进而具有调整心肾功能、恢复阴阳平衡状态的作用，对中老年人常见的虚热证效果甚佳。泡脚摩脚，功同进补啊！两者结合起来是养生治病的一对"黄金搭档"。

泡脚摩脚的方法

1 泡脚最好选用木盆，先将脚放入37℃左右的水中，开始时水不宜过多，浸过脚板就行，浸泡一会儿后，再逐渐加热水至踝关节以上（中途可加热水1～2次），热水水温一般保持在40～50℃，水温过高（超过55℃）会对皮肤造成刺激，过低（低于30℃）会使人受凉。泡脚时双脚要时常搓动。泡脚时间不宜过长，以15～30分钟为宜（如果时间太长的话，容易增加心脏负担）

2 泡脚后用洁净的干毛巾擦干脚部。坐在床边或椅子上

3 将双手互相搓热后，左脚盘在右侧大腿上，用右手心上的劳宫穴按摩左脚心上的涌泉穴，然后右脚盘在左侧大腿上，左手心上的劳宫穴按摩右脚心上的涌泉穴，转圈按摩，直到局部发红发热为止。按摩时动作要缓和连贯，轻重要合适

4 右腿屈膝抬起，同时两手十指交叉，扣住脚底，右脚向正前方蹬出。然后右脚收回，两手松开。换左脚重复以上练习。左右为1动，7动为1组，重复练习1～2组。此动作主要是增强腰腿力量，使根基有力

5 趴在床上两肘支撑上半身，抬头，两小腿向后翘起，两只脚相互磕打3～4分钟，然后双腿并拢左右摆腿4～5分钟。此动作可以预防和缓解颈椎病、腰椎病、静脉曲张、股骨头坏死等疾病

泡脚摩脚的注意事项

在泡脚时，有些事情还是需要注意的：饭前、饭后1小时内不宜泡脚，以免影响肠胃消化；病情严重而且还在不稳定期，血压很高，血糖很高，心衰严重，都需要谨慎泡脚；严重心脏病患者，脑溢血未治愈者，足部有炎症、外伤或皮肤烫伤者、出血性疾病、败血病患者，严重血栓患者，孕妇都不宜泡脚；泡脚时，由于足部及下肢血管扩张，血容量增加，可引起头部急性贫血，出现头晕等症状，此时可用冷水洗足，消除头部急性贫血，缓解症状；泡脚后若流汗，应擦干汗水，以免感冒。

按摩涌泉穴时，要注意做到《类经》上指出的“志意和，精神定”（即安闲清静，没有一切杂念的境界），切不可三心二意；按摩结束后30分钟内最好喝1杯温开水，以利于气血运行。

冷面温齿，保护肾气

中医认为，冬季万物蛰伏，主收藏。肾是人体主收藏的最大功臣，它既要为冬季储备能量，又要为来年春季积蓄力量。因此，冬季一定要加强对肾的保养。

冷面利于心肾保养

冷面就是用20℃左右的冷水来洗脸。这种方法可提神醒脑，促进面部血液循环，增强机体的抗病能力。同时，冷水的刺激还能改善面部的营养供应，增强皮肤弹性。中医认为，“心其华在面”，用冷水洗脸，可帮助心肾收藏精气，有利于冬季的心肾保养。

温齿能保护肾脏

即用35℃左右的温水刷牙、漱口。科学研究表明，牙齿和牙龈在35℃左右的环境下，才能进行正常的新陈代谢。中医认为，“齿为肾之余”，冬季寒冷，保持牙齿的温润对肾脏有益。因此，从某种意义上讲，保护牙齿就是保护肾脏。

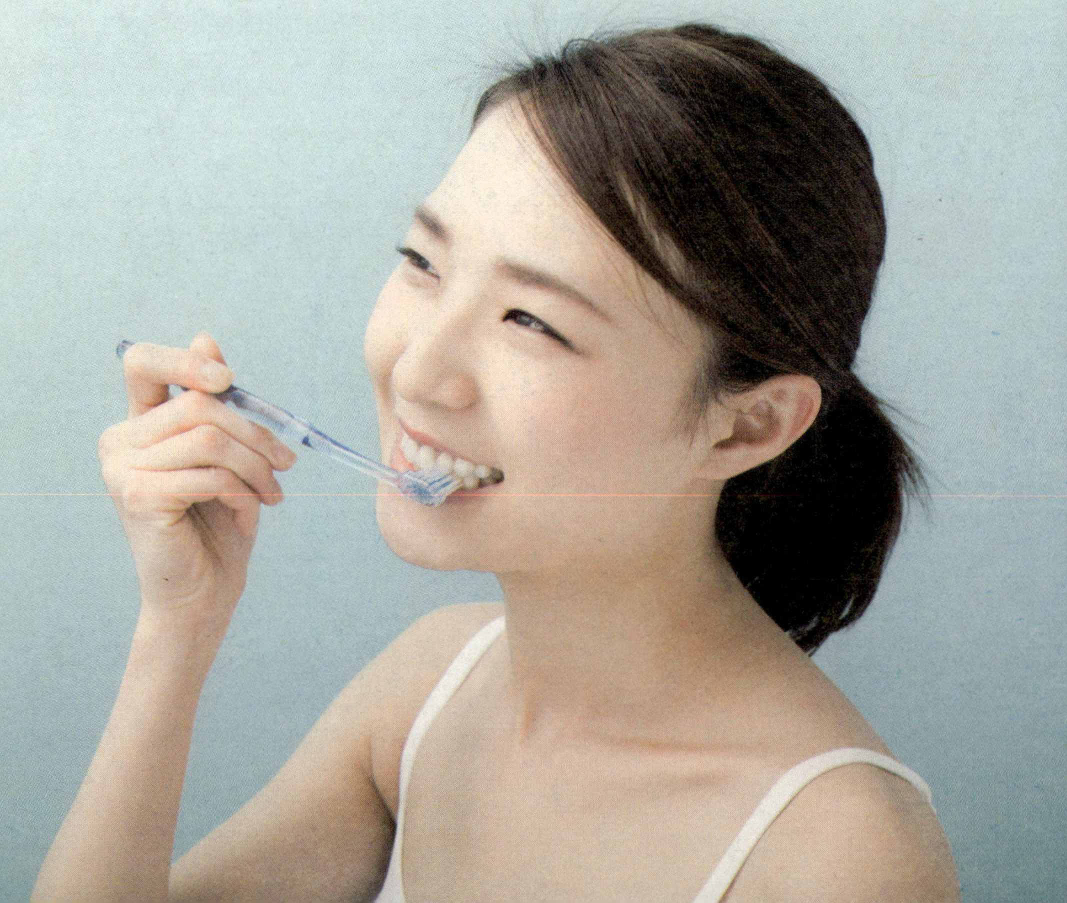

吃宜温热，睡要充足

食补宜辨证

养肾一定要重视对脾胃的调养，平时应当对食物合理调配，烹调有方，饮食有节，食宜清淡，荤素搭配，忌食秽物，食后调养。只要脾胃不衰，化源有继，肾精得充，精化肾气，自然健康长寿。

对于养肾防寒来说，饮食调摄也很重要。冬天宜选用如羊肉、雀肉等温肾壮阳、产热量高的食物，这对素体虚寒者尤其有益。还可进食一些具有补肾益肾功能的食品，如核桃、板栗、桂圆等。黑色食品能入肾强肾，亦宜择食，如黑米、黑豆、黑芝麻、黑木耳、乌骨鸡之类。冬日宜常进各类温性热粥，若将上述食品置入粥中煮食，既可祛寒，又可补养，还能疗疾。

由于各人的体质不同、年龄有别，在食补中也有宜有忌，应灵活掌握。

如肾阳亏虚者，在饮食中以温补肾阳为宜，可选用羊肉、虾肉等，羊肉、虾肉性温热，具有温补肾阳的效用；对于偏于肾阴精不足之人，食补宜以鸭肉、鹅肉为主。

我国明代著名医家张景岳有句名言："善补阳者，必于阴中求阳；善补阴者，必于阳中求阴。"对于肾之阴精渐衰的中老年人，冬天可配食鳖、龟、枸杞、山药、木耳等护阴之品。

冬令饮食不可过咸，因咸味入肾，会致肾水更寒，扰及心阳。另切忌寒凉食品，以免"雪上加霜"，折伤元阳。对于老年体弱者，也最好食补，故常有"药补不如食补"之说。

早卧晚起，以待日光

冬天日照时间变短，加之天地闭藏，气温过低，冬天的作息时间要作相应的调整。《黄帝内经》中就有冬日应"早卧晚起，必待日光"说法。早睡以养人体阳气，保持温热的身体，迟起以养阴气。待日出而作，可躲避严寒，求其温暖，使人体达到阴平阳秘的状态。

防寒也是为了更好地保养肾气。古人曾提出"春夏养阳，秋冬养阴"的护肾法则。阳者肾气也，阴者肾精也。所以，进入冬季以后，起床时间最好在太阳出来以后，这时人体阳气迅速上升，此时起床，则头脑清醒，机智灵敏。但上班族"晚起"可能很困难，这就要尽量做到"早睡"，不熬夜。

避寒就暖，去寒养阳

要维护好肾的健康，冬季是一个非常重要的季节。因为冬天带给人们的是寒。中医学认为，寒为阴邪，最容易损伤人体阳气。阴邪伤阳后，人体阳气虚弱，体内生理机能受到抑制，就会产生一派寒象。由于人身阳气根源在肾，所以寒邪最易中伤肾阳。冬季对应的脏是肾脏，中医认为肾是先天之本、生命之源，它的机能强健则可调节机体适应严冬的变化，否则，就会使新陈代谢失调而发病。因此，冬季养生重点是“避寒就暖，去寒养阳”。

去寒就温，无泄皮肤

“去寒就温，无泄皮肤”，就是说，冬天万物都处于收敛闭藏的阶段，要避开阴寒之气，多在阳光下活动。尤其是老年人，冬天要注意晨练的时间，不要在天还没亮的时候出门，要等到阳光充沛时再锻炼，这才能达到“去寒就温”的目的。

冬季不要只为了美丽动人，让皮肤过多地暴露在寒气中，过多的裸露会让身体的阳气通过皮肤一点点外泄，就会被寒邪侵入，身体机能受损。只有冬季阳气藏养得好，春天才能精力旺盛。

循序渐进添加衣物

冬季加衣服的原则是渐渐加厚，不可一遇寒冷就将所有御寒衣物加上去。要注意既不可穿着过于单薄而感受寒邪，又不可重裘、棉衣、外加炉火，整日额、背汗出。

天气不好时居处密闭

在天气情况不好时，要做到居处密闭，不可触冒风寒。冬月阳气在内，阴气在外，老年人多有上热下寒之患，所以不宜时时洗浴。因为阳气郁于内，外加热水所逼，必致大汗出；老年人肌肤疏松，卫外不固，汗出尤易感冒。另外，冬季的早晨、夜晚格外寒冷，所以最好要避免外出，以免受寒邪的侵袭。

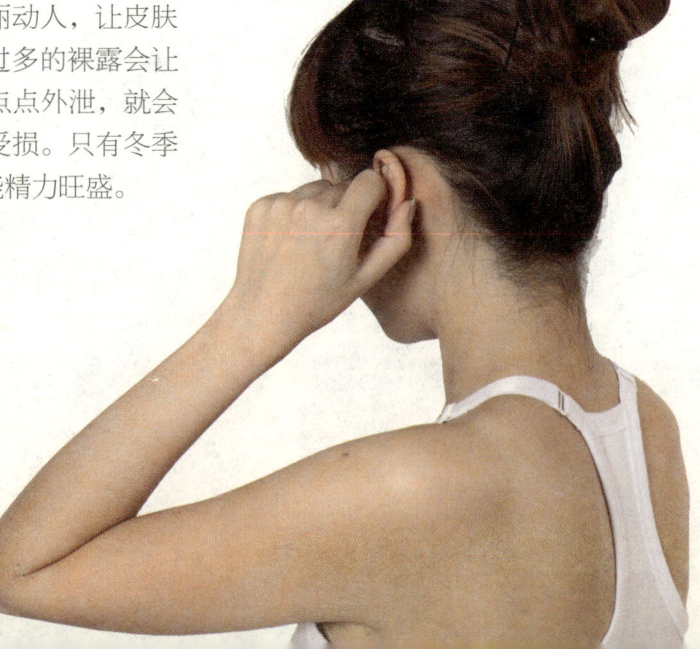

冬季，还可以经常揉搓按摩手、脚和耳朵，加快血液流动，促进肾部阳气充盈

天冷养生重在固肾

肾阳为一身阳气之根，固护阳气就是要固护肾阳。如果要将固护肾阳最重要的条件归纳成一句话，那无疑就是冬天要“保暖，别受寒”。

做好头部保暖

中医认为，“头是诸阳之会”。如同热水瓶不盖塞子一样，体内阳气最容易从头部散掉，所以，冬季如不重视头部保暖，体热会很快从头部散发出去，以至于损害人的阳气。天气寒冷，头部着凉，会使头部血管收缩、肌肉紧张，引起伤风感冒、血管神经性头痛、高血压、脑出血、面神经麻痹等病症。

所以需要特别警惕，采取必要的头部防寒保暖措施。尤其是体弱之人更要预防风寒侵袭头部，所谓“虚人最怕脑后风”。

1. 头部切忌顶风吹。特别是在寒风凛冽的冬季，更要注意过道风，在风大时应侧身走过，并用手护头

2. 老年人外出最好戴帽子，正午阳光好的时候，最好也让头发出来透透气

3. 洗头时，水温最好保持在35℃以上，切忌在头发湿的情况下迎风而走

做好背部保暖

中医认为，“背为阳，心肺主之”。人的背部是身之表，在督脉和足太阳膀胱经所行之处，是人体健康的重要屏障，易受风寒而损伤人体阳气而致病，尤其会影响到心肺的健康。对于有肺炎、哮喘、支气管炎以及高血压和心脑血管疾病等各种慢性病的中老年人来说，一到冷天，背着阳光而坐，让阳气经由肩背的穴位输送到人体，易逼出体内寒气，使人健康。

养阳气两妙招

1.早上8点至10点日出的时候，面向东方做深呼吸，阳气可以从鼻孔、毛孔及皮肤腠理进入人体。为了最大程度地吸收阳气，可将双手举起，将掌心对着日光。因为劳宫穴在手掌心，这样就可以使阳气通过劳宫穴进入人体内，对心、肺有很好的保护作用

2.冬天，可取适量枸杞泡在白酒中，浸泡7天后即可饮用。此法可以提升体内阳气，抵御寒冷

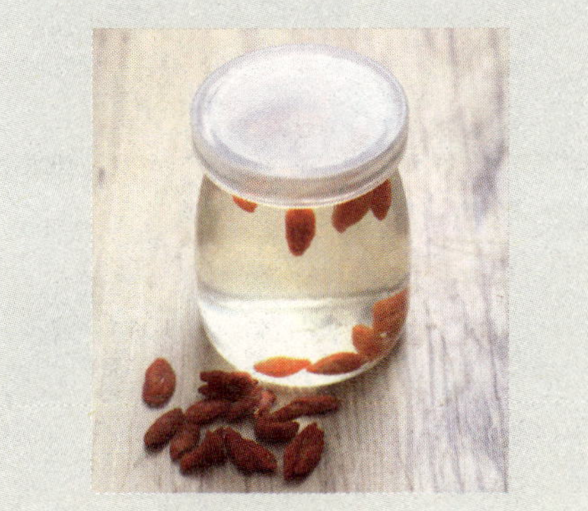

食药粥温肾元，补精髓

肾中精气有赖于水谷精微的供养，才能不断充盈和成熟。冬天气温较低，肾又喜温，肾虚之人通过膳食调养，效果较好。补肾食品有很多种，冬天一般可以选用核桃、枸杞、虾肉、羊肉、驴肉、黑芝麻、龙眼肉等温性食物。

阿胶驴肉粥

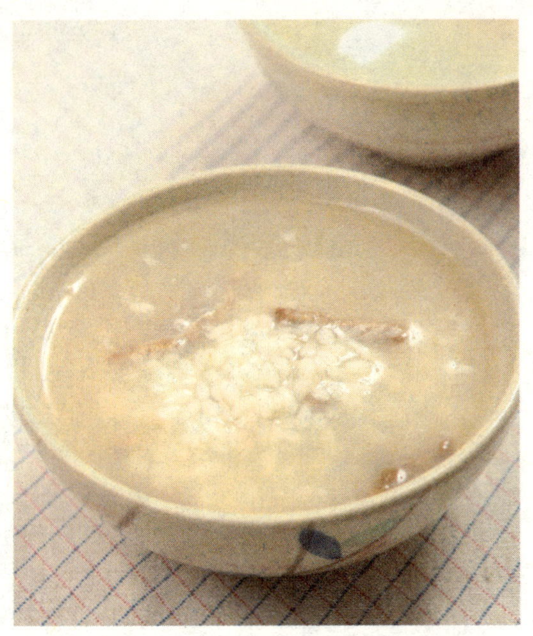

原料 驴肉、大米各50克，阿胶10克，淀粉、酱油、料酒、花椒粉、盐、味精各适量。

做法

1. 驴肉洗净，切细，拌入淀粉、酱油、料酒、花椒粉等，备用。
2. 大米淘洗干净，放入锅中，加适量水煮粥；待沸后放入驴肉、阿胶，煮至粥熟，调入盐、味精，再煮一二沸即成。

功效 补虚益损、补精益血，适用于遗精、手足心热等病症。

猪腰小米粥

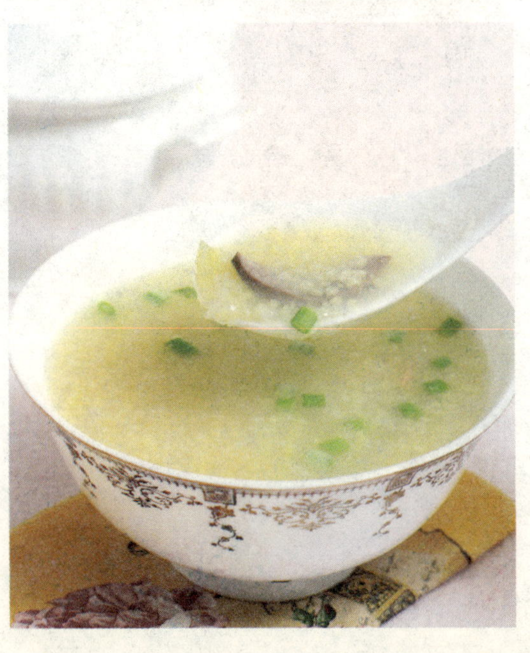

原料 小米100克，猪腰50克，盐2克，葱末、姜片各5克。

做法

1. 小米洗净；猪腰除筋去膜，洗净，切片，用盐抓匀，用水冲净，反复2次。
2. 锅置火上，放入小米与适量清水，放入葱末、姜片，用大火煮沸后转小火，放入猪腰片，熬煮至粥熟，加盐调味。

功效 猪腰能够起到养血、补肾、益气、补虚的效果；小米具有益肾气、补元气、益肾安眠的作用。两者搭配的这款粥非常适合身体虚弱、腰痛失眠的患者冬季食用。

白果羊肾粥

原料 白果10克，羊肾1个，羊肉和大米各50克，葱白20克。

做法

1. 将羊肾处理干净，切细丁；葱白洗净切末；羊肉洗净切块；白果、大米淘净，大米浸泡 30 分钟。
2. 锅中加水，把所有食材一同放入锅内熬煮，待肉熟米烂即可。

功效 白果能改善肾虚引起的气色差、精力不足等症状；羊肾、羊肉中维生素A、锌含量较高，可以保护肾脏黏膜，提高性欲。三者搭配煮成粥喝，可以滋补肾脏、改善气色。

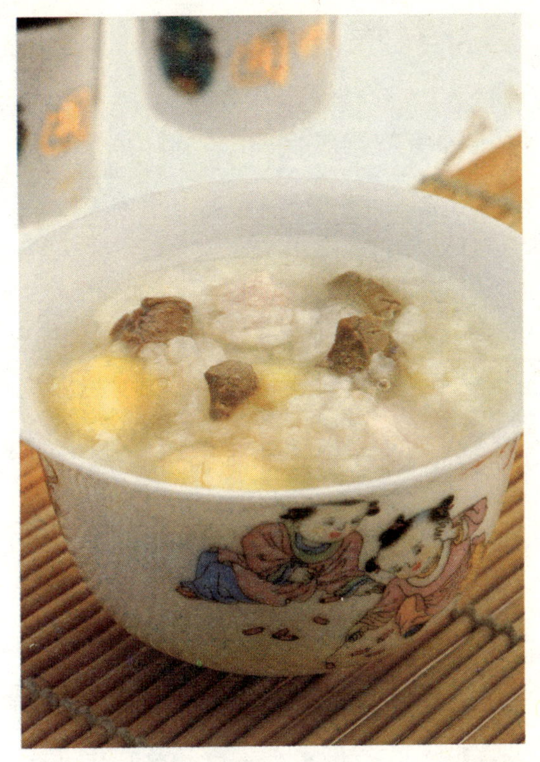

山药糯米枸杞粥

原料 山药100克，糯米50克，枸杞少许。

做法

1. 糯米淘洗干净，用清水浸泡 4 小时以上，放入沸水锅中大火煮沸，改小火熬煮。
2. 山药去皮、切丁，待粥熬成时放入粥中，熬煮软烂后，再加入洗净的枸杞即可。

功效 糯米味甘、性温，能够补养人体正气，食后会周身发热，起到御寒、滋补的作用，最适合在冬天食用。糯米与山药、枸杞共煮粥有健脾胃、益肺肾精气之功效。

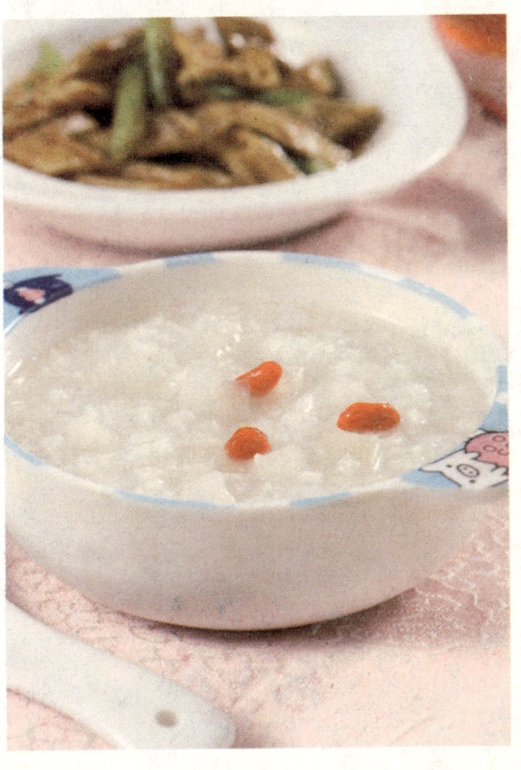

进补养气，有章可循

养气就是养命

说到“气”，很多人马上想到的就是气体，比如时时存在的空气。而中医学讲的“气”和大家平常认识的“气”有很大区别。中医讲的“气”，是由先天之精气、水谷之精气和吸入自然界的清气组成。气具有很强的活力，不停地运动着，中医学以气的运动来解释生命活动。气是构成人体及维持生命活动的最基本能量，人们每天的呼吸、工作、学习、吃饭、睡觉等活动，都需要“气”来提供能量。气存在并运行于人体的各个脏腑组织中，时时刻刻都在消耗，所以也需要及时补充。

古人说：“气聚则生，气散则亡。”意思是说，气是人体的动力。我们可以静下心来自我感受一下，我们的一呼一吸，都是靠气来完成的。如果有片刻时间没有了气参与我们的呼吸，生命就会停止。

补气的优选食物

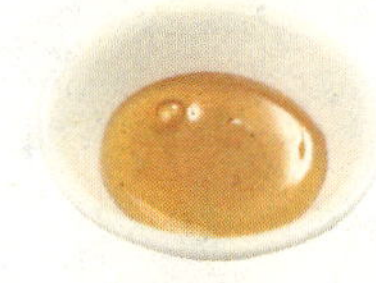

蜂蜜

可以补益脾气和肺气，是上乘的药食两用保健品

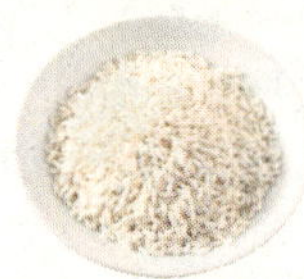

糯米

能补养人体的正气，缓解因气虚导致的气短乏力等不适

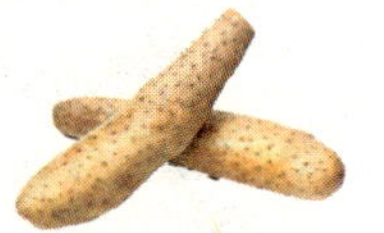

山药

《本草纲目》里说：“山药益肾气，健脾胃，止泻痢，化痰涎，润皮毛。”中医认为，山药归肺、脾、肾经，具有补肺健脾、固肾益精等功效

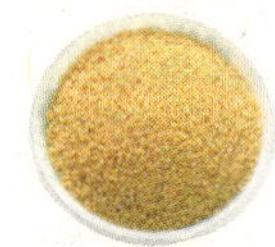

小米

小米煮粥食，益丹田，补虚损，开肠胃，对于体弱多病，气血不足，脾胃虚弱的老人、产妇来说，是最理想不过的滋补品了

深呼吸“补肾”

中医学里有个说法是，“肺主气司呼吸，肾主纳气”。这句话的意思是说“肺”主管人的呼吸，而从肺吸入的气，要下沉到肾脏，被肾所吸纳。所以，肾气足的人肺气才能充足，肾气衰弱的老人，肺气不足，一般都是呼吸短促。从病理上讲，假如一个人肾虚了，不能纳气入肾的时候，就会出现呼多吸少的现象，西医叫做呼气延长，这就是肺心病病人。

所以，我们平常要多做深呼吸，确保肺肾健康。做深呼吸时要选择空气清新的环境，不要太早（如早上8点以前），每天做4～6次，每次5分钟，正常每分钟呼吸16次，一般做深呼吸时每分钟8次为好。经常深呼吸，可以促进肾的吸纳功能，从而达到养肾的目的。

揉揉气海暖全身

气海穴位于任脉上，在两肾之间，本穴如同气之海洋，故名气海，与人的元气相通，是人体先天元气的汇集之处，是人体生命动力之源泉。

气海穴补益元气，培元固本

气海穴具有补益元气、培元固本的作用，通过刺激它可改善元气不足、元气虚弱等一切因气虚导致的疾病，可防治女性月经不调、痛经、崩漏、带下，男性阳痿、遗精，以及中风、脱肛等。

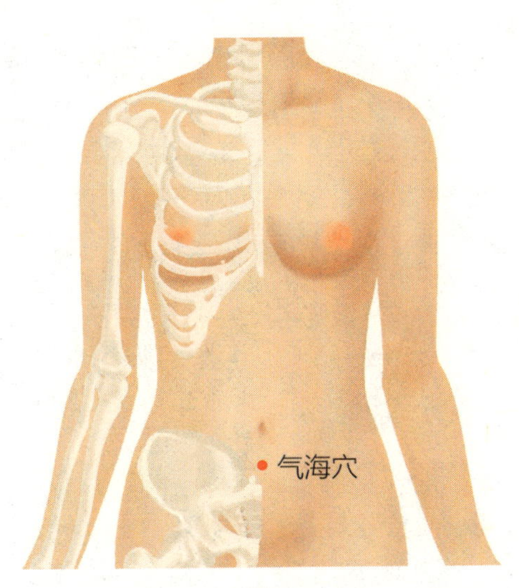

气海穴的精准定位

气海穴的位置很好找，在下腹部，肚脐直下 1.5 寸（把除拇指外的其余 4 指并拢，从肚脐处向下量，4 指并拢的宽度为 3 寸，1.5 寸就是一半）。

气海穴保健法

艾灸气海穴：每天用艾条熏灸（将点燃的艾条一端悬放在距皮肤约 3 厘米处，以皮肤感觉温热、不烫为度）气海穴 20 分钟，能化湿理气，通络止痛。

掌摩气海穴：先以右掌心紧贴于气海的位置，照顺时针方向分小圈、中圈、大圈，按摩 100 ~ 200 次。再以左掌心，用逆时针方向，如前法按摩 100 ~ 200 次，按摩至局部有热感，即有效果。

同穴不同效

缓解全身疲劳：刺激此穴能够鼓舞脏腑经络气血的新陈代谢，使之流转循环自动不息，有增强体质的作用，可改善全身疲劳的状况。

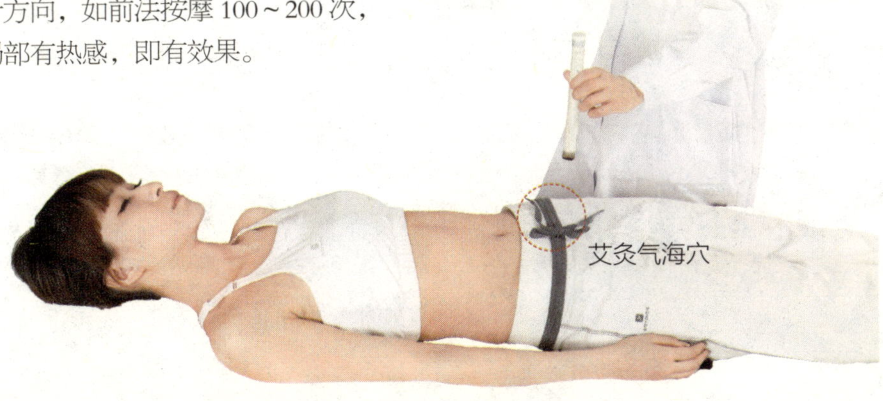

养肾防衰须尽早

年过四十补肾养阴

肾阴、肾阳为肾中精气和功能的两个方面，朱丹溪认为“阳常有余，阴常不足”，治病多以滋阴为主。可见，肾阴虚衰是脏腑功能失调的主要原因。《黄帝内经》上说，“阴精所奉其寿”“年四十，而阴气大半也，起居衰矣”。说明衰老是阴气减退的结果。阴气多指肝肾的精血，精血不足，则易引起老年阴虚之证，故益寿之法非常重视补肾养阴。

药养

1. 常选用熟地黄、枸杞、桑葚、墨旱莲、女贞子、玉竹等，以及中成药补肾益寿丸、二至丸等。

2. 对兼有消瘦、五心烦热、溲黄便干、眩晕耳鸣、失眠多梦等阴虚体质者，可使用六味地黄丸、左归丸。

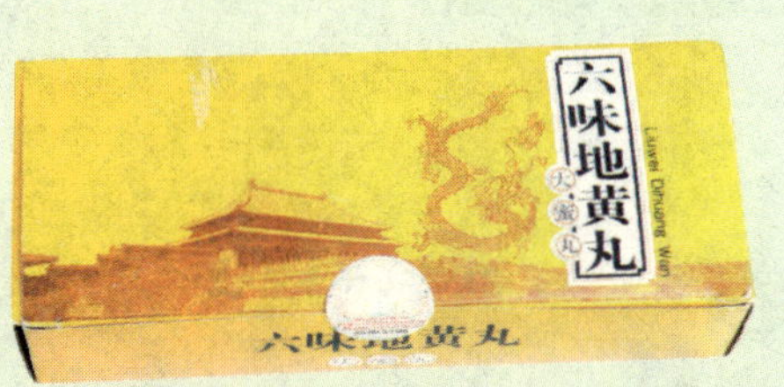

六味地黄丸

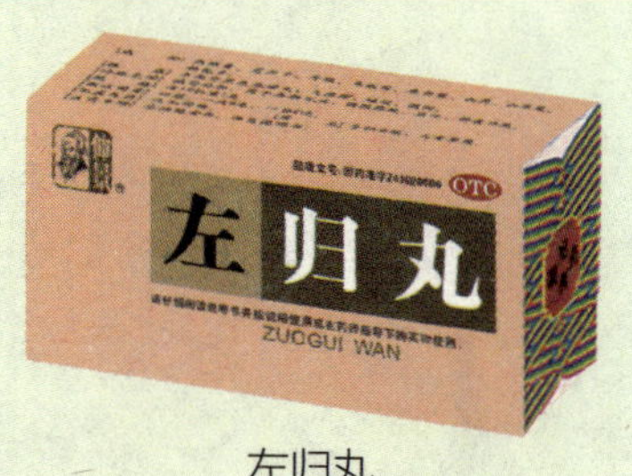

左归丸

食养

1. 多食用黑芝麻、乌鸡、桑葚、墨鱼、黑木耳、黑豆、黑米、核桃、银耳、山药等。

2. 煲粥养阴，尤其适宜早晨喝粥。

3. 喝汤养阴，如鸡汤、骨头汤。

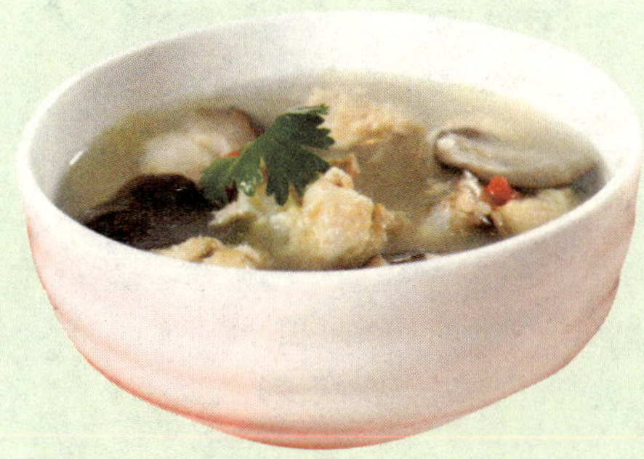

鸡汤，特别是母鸡汤，其中的特殊营养成分可加快咽喉部位及支气管的血液循环，增加黏液分泌，对保护呼吸道通畅、清除呼吸道病毒、加速感冒痊愈有良好的作用。煲制鸡汤时，里面还可以放一些海带、香菇等，其保健效果更好

静养

静养阴，静养包括静坐、睡眠、闭目养神等。所谓静养，就是节奏慢，包括呼吸慢，心跳慢，吃饭慢，动作慢……慢呼吸养生要做到4个字：深、长、匀、细。深——深呼吸，就是一呼一吸都要到头；长——时间要拉长，放慢；匀——要匀称；细——要细微，不能粗猛，一呼一吸约需6.4秒。

人到中年，学学静坐，这既符合人的生理，又符合人的心理。学会静坐后，莫名的虚火、浮火都会降下来

心定

人生30~40岁这段时期，正值壮年，这时身体虽然达到了盛壮的顶点，但全身的气血只适合保持在平定盛满的状态，以免扰乱气血导致脏腑功能失调而引发疾病和早衰。这就要求人在壮年时期的养生，主要侧重点在于保持稳定。学会调整心态，培养应对能力，做到心中淡定、冷静沉着，这样就可以维护壮年时期的身心健康。

如何使你的气色变好

人到了40岁，脸色开始变得不再光鲜。人的脸色，其实是内脏功能的一种表现。气色不好，说明这个人的五脏六腑有了问题。出现这种情况的原因，《黄帝内经》说是“阳明脉衰”。阳明脉，第一指足阳明胃；第二指手阳明大肠。把你的胃和大肠保护好，你的脸色就会变得好看。

年过半百滋水涵木

《黄帝内经》上说："五八肾气衰，发坠齿槁……七八肝气衰，筋不能动，天癸竭，精少，肾脏衰，形体皆极。"意思是说，随着年龄的增长，人体的肾气开始衰弱，随之肝脏等脏器的功能也逐渐衰退。中医认为，肝肾同源，肝藏血，肾藏精，精血互生。肝属木，肾属水，水能生木，若肾水枯竭，则不能生肝木，故肝肾同衰，益寿当补肾养肝并用。

药养

1. 常用女贞子、山茱萸、枸杞、五味子、墨旱莲、桑葚、怀牛膝、杜仲、覆盆子、狗脊、菟丝子等。

2. 枸杞煎、二黄丸、桑葚膏等均为补肝肾、养血生精、聪耳明目、延年益寿之名方，对耳聋眼花、筋脉不荣之人尤为适用。

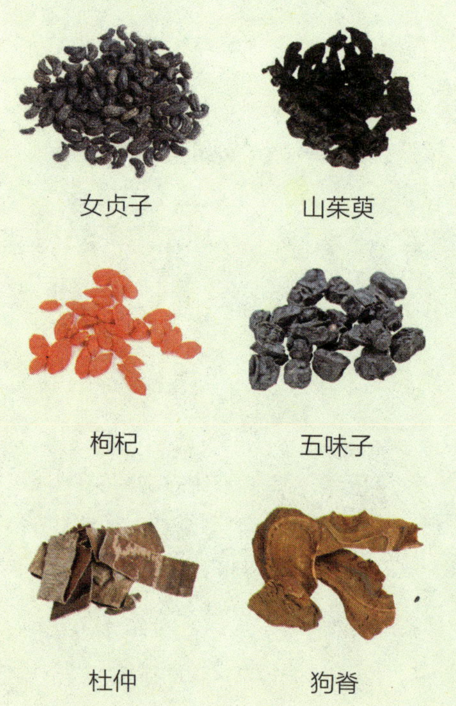

女贞子　山茱萸

枸杞　五味子

杜仲　狗脊

食养

1. 每天1杯绿茶，可以降低患癌风险，如乳腺癌、卵巢癌、肝癌、肺癌等。

2. 多吃紫色食物，如紫葡萄、蓝莓、紫甘蓝、紫茄子、紫洋葱、紫甘薯等，能保护心脏，减少痴呆的发病率。同时能增强血管柔韧性，减少心脑血管患病风险。

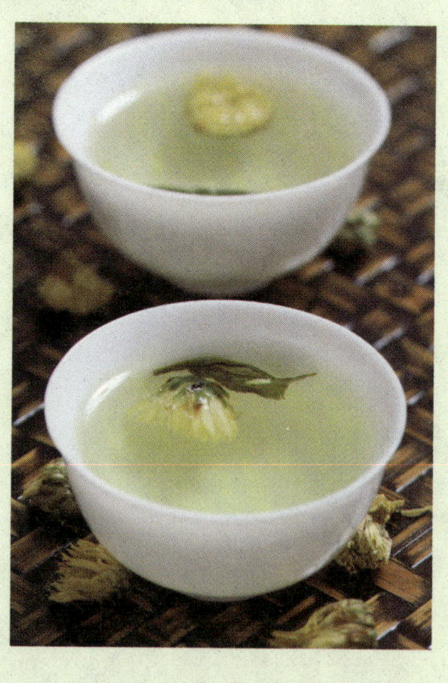

泡好的绿茶

养眼

到了近 50 岁的时候，多数人往往会眼睛变花。中医认为，肝藏血，开窍于目，只有肝气旺盛、肝血充足之时，人的视觉功能才能正常发挥。人活到 50 岁时，肝功能开始变弱，肝内藏的血液开始减少，胆汁的分泌功能也在减退，视力就会减弱。这个年龄阶段的人养生，主要是保护肝和胆。

眼睛不明，很好调治。有一个穴位——睛明穴，就是让眼睛变明亮的。时常按摩睛明穴，就可以使眼睛变得明亮起来。

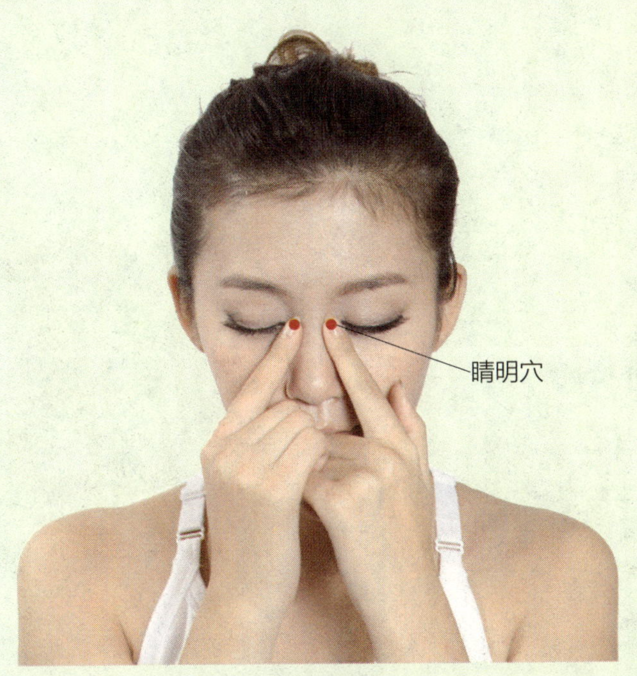

按摩睛明穴

神养

中医强调要保持精神愉快、心情舒畅，尤其要保持乐观心态。感觉年轻，才能活得年轻，可以练书法、跳跳舞、养养花，寻找生活中的乐趣。

调节情志，防止过怒伤肝

中医认为，人的情志由五脏所主，肝在志为怒，过怒、大怒、暴怒都会伤肝，导致肝的功能失调。所以，息怒是养肝的好方法。常言讲得好“面带微笑，胜似吃药”。做个温婉的人，梳理自己的性情，精神上保持柔和、舒畅，去除抑郁和暴怒情绪，这样就不会伤到肝

花甲之年水火互济

《黄帝内经》上说："六十岁，心气始衰。"心本于肾，肾衰则血枯而心脉败。心属火，主血脉，肾属水，主藏精。正常情况下，精血互生，水火互济。心火下降以温肾水，肾水上济以滋心火，方能达到阴阳平衡。所以，心肾相交方能阴阳相和，水火相济，人体康泰，否则病易生、体易老，故益寿宜用补肾养心法。

药养

1. 常用龙眼肉、柏子仁等。《神农本草经》认为前者"久服强魄聪明，轻身不老"，后者"安五脏益气，耳目聪明，不饥不老，轻身延年"。

2. 天王补心丸适用于心肾阴亏，虚火上炎。安神补心丸可治思虑过度、神经衰弱引起的头晕、耳鸣、健忘、心悸、失眠等症。

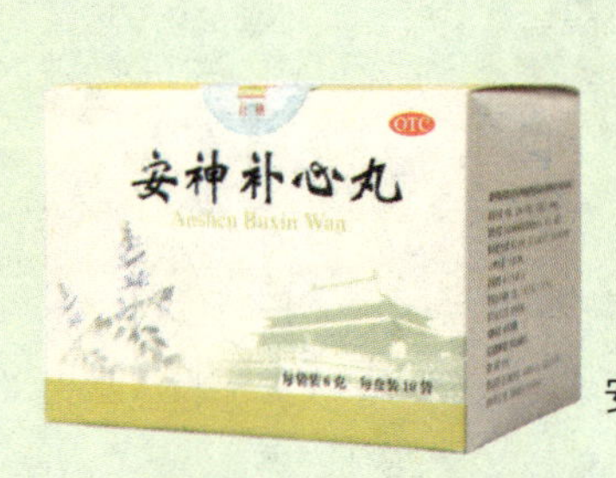

安神补心丸

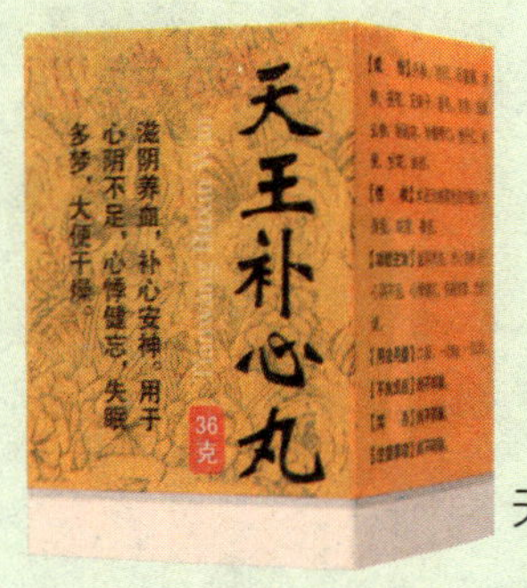

天王补心丸

食养

1. 多吃保护心脏健康的食物，如苹果、豆腐、核桃、香蕉、燕麦、菠菜、番茄、三文鱼等。

2. 吃些心肾同补的食物，如小麦、山药、莲子、黑豆、紫葡萄、香菇、银耳、海参等。

苹果
含有保护心脏的矿物质

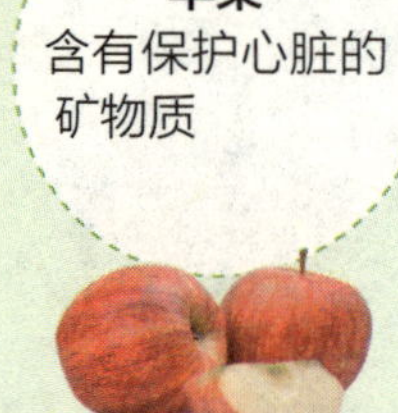

豆腐
豆腐中的钙易于为人体吸收，可维持正常的心脏功能和血压

核桃
常吃核桃，能使胆固醇数值降低5%，有效预防心脏病

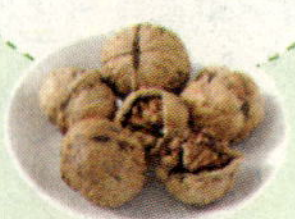

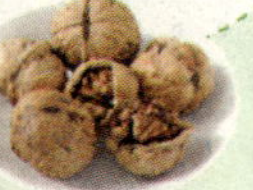

香蕉
常吃香蕉可以调理血压，预防冠心病

3. 多吃深红色、黄色、绿色以及十字花科蔬菜（如白菜、圆白菜、芥蓝、西蓝花等），这些食物富含植物营养素，可以打扫血液卫生，起到降血脂、抗动脉粥样硬化、抗癌等作用。

神养

中医认为，心主血脉，人身体中血脉的运行（即血液循环）由心气推动，人的精神意识，思维活动由心神支配。如果心气虚，血脉中的气血运行就会减缓，人就会出现体力下降、面色苍白、少气乏力、容易疲倦的状况。“心气虚则悲”，人在精神情志方面，会表现得过于敏感，多虑善悲，容易忧愁，甚至心情抑郁，悲观厌世，严重的还会引发心脏病、更年期综合征、抑郁症等。所以说，60 岁的人，养生的侧重点是培补心气，调理情志。

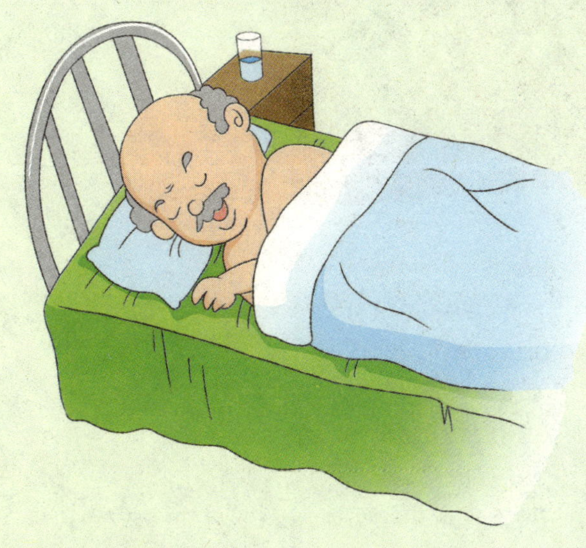

60 岁老人正确的睡觉姿势：侧卧

“卧如弓”护心脏

1.60岁老人正确的睡觉姿势应该是“卧如弓”——侧卧姿势。这有助于促进心脏血液循环，使心血管供血充足，预防心脏病变

2.60岁老人会血气下坠，如果排便过于用力，很有可能会晕倒。这是血气运行不能适应猛烈的动作所致。因此，要时刻提醒自己排便慢些，不要太过用力

人生七十补肾培土

脾为后天之本，肾为先天之本，两者在生理上互相滋生，病理上互相影响。人体在衰老过程中，脾也起到重要作用。脾胃虚弱，后天不能滋养先天，则引起肾元虚弱，加速衰老的发生。

药养

琼玉膏、人参固本丸、人参健脾丸，以及乾隆长寿医方健脾滋肾壮元方均可选用，对老年人兼有脾肾两虚之证者，上方更为妥当。

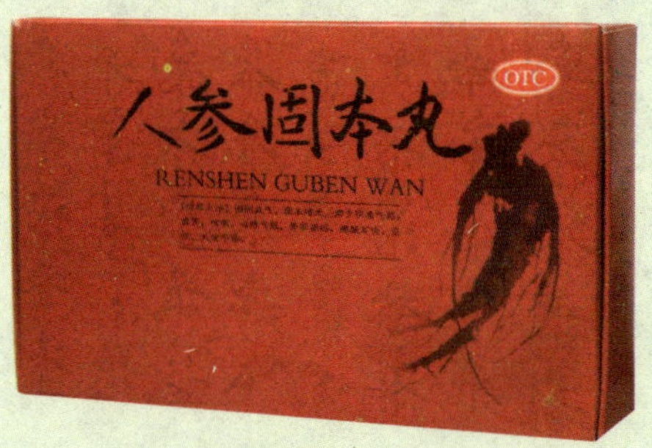

人参固本丸

食养

按时饮食，不能偏食，更不能暴饮暴食。饮食要温度适中，太烫了，容易得食管癌、胃癌；太凉了容易伤及脾胃之阳。另外，进食还要有一个良好的心态，保持一个好的心情，这一点尤为重要。

中医认为脾胃是饮食水谷消化吸收、化生气血与营养物质的源泉，当人的脾胃虚弱，食欲下降，消化吸收功能减弱，人体需要的气血与营养物质不足，肌肉、皮肤等营养不良，就会出现肌肉瘦削、皮肤干枯、皱纹色斑增多，衰老之态便显现出来了。所以，人到 70 岁后，养脾胃就显得很重要。

养脾胃的好食物

小米

味甘，入肾、脾、胃经，可健脾和胃、清热解渴

山药

含有淀粉酶、多酚氧化酶等物质，有利于增强脾胃消化吸收功能

黄牛肉

味甘，归脾、胃经，是滋补脾胃的佳品

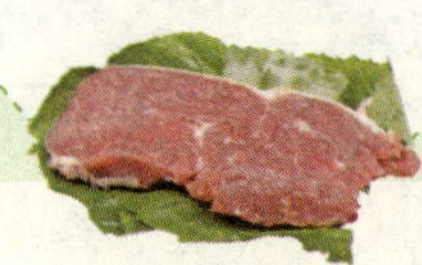

神养

中医认为人身三宝“精气神”，而老年人由于活动不方便，如“久视伤精，久卧伤气，久听伤神，久坐伤脉”等行为都会伤害“精气神”。尤其是神的充耗，关系到人的壮老；神的得失，关系到人的昌亡。年老者当慎养之。

吃完饭后静坐休息 10 ~ 30 分钟，再去睡午觉、散步或是做别的事情，这样可以保养肝脾，促进食物的消化与吸收

“人活一口气”，这“气”就是精神状态。老年人常感到气不够用，特别是呼吸道感染和哮喘病人，闭目静养以培补元气，这很有必要

古人有曝背之乐，老年人适当闭目静心晒晒太阳，实为养生一妙法。阳光不仅养形、养神，还养骨头

慢养

除了慢呼吸，还要慢用脑、慢动作、慢吃、慢睡、慢说话、慢散步，才能达到慢心跳、慢呼吸、慢消耗，进入慢节奏的生命状态，最终达到慢衰老。尤其要做到慢吃，每口饭菜多多咀嚼，给胃肠足够的消化时间。

饭后 1 小时静心呼吸，常用舌头搅拌舌下的唾液，并徐徐下咽。

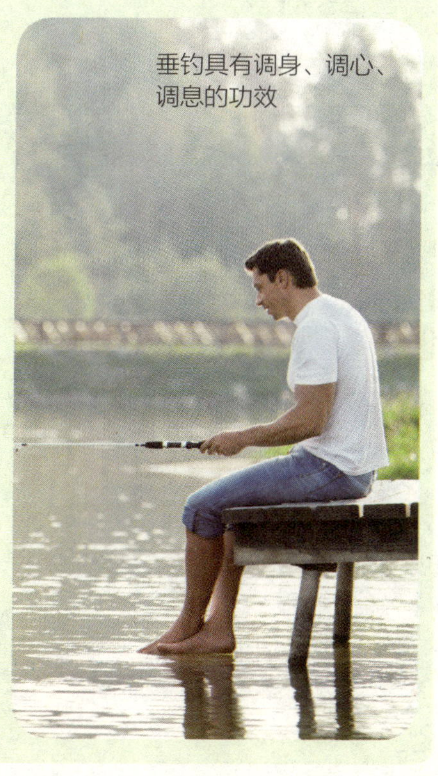
垂钓具有调身、调心、调息的功效

补脾气的好成药

补中益气丸和玉屏风散，都是调补老年人脾气虚的良药，一般的药店都可以买到

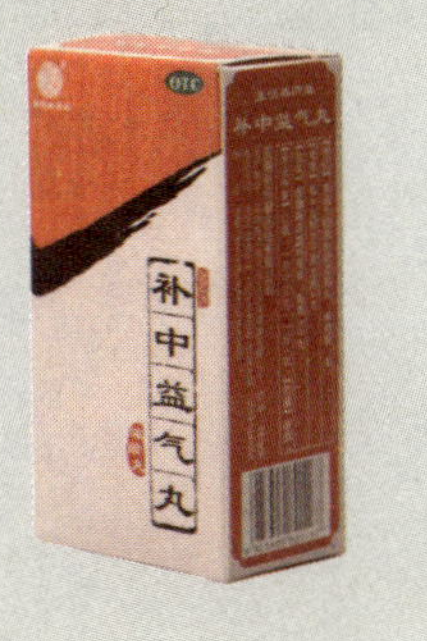

八十之人滋肾润肺

老年人动则气喘，病则咳嗽，多与肺肾两脏功能失调和衰退有关。肺属金，肾属水，金能生水。肺阴充足，将精气输送于肾，肾阴就会得到补充，保证肾功能旺盛。《黄帝内经》上说："八十岁，肺气衰。"人老体衰，亦伴肺功能严重衰退，可通过滋肾润肺之法延缓衰老。

药养

1. 枸杞滋肾润肺，山药补肺固肾，五味子补肾益气、生津敛肺止咳，薏米健脾补肺等。

2. 黄芪膏、参莲饮等，均具补肺益肾之效。

食养

1. 多吃养肺阴、通肺气的食物，如杏仁、百合、燕窝、银耳、蜂蜜、秋菊花等。

2. 选用体温偏低的动植物，如鸭肉、鸭蛋、猪肉、鱼、鳖、竹笋、莴笋、藕等。

3. 多吃秋冬季水果，如苹果、橘子、冬枣、雪梨、香蕉、猕猴桃等，可以养阴润肺。

鲜藕
补肺开胃，益血
白萝卜
润肺止咳
胡萝卜
养肺，清肺，预防呼吸道感染
大白菜
清热润肺
养肺的好食物
梨
滋阴润肺，止咳
蜂蜜
保护肺脏，抗菌消炎
银耳
清热生津，润肺
百合
润肺止咳，宁心安神

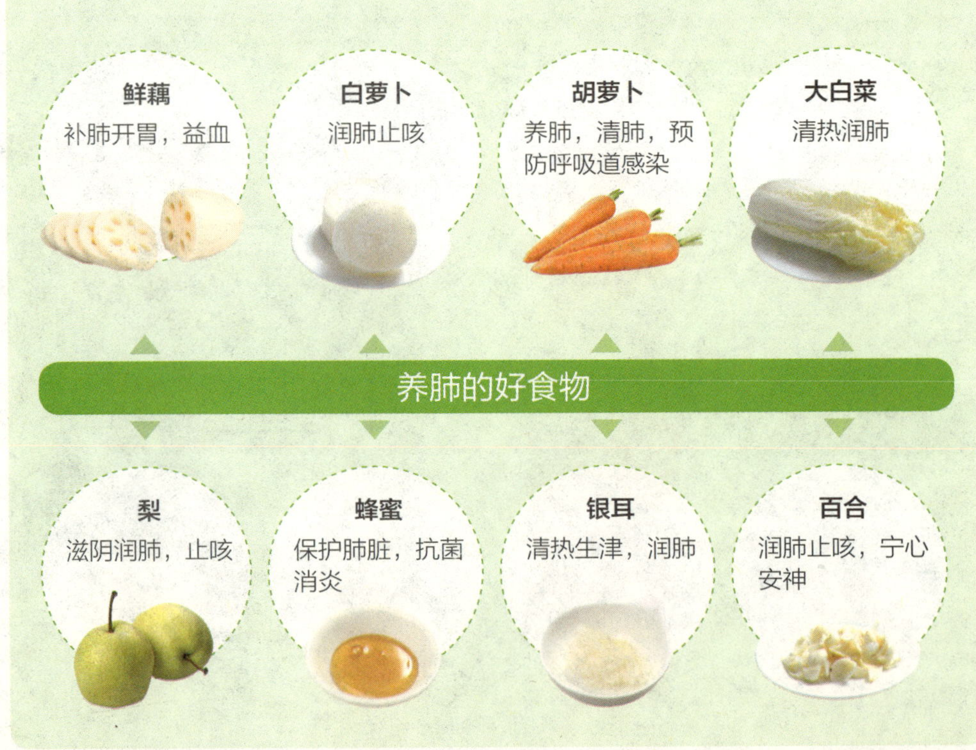

低温养

可适当选择低温食品，锻炼自己的低温生活。喝常温水、温茶，常吃一些阴性食品，如越冬植物冬小麦，地下食物土豆，冬生食物大白菜、萝卜等。

不花钱的补肺气良法：撮谷道

中医认为，肛门与大肠相连接，大肠与肺相表里。将肛门收紧，肺气就不会过多地外泄。缩紧肛门的好办法就是撮谷道。

据清代皇室医籍披露，乾隆皇帝能活到 89 岁高龄，成为我国历代皇帝中的最高寿者，这与他几十年如一日地坚持“撮谷道”不无关系。

具体动作要领：吸气时稍微用力，提肛连同会阴一起上升，呼气时一齐放松，每次反复 10~20 次，每日 3~5 次为宜。

按摩肺脏排毒要穴：合谷

有利于肺脏保养，能给肺脏排毒的穴位是合谷穴。按摩合谷穴，可以促进血液循环，保养肺脏。合谷穴在手背上，第 1、第 2 掌骨间，当第 2 掌骨桡侧的中点处（将拇指、食指并拢，肌肉隆起的最高点即为合谷穴）。每天，可以用左手的大拇指和食指上下揉动右手的合谷穴 200 下，再用右手的大拇指和食指上下揉动左手的合谷穴 200 下，可以起到预防肺部疾病的作用。

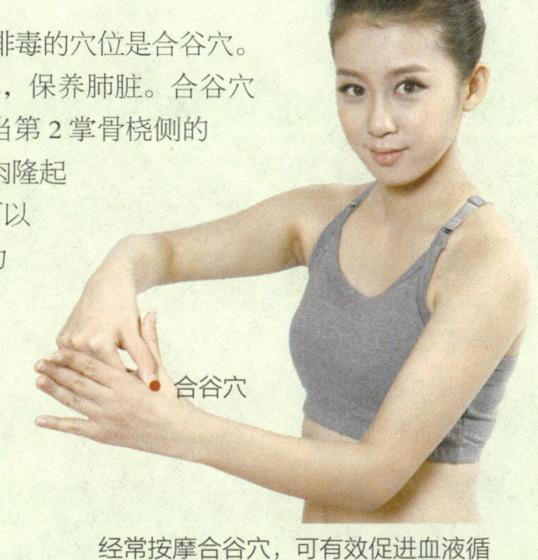

经常按摩合谷穴，可有效促进血液循环，呵护肺脏

治老年哮喘的好方法

肺气虚弱的老人，很多都有哮喘的毛病。要解除哮喘的困扰，就要宣通肺气。常年哮喘的人，可取冬虫夏草3克，黄芪12克，大枣10颗，猪肺1具（不落水），然后将猪肺同其他材料一起用水炖烂。此汤能补肺益气、止咳平喘，适用于咳喘日久、年老体衰的支气管哮喘患者食用。

年过九十调养肾气

年过九旬，肾气即将枯竭而经脉空虚，人体就会出现腰膝酸软、怕冷多病、骨质疏松等症状。总之，由于肾与人的生死病老密切相关，在衰老过程中，随着机体阴阳、气血、精、津液的盛衰虚实变化，肾及心、脾、肺、肝四脏也发生相应改变。故应施以调补方法，补肾益寿，如此方能达到健康长寿，“度百岁乃去”。

药养

1. 补益肾气可用壮阳之品，如鹿茸、巴戟天、淫羊藿、肉苁蓉、蛤蚧、紫河车等补阳抗衰老。

2. 可服成药延生护宝丹、龟龄集等补肾助阳、延年益寿。

食养

1. 可用熟地黄、山茱萸、肉苁蓉、怀牛膝各 15 克，水煎取汁，炖排骨，加入葱姜和各种调料，吃肉喝汤，经常食用。

2. 可多食养肾的食物，如韭菜、山药、核桃、羊肉、黑豆等。

养肾的好食物

韭菜
具有温补肝肾、助阳固精的作用

山药
具有补肺、健脾、固肾、益精的功效

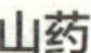

核桃
有补肾固精、温肺定喘、强筋健骨润肠的功效

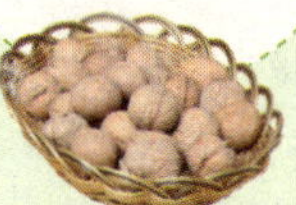

羊肉
可益气补虚、补血助阳、御寒生热，适合冬令进补

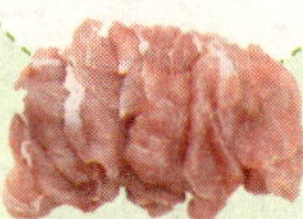

动养

动则生阳，有利于补肾气。可以经常打打柔和的太极拳，健腰壮腰；还要经常慢慢地散步；在阳光明媚的日子，要常出来走动，晒晒太阳，不仅养骨头，而且养神。

不让肾气漏掉的超简单办法：咬牙切齿

中医认为，“齿为骨之余”，即齿与骨同出一源，牙齿也为肾中精气所充。所以，经常咬牙切齿也是老年人养肾的好方法。

具体方法：双唇紧闭，屏气咬牙，把上下牙齿整口紧紧合拢，且用力一紧一松地咬牙切齿，紧紧松松反复数十次

第三章

补肾益脑法，六十岁的人二十岁的脑

要想脑子好使，先养肾

肾生髓通于脑

“肾藏精生髓，通于脑”，肾精可以化生为脊髓，脊髓上通于脑，肾精的不断化生可以让脊髓充盈，脊髓充盈了才可以充养脑髓。肾精不足则致脑髓失养，生理功能紊乱而易致老年痴呆等。所以要养好脑一定要强肾。

食坚果补肾健脑

中医说，坚果大多补肾健脑，最宜温补肾阳。比如说，每天吃两三个核桃，七八个果仁、六七个板栗、一把葵瓜子，都可以补肾。现代医学认为，坚果中富含不饱和脂肪酸，有助于保护脑血管健康。

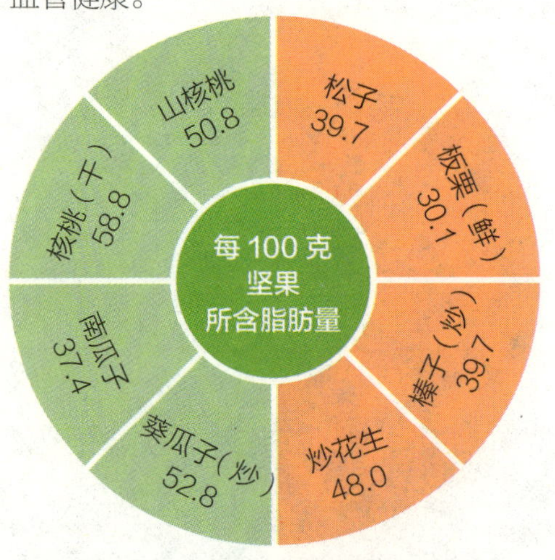

补肾健脑食药粥

胡桃枸杞粥

[配方] 核桃仁25克，枸杞15克，葡萄干15克，黑芝麻10克，粳米50～100克，白糖少许。

[制作] 核桃仁捣烂备用；加水先煮粳米至半熟，再下核桃仁、枸杞、葡萄干、黑芝麻等，一同煮至米熟粥稠，加入糖调味。

[用法] 单独食或佐餐，可分作1～2次食完。

[功能] 补肝肾、益精血。配方中核桃仁、黑芝麻补肾、健脑、益智；枸杞、葡萄干、黑芝麻补肝肾、益精血。

[适用] 适用于肝肾两虚，精血不足者，症见脑力衰弱，健忘头昏，早衰白发，或目昏眼花，腰酸遗精。

坚果虽好也不能多吃

坚果小小的身体里蕴藏着较高的热量。比如，一把花生米，可能相当于50克米饭所供应的热量。

大部分坚果是高脂肪食品，其脂肪含量在35%～80%，能榨出油来。坚果体积小而热量密度高，很容易吃多。因此，吃坚果一定要控制量，每天1勺到1小把的量最为理想。

记忆力减退与肾虚直接相关

中医认为，脑由髓汇集而成，故名“髓海”。髓海充足则记忆力好，可过目不忘；如果髓海不足，那么记忆力就会受到影响而出现健忘的现象。

肾虚脑失养，记忆力减退

肾虚怎么会导致记忆力减退呢？大家都知道大脑是负责记忆的器官，脑髓的充足与否和什么有关呢？这是最关键的问题。

中医认为“肾生精，精生髓，髓充脑海”，正常情况下，人体肾精充足，能够产生足够的脑髓，脑髓充盈，记忆力就好。相反，肾虚以后，肾精会随之衰减，大脑失去所养，脑髓化生不足，记忆力自然就会减退。

在西医学看来，肾精类同于各种细胞、受体、激素、神经递质及肽类调节物质，肾精不足则是指上述物质的缺乏和它们之间的比例失调，这将会导致机体的各种生理功能减退，而记忆力减退就是其中之一。

补脑先补肾，肾不虚脑自健

既然是肾虚引发的记忆力减退，那要想补脑提高记忆力，就需要从补肾入手。事实上，记忆力减退的人往往伴有牙齿脱落的现象。咀嚼能力下降，也会导致相关的脑细胞衰退，加速大脑海马回（海马回是人类记忆和情感反应的中枢）细胞的退化。用中医来说，就是肾气不固，牙齿掉了。

所以，平时要多吃黑芝麻、核桃、板栗、山药、枸杞等补肾。并经常叩齿，注意上下牙对齐。同时在大小便时咬紧牙齿。

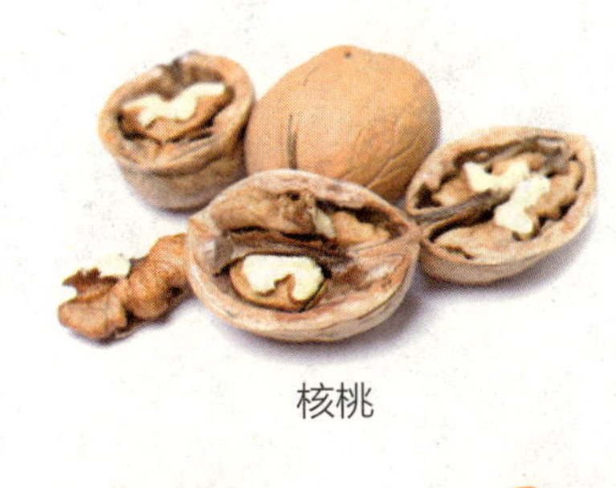
核桃

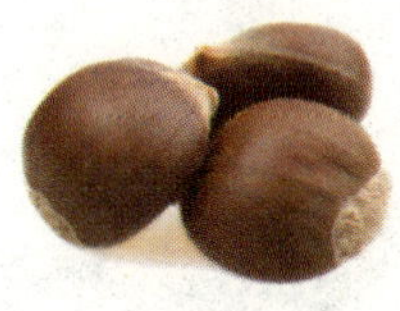
板栗

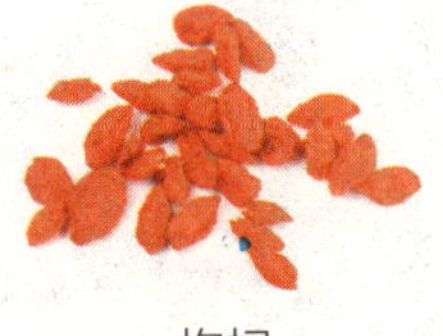
枸杞

揉搓脚趾增强记忆力

小趾是足少阴肾经起始部位，故而揉搓小趾有助于增强记忆和计算能力。

揉搓脚趾的方法很简单，可以用手抓住双脚的大脚趾做圆周揉搓运动，每天揉几次不定，但每次需要 2～3 分钟。可用手做圆周运动来揉搓小趾及其外侧，只要在睡觉前或休息时揉 5 分钟就可以了。

揉脚前最好把脚先用温水洗干净，一是讲究个人卫生，二是温水能促进血液循环，效果会更好。

养肾健脑，多吃黑色食物

中医理论中有“五色入五脏”之说，也就是说，不同颜色的食物，养生保健的功效是不同的。绿色养肝，红色补心，黄色益脾胃，白色润肺，黑色补肾。饮食中适当多吃五黑食物，能起到补肾健脑，预防慢性病的功效。

黑色食物的益处

代表食物：黑米、黑芝麻、黑豆、黑荞麦、黑木耳、乌骨鸡、茄子、海带、紫菜、黑枣、黑葡萄、桑葚、核桃、板栗、海参、香菇等。

补充营养素：维生素A、维生素E、β-胡萝卜素、铁、锌、锰、硒、钾、镁等。

健康益处：补肾，预防心脑血管疾病，降低动脉硬化、冠心病、脑中风的发生率，对肾病、贫血、脱发等均有很好的调理作用。此外，黑色食物中含有的抗氧化成分可清除体内自由基、延缓衰老。

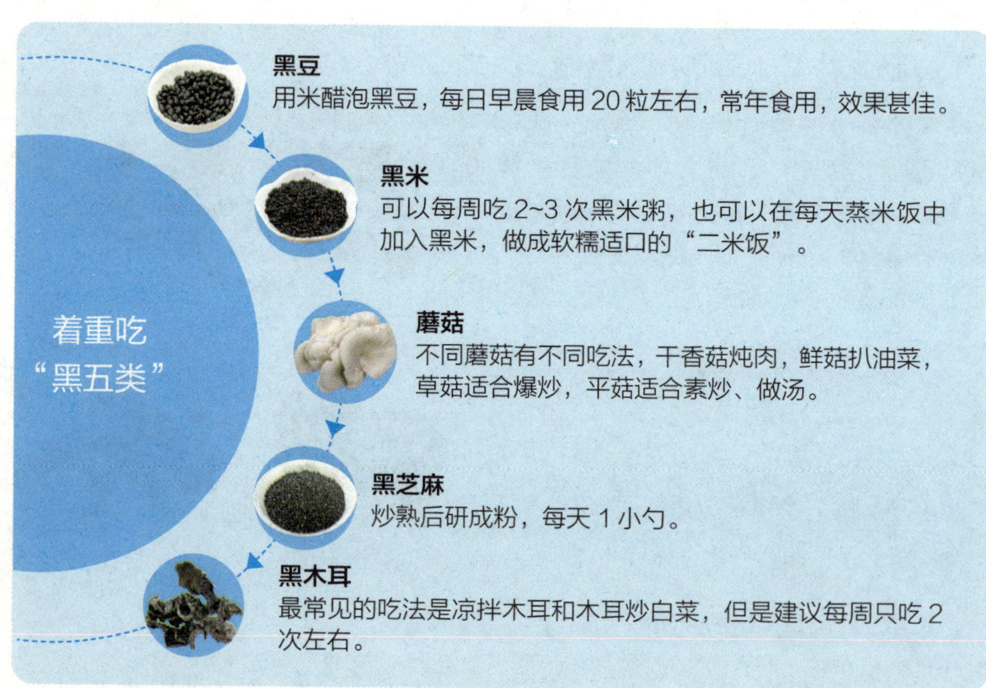

变换着吃营养好

将黑米、黑豆、黑芝麻、黑枣、核桃这5种食物一起熬粥，是难得的养肾佳品，适合慢性病强身。肾不好的人，也可以每周吃一次葱烧海参；将黑木耳和香菇配合在一起炒，或炖肉时放点板栗，都是补肾的好方法。

肾脑相通，解乏可找天柱穴帮忙

肾与膀胱相表里，足太阳膀胱经为直通入脑之脉，对脑的生理功能具有重要的作用。当人用脑过度时，就会导致脑部血流量减少，轻则造成疲乏困倦，重则导致头晕、目眩、耳鸣、记忆力减退等。膀胱经上的气血可以滋养大脑，所以不妨按摩膀胱经上的天柱穴，可以达到提神醒脑、解乏的功效。

解乏找天柱穴

天柱穴的位置很好找，在后颈部正下方凹处，也就是后发际正中线上半寸处，往两旁各 1.3 寸各有 1 个穴位。按摩天柱穴的方法为：以拇、食两指，在颈后部斜方肌上方的天柱穴作拿捏动作，来回拿动各 5～10 遍，每日早、晚各 1 次。

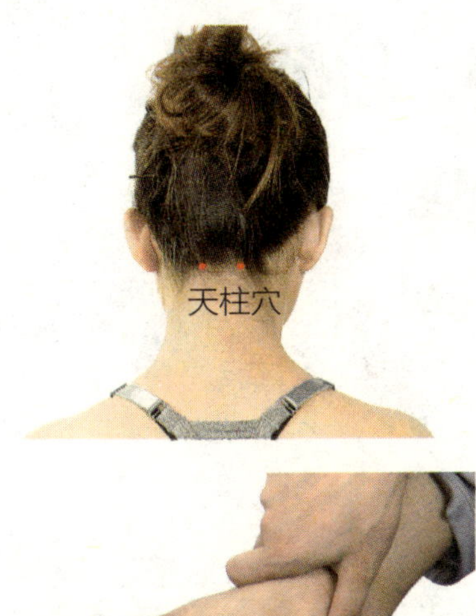

按摩天柱穴的功效

古人曰：“天柱、大钟按摩宽，便是醒神健脑丸。”坚持按摩天柱穴、大钟穴，可有效改善脑部的血液循环，通畅气血，调和百脉，收到健脑防病之功效。本法对高血压引起的头痛、颈椎病引起的头痛，具有较好的缓解作用。

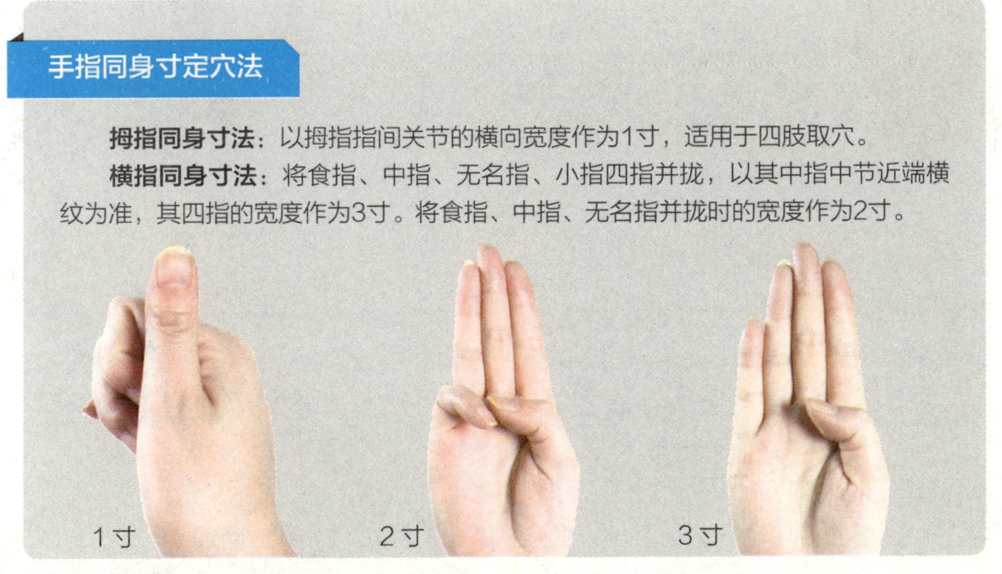

手指同身寸定穴法

拇指同身寸法：以拇指指间关节的横向宽度作为1寸，适用于四肢取穴。

横指同身寸法：将食指、中指、无名指、小指四指并拢，以其中指中节近端横纹为准，其四指的宽度作为3寸。将食指、中指、无名指并拢时的宽度作为2寸。

搓脚心：补脑益肾，益智安神

中医理论认为，搓脚心有益于活血通络、强体健身。由于脚心穴位病理在人体上反射较多，如左脚掌心穴位病理反映有腹腔神经丛、肾上腺、肾脏、心脏、脾脏、胃、十二指肠等，右脚掌心穴位病理反映有腹腔神经丛、胆囊、肾上腺、肾脏、肝脏、胃等，因此，常搓脚心对于祛病健身有较好的疗效。

搓脚心的方法

在日常生活中，民间常见搓脚心有以下几种方法：

干搓

左手握住左脚背前部，用右手沿脚心上下搓 100 次，以达到脚心发热；再用右手握右脚脖子，用左手沿脚心上下搓 100 次，搓的力度大小要以自己舒适为宜

湿搓

把脚放在温水盆中，泡至脚发红，再按第一种办法搓

酒搓

倒 25 毫升左右白酒于杯中，按第一种办法操作，只是搓脚的手要蘸一点白酒，酒搓干了再蘸一下，两脚心各搓 100 次为好

搓脚贵在坚持

搓脚贵在坚持。若每天坚持 1～2 次，持之以恒，方能起到补脑益肾、益智安神、活血通络的疗效，还可以防治健忘、失眠、消化不良、食欲减退、腹胀、便秘和心、肝、脾、胆等病症。

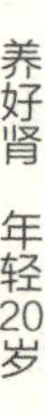

金鸡独立：恢复精力的好方法

肾脏是生命力的体现，肾主骨，全身的骨骼都由肾脏来掌管，是生命的支撑。中医认为“久站伤骨”，伤骨就是在伤肾。所以，站立时间太长，就可以两脚轮换着做金鸡独立动作。大家可以看散养的公鸡，每次公鸡和母鸡交配过后，公鸡会马上跑到一边开始金鸡独立，一条腿支撑，另一条腿蜷了起来，鸡爪子也抓在一起，过一会就活蹦乱跳了。我们要学习的就是这种“金鸡独立”的恢复精力的好方法。

“金鸡独立”功法来源于武术

“金鸡独立”功法是指独腿站立的一种武术姿势，其名称来自清代李汝珍《镜花缘》第七十四回：“我是‘金鸡独立’。要一足微长。”金鸡独立是在我国传统武术中非常常见的一种练功方法，例如太极拳就有金鸡独立，咏春拳桩步有“独脚马”。要做好金鸡独立这个动作，最基本的核心和标准就是：重心下沉支撑脚，对侧手引着对侧膝抬起，同侧手下按到同侧胯，对侧手放脸前，眼视远处。

练习“金鸡独立”的方法

我们平时养生练习中没有必要像武术中那么复杂，在练习时，只需将双眼微闭，双手自然放在身体两侧（或双手向左右平伸），任意抬起一只脚，另一只脚支撑全身就可以了。注意：关键是不要睁开双眼，以充分调动和刺激大脑神经来对整个身体的各个器官平衡进行调节。

练习“金鸡独立”的作用

中医认为，人体足部有 6 条重要的经络通过。通过练习金鸡独立对足部的调节，虚弱的经络就会感到酸痛，而且同时得到了锻炼。这样，经络对应的脏腑和它循行的部位也能得到相应的调节，以达到健身的目的。

同时，这种锻炼方法可以有效地使意念集中，不断地将人体的气血引向足底部，加强局部的代谢循环，因此对于高血压、糖尿病、颈椎腰椎病都有立竿见影的辅助保健效果。此法还可以针对小脑萎缩进行辅助治疗，也可预防梅尼埃、痛风等许多病症的出现或缓解病痛。对于常见的足寒症效果更是明显。

对付亚健康，补肾是正道

一项大样本调查显示亚健康30项主要表现：记忆力减退、用脑后疲劳、思维效率低、耐力下降、虚弱、易感冒、头晕、目眩、腰膝酸痛、脱发等，这些均为肾虚的表现。补肾填精，平衡阴阳，不仅可以改善亚健康状态，也是多种慢性疾病的治本之策。

亚健康的生理表现

中医认为，人体心、肝、脾、肺、肾五脏功能亏虚或失调的表现，也就是西医常说的亚健康。现在很多中年人老是觉得疲倦、腰酸、睡不好等，还显老，到医院却查不出原因，就是这个道理。

头晕、头痛、失眠、多梦、记忆力减退、精神不振	心悸、胸闷、胸部隐痛、临界高血压、高血脂	食欲不振、胃纳欠佳、胃部隐痛、消化不良、便秘	憋气、气短、喉部干涩	耳鸣、听力减退、眼干涩
体重超标、肥胖或偏瘦、无汗或自汗	抵抗力下降、易感冒	动作迟缓、肌肉酸痛、关节运动欠灵活	甲状腺功能亢进、血糖不稳定	工作效率低、易疲劳、体力透支、手足冰凉、体质虚弱

中药食疗调治亚健康

以虚证为主的亚健康状态最基本的是气虚。对其调理包括平补法、清补法、滋补法和温补法。

平补法	清补法	滋补法	温补法
平补法是用不温不凉的补益之品进行调养，功能为补脾养心。适用于心脾两虚之患者，如莲茸馅	清补法多用清凉之品调养，可清凉明目、泻火润燥，功能为润肺止咳、清肝泻火。适用于燥邪犯肺、肝经火旺者，如菠萝杏仁豆腐	滋补法用滋阴补肾之品调补，功能为补益肝肾。适用于肝肾阴虚者，如清蒸甲鱼	温补法用温肾壮阳之品调补，适用于肾阳不足者，如烧鹿筋

具体来说，长期疲劳者可服用黄芪蜂蜜饮、太子参奶茶、花生豆奶、鹿角胶牛奶、芝麻核桃益智仁粥、黄芪鳝鱼羹、三仁粉、鱼鳔粉、黄芪山药炖乳鸽等调治。

睡眠障碍者可用柏子仁合欢茶、灵芝远志茶、茯苓枣仁粥、柏子仁炖猪心、红枣炖羊心、猪心枣仁汤、百合红枣莲子汤等调治。

鼓足阳气，远离抑郁症

人以阳气为本。阳气的推动、鼓舞是生命活动得以正常进行的动力，无论人的精神意识思维活动，还是脏腑气化、肢体运动，都与阳气功能密不可分。“阳郁神颓”即阳郁不达，神机颓废，是抑郁症的重要病机。缓解抑郁症应重视畅达阳气，振奋神机。

畅达阳气抑郁方能好转

治疗抑郁症之要在于畅达阳气。畅达阳气可以舒畅气机，鼓舞脏腑气化，振奋神机，宁神定志。而肾阳为一身之阳，所以在治疗抑郁症的基本处方中常用桂枝、紫石英、补骨脂等温润助阳，既能温助肾阳以上温心阳，又能通达阳气，且可重镇安神。

阳光是天然“抗抑郁药物”

心情抑郁的人，要增加日光照射和户外活动。阳光不仅养骨，而且养神，对于养神来说，人只有养足了阳气，才可调动情绪，增强兴奋性，减轻或消除抑郁感。

现代医学认为，阳光属一种电磁波，它犹如一种天然的“兴奋剂”，对改善情绪很有帮助。如果坚持每天在阳光下连续散步 30～60 分钟，晒晒温暖的阳光，将会加快“唤起”新陈代谢功能，进而有效缓解抑郁的心情。

“阳光疗法”最适合治疗季节性抑郁症。对冬季抑郁症患者来说，漫步在阳光下好比是一种“暖和的抗忧郁素”。饮食上也尽可能地多吃补气、热量高的食物，如羊肉、核桃、大枣、豆类等，来对抗冬天的寒冷和调动愉悦的情绪。

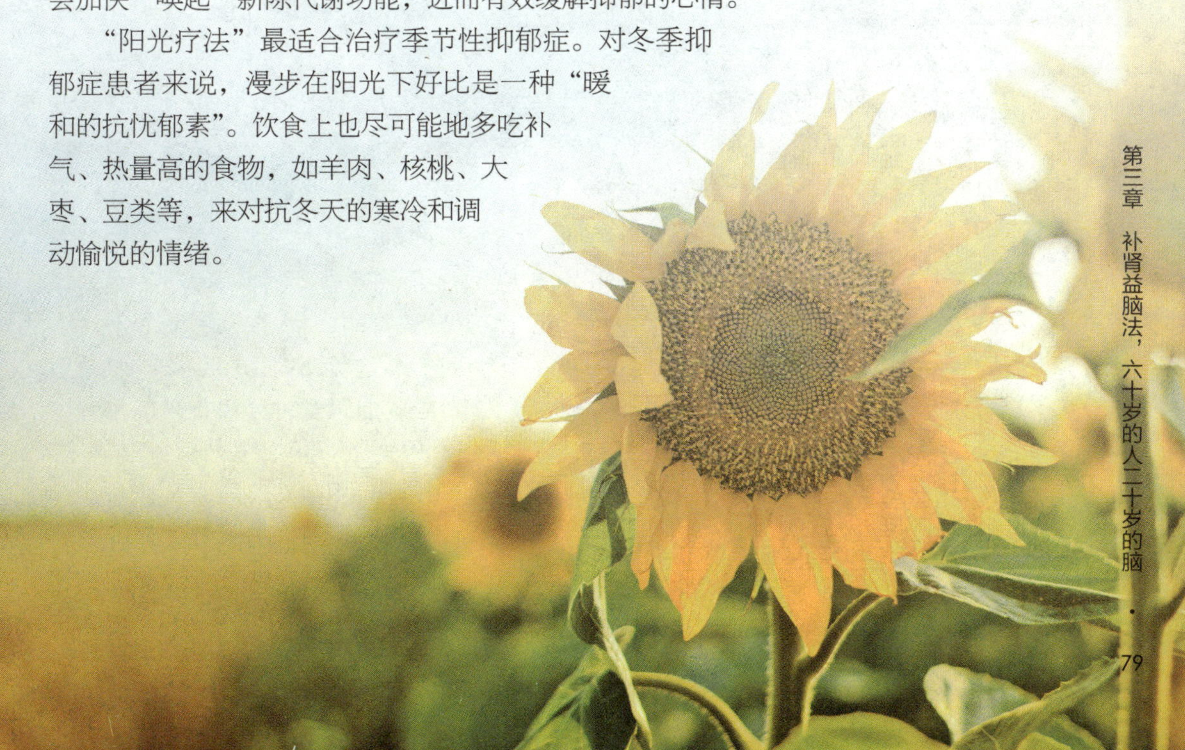

肾气充足，让脑血管畅通起来

大脑缺血，问题出在哪

现代医学研究证实，心脑血管疾病看似是身体某一个部位的病，实际上却是一种最典型的全身性疾病。中老年人之所以是心脑血管疾病的高危人群，就是因为心脑血管疾病的发病，与中老年人的肝、肾、心脏等器官老化、代谢解毒功能严重受损密切相关。这其中，心脑血管疾病与肝、肾有莫大的关联。

肝肾不好，心脑血管也不好

肾水生肝木，中医学把肝肾视为子母关系。肝肾这两个脏器，其中一个得病了，没保护好，就会连累另一个。

现代医学认为，当肾小球过滤功能失常，就直接影响血脂等垃圾的排泄；肝脏是人体最大的物质代谢中枢，其代谢、解毒、造血储血、分泌功能作用无可替代，一旦这些功能遭到破坏，未被分解的血脂形成血液垃圾沉积血管，无法分解的糖分也会转化为脂肪，这些都会直接导致和加重动脉硬化；因此，肝肾功能失常则血液代谢功能差，血液中多余的脂肪、糖及有害物质才得以沉积在血管里，损伤血管，并导致动脉粥样硬化，形成血栓，引发心脑血管疾病的发生，这是心脑血管疾病的病理根源所在。

用中药护好肝肾

人上了年纪，难免有些“肝肾阴虚”，中医学有着补肝肾的丰富经验和大量有效方药，常用药物有熟地、山药、山萸肉、枸杞、五味子、菟丝子、女贞子等。常用方剂如左归饮、杞菊地黄丸、一贯煎等。在此要提醒大家，治疗心脑血管疾病的药物，也应该具备养护肝肾的成分和功效。

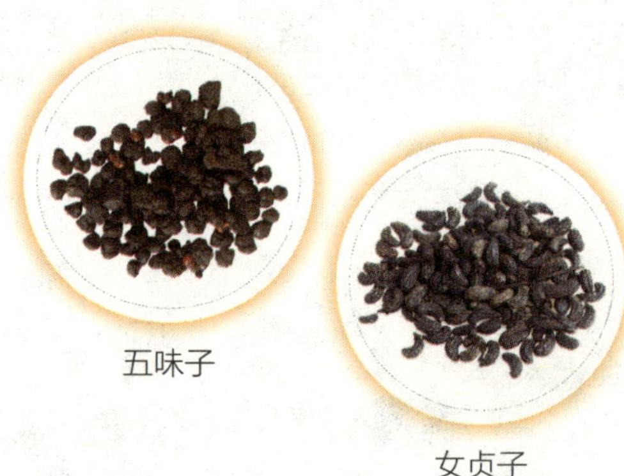

五味子

女贞子

多转脚踝畅通血脉

心脑血管病的病理基础是气血失调、供血障碍，而人体下半身血液循环的畅通与否，对全身的气血流通影响很大。尤其是肝经和肾经不畅，对心脑血管系统的影响很大。而脚踝处有 6 条经络通过，包括肝、脾、肾、胆、膀胱、胃，是下半身血液流通的重要关口。

对脚踝进行保健，可以改善气血运行，对心脑血管及神经系统功能都有良好的改善作用。建议多做脚踝屈伸、旋转运动，还可用手按摩脚踝或脚趾。经常做此运动，可使血脉通畅，对养肝和养肾有很好的效果，对高血压和脑中风后遗症有辅助治疗作用，还能起到防止下肢血栓形成等作用。

肾与血压相互影响

肾脏是全身血流量最多的器官，也是调节血压的重要器官，更是高血压时最易受损的脏器。长期未控制的高血压会不断破坏肾脏的动脉和微血管。因此，要重视高血压与肾病的关系，重视高血压患者的肾脏情况，这是一项燃眉之急的紧迫任务。

高血压与肾病互为因果

据统计，临床上 90% 的中晚期肾病患者都合并有高血压。为什么？因为高血压与肾病总是相伴发生，而且互为因果。这也就是说，高血压会引起肾损害，而肾脏病变也会可引起高血压，所以有人形象地称它们是“孪生兄弟”。

人体是一个大的血液循环系统，而肾脏是由微小血管组成的脏器，是全身血管的一部分。长期高血压作为人体大环境，可以导致肾脏这个人体小环境的缓慢改变，如肾缺血、肾小球功能受损等。高血压病程越长，肾脏病变越严重；而一些迅速发展的高血压还可导致肾功能急剧恶化，危及生命。

高血压不妨查查肾

很多高血压患者到医院只知道看心血管内科，并不知道血压与肾脏的密切关系。因此，一些患者只是一味地吃降压药，不调整治疗方案，待到出现慢性肾功能衰竭、尿毒症时，已失去了最佳的治疗时机，实在令人惋惜。

要知道，临床上仅 10% 左右的患者不出现肾脏病变，绝大多数高血压患者都可发生肾脏改变，随着年龄的增长，肾小球硬化亦加重。

有高血压病史 5～10 年以上的患者应注意肾脏损害情况。由于许多人把腰痛作为肾损害的首要症状，没有腰痛就很少考虑肾损害，这是临床上漏诊和误诊的主要原因。

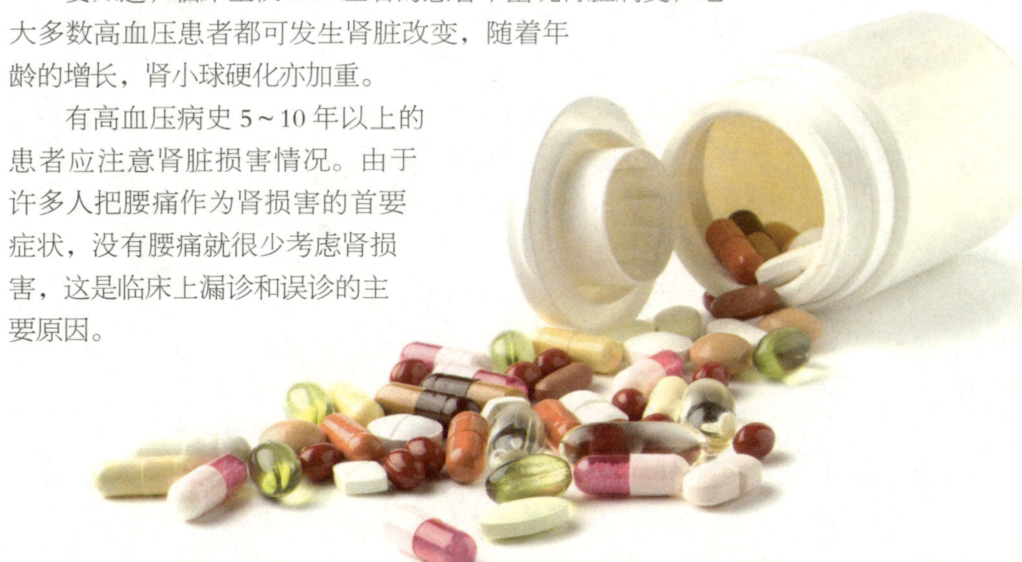

两脚划圈，打通肝肾二经防中风

中风是中老年人的常见病和多发病，现在其发病率越来越趋于年轻化。正确的养生方法对中风的预防也能起到一定的作用，如“两脚划圈，就能预防中风”。

两脚划圈调气血

现代医学研究发现，大部分中风病患者都有高血压病史，足部距离心脏位置相对较远，经常活动足踝部，能够促进全身的血液循环，增加回心血量，从而起到预防中风的作用。

两脚划圈主要是踝关节的运动。中医认为，踝关节为足三阳经、足三阴经和阴阳二跷脉的通过之处，经常活动踝关节，不仅可以疏通相关经络，还可刺激关节周围的腧穴，起到平衡阴阳、调和气血、开窍醒神、补益肝肾的作用，使得肝阳上亢之气下降，从而达到预防中风的目的。

两脚划圈的方法

两脚划圈时要自然站立，旋踝时，其中一脚站立，另一只脚旋转，双脚交替进行，也可取坐立或仰卧位进行，最好是站立旋踝。一般，每天早晚各做 1 次，或只做 1 次，每次 15 分钟左右为宜。

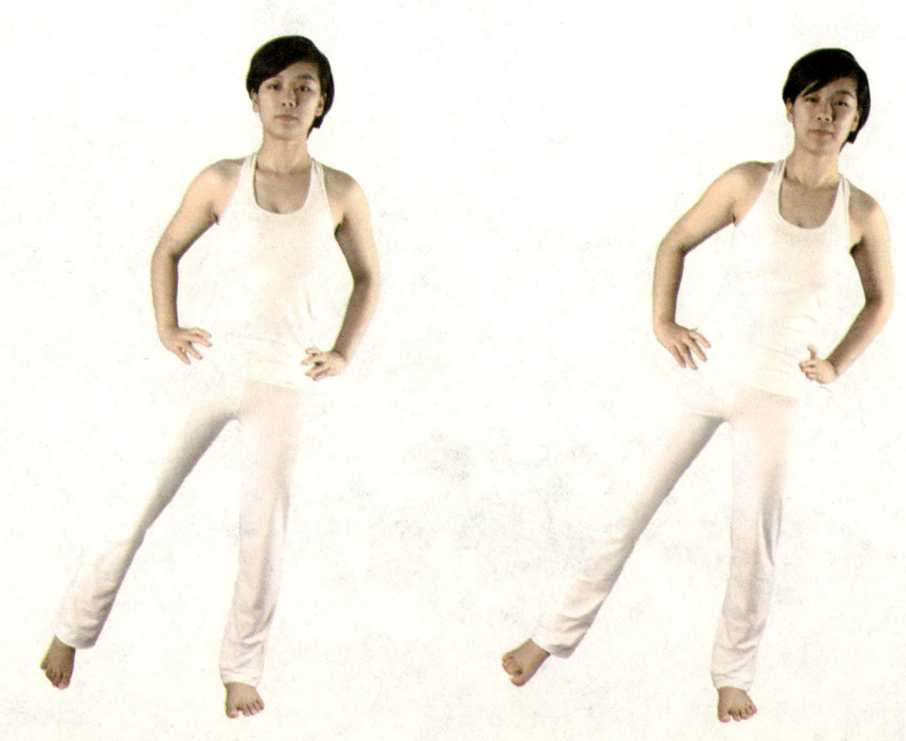

上病下取，足底是降压的“宝藏”

《黄帝内经》上说：“病在上者，下取之，病在下者，高取之。”于是便有了“上病下取、下病上取”的理论。高血压多表现为头晕、头痛、眼花、耳鸣、失眠、乏力、记忆力减退等症状。足疗，运用中医上病下治的治疗原理，对于降低血压、改善症状具有良好的作用。

上病下治，从足底调治高血压

现代医学证实，足底为微循环和神经末梢之所在，足浴、足底按摩等，能够很好地改善微循环，给足底神经末梢以良性刺激。其良性刺激也通过分布在足部的穴位，先传导到络脉，再传输到经脉，最后通过刺激中枢神经系统作出相应的调节反应，并能引血下行，引热下行，引火归元，从而起到降低血压、抵御病痛等作用。

足疗按摩处方

按摩全足，基本反射区（肾、肾上腺、输尿管、膀胱）。

重点反射区：大脑、垂体、额窦、三叉神经、腹腔神经丛、心、肝、脾、血压点、失眠点、胸部淋巴结、内耳迷路、盆腔淋巴结、腹腔淋巴结。重点反射区每部位按摩10～20下。每日足疗1次，10天为1疗程。

运用足疗调理高血压时应注意：每日浴足后，自我按摩足部或与他人互相进行足部按摩。

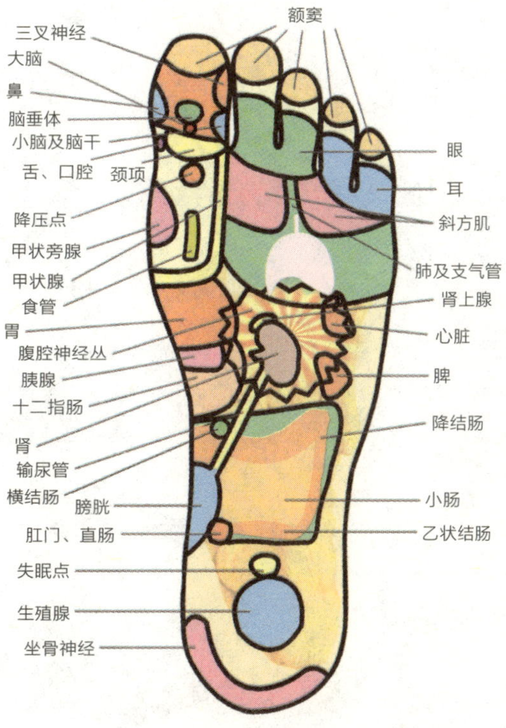

足底反射区示意图

其他刺激足底的方法

擦足底：由足跟前凹部向足心擦，直至发热。这里是足底保健全息泌尿区域，又有涌泉穴，常擦此处可通水道，滋阴补肾，对血压有调节作用。

赤脚踩鹅卵石：可自行采集或到建材市场购买鹅卵石，用水泥固定在院子或阳台地面上；或制成一米见方可移动的踏石板；或用大尼龙袋装上鹅卵石摊平，每日赤脚在上面踩踏10分钟左右。可活血化瘀、疏通经络、通利关节。

肾虚头痛，食补药补来摆平

中医认为，“通则不痛，痛则不通”，根据头痛表现特点分为肝火旺型、肝阳亢型、肾虚型、气虚型、血虚型、血瘀型等。肾精耗失太过，或者先天体质虚弱不足，精髓不足，脑海空虚，可以引起头痛。

肾虚头痛的主要表现

头脑空痛，健忘，腰腿酸痛，眩晕耳鸣，遗精带下，自觉全身乏力

偏肾阳虚者除上述症状外，还兼见怕冷，四肢不温，遇寒疼痛增加，得温则痛减

偏阴虚者则表现为面色潮红，五心烦热，夜间入睡之后身体出汗，醒后即停止等

阳虚头痛食疗方及用药

人参核桃粥：人参 5 克，核桃 3～8 个，粳米 100 克。人参洗净切片，砸开核桃取出核桃肉，两者与粳米同煮，先用大火煮开，再用小火煮 1 小时左右至粥熟，可加红糖适量，温热服食。可温阳补肾。

中成药：右归丸。

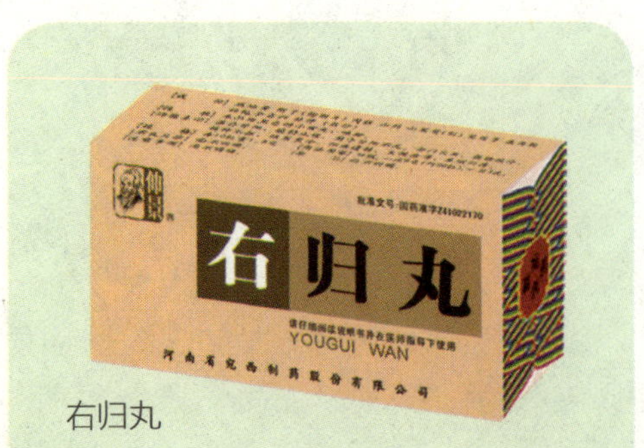

右归丸

阴虚头痛食疗方及用药

甲鱼滋肾汤：甲鱼 1 只（300 克以上），枸杞 10 克，熟地黄 15 克。将甲鱼去头、爪、内脏、甲壳，洗净，切成小方块，放入铝锅内，再放入洗净的枸杞、熟地，加水适量，武火烧开，改用小火炖熬至甲鱼肉熟透即成。可常食用，滋阴补肾。

中成药：六味地黄丸。

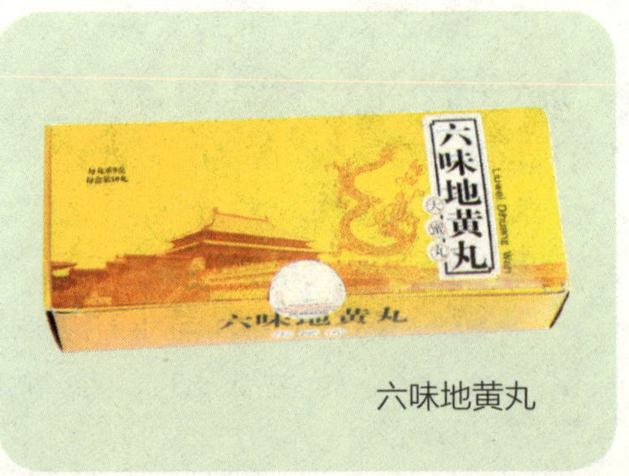

六味地黄丸

改善脑供血，多吃益气的食物

脑供血不足是指各种原因导致大脑出现慢性的、广泛的供血不足，引发脑部缺血、缺氧而出现一系列脑部功能障碍的疾病。研究发现，在“老年痴呆症”和“脑梗死”的发病前期都曾长期有慢性脑供血不足的存在。因此，可以常用健脑补血、补肾健脾的药膳来促进气血流通，增加脑部血液循环。

健脑补气食材及药材

常见的食物

糯米、粳米、粟米、莲子、榛子仁、大枣、猪肚、黄羊肉、鸡肉、鹌鹑肉、鳝鱼、鲈鱼、蜂乳、核桃、桑葚、黑芝麻、香菇、黑豆等

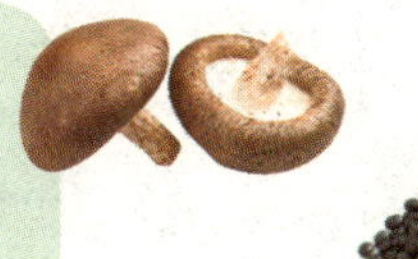

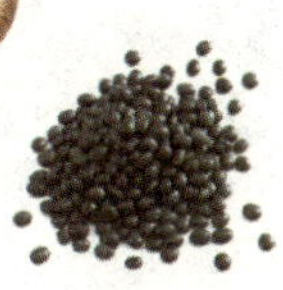

补益的中药

人参、党参、黄芪、地黄、山药、黄精、灵芝、枸杞等

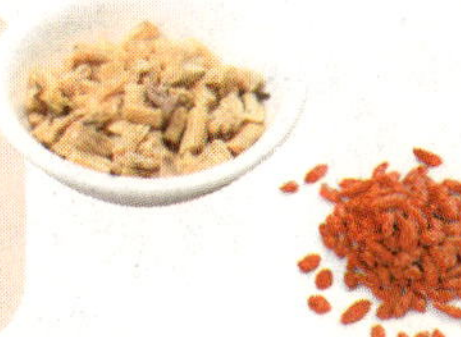

脑供血不足食疗方

配方：蜂蜜 20 克，益母草汁 10 毫升，生地黄汁 40 毫升。

制法：将以上诸味混合调匀，当日分 2 次服下，20 日为 1 疗程。

功能：舒经活血，适用于脑中风或供血不足者。

吃饭七八分饱　提高脑供血

老年人在饱餐后，食物都会集中到胃肠道等待被消化，机体血液就会自动“支援”到肠胃，脑部供血量相对减少，因而出现餐后头昏、困倦、乏力的情况。再加上老年人由于心脏功能较弱，饱餐后血液循环的改变，也容易使心脏供血不足，心率加快。因此，老人进食时不要吃得过饱，以七八分饱为好

为了确保心、脑等重要脏器的血液供应，进餐后最好不要立刻活动。在原位小坐一会儿，然后再起来走动。半小时后，可以选择一些舒缓的运动方式，如散步等进行锻炼

深呼吸：强肾抗衰又健脑

很多人都知道深呼吸能提高肺活量，但是深呼吸不仅可以锻炼肺，而且还可以增强肾功能，从而延缓衰老。

肾气足肺气才能足

中医认为，人的呼吸虽然靠肺，但它和肾也有密切的关系。中医学里有个说法是，“肺主气，肾主纳气”。这句话的意思是说“肺”主管人的呼吸，而从肺吸入的气，要下沉到肾脏，被肾所吸纳。也就是说，人呼出气固然靠肺，而吸进气除了靠肺还要靠肾。所以，肾气足的人肺气才能充足，肾气衰弱的老人，肺气不足，一般都是呼吸短促。

做深呼吸的方法

从病理上讲，假如一个人肾虚了，不能纳气入肾的时候，就会出现呼多吸少的现象，西医叫做呼气延长，这就是肺心病病人。所以，我们平常要多做深呼吸，确保肺肾健康。做深呼吸时要选择空气清新的环境，不要太早（如早上 8 点以前），每天做 4～6 次，每次 5 分钟，正常每分钟呼吸 16 次，一般做深呼吸以每分钟 8 次为好。

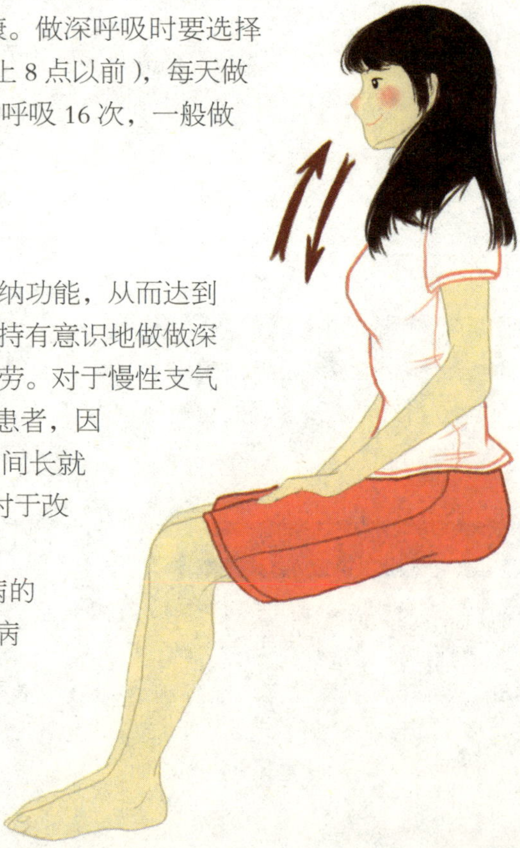

常做深呼吸的好处

经常深呼吸，可以促进肾的吸纳功能，从而达到养肾的作用。如果在工作间隙能坚持有意识地做做深呼吸，还能增加脑供氧量，解除疲劳。对于慢性支气管炎、慢性支气管哮喘、肺气肿的患者，因为平时吸入的气少，呼出的多，时间长就会伤到肾气，经常做深呼吸锻炼，对于改善肺部功能也有一定好处。

需要提醒的是，有阻塞性肺病的人不适合做深呼吸。如果有其他疾病可以在医生的建议下做深呼吸。

豆类是养肾护血管的“忠诚卫士”

俗话说：“每天吃豆三钱，何须服药连年”，意思是说，如果人们每天都吃点豆类食品，不仅能够远离疾病的困扰，还可辅助治疗一些疾病。而且，豆类食品还是保护血管的绝佳选择，不过，根据种类的不同，它们的食疗作用也有所区别。肾虚者多吃“三种豆”：

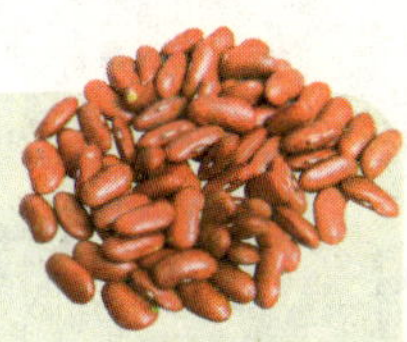

刀豆：益肾、补元气

刀豆具有暖脾胃、下气、益肾、补充元气的作用，适用于腰痛等病。刀豆与诸豆一样不仅有健脾益气之功，治疗气虚诸证，而且还有活血化瘀之功，这是其他豆类所不及的。因此，伴有高血压、血脂异常、血糖异常、动脉硬化者，常食刀豆，大有裨益。

刀豆＋猪瘦肉
可活血化瘀，适用于女子痛经，产后恶露不净，腹痛等

刀豆＋猪肾
可健脾益肾。适用于肾虚遗尿、尿频等

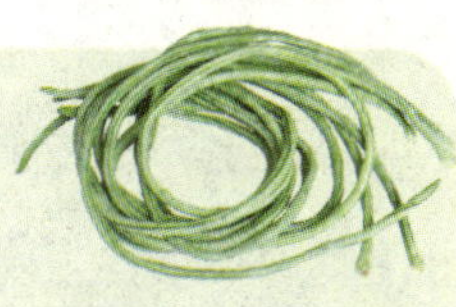

豇豆：健脾补肾护血管

豇豆也就是我们常说的长豆角。中医认为，豇豆具有理中益气、补肾健胃、通利小便的功效。

豇豆＋木耳
降脂减肥，对高血压、高脂血症、糖尿病、心血管病有预防的作用

豇豆＋玉米
对脾胃虚弱、尿频遗精、动脉硬化、冠心病、高脂血症、高血压等有着很好的食疗效果

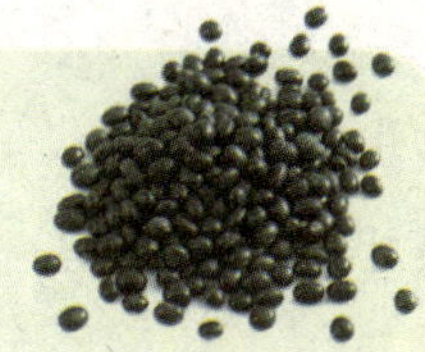

黑豆：降低血液黏稠度

黑豆历来被中医用于治疗肾虚体弱、腰痛膝软、面身浮等症，黑豆还具有抵制胆固醇吸收、控制血糖、降低血液黏稠度等作用。

黑豆＋黑芝麻＋牛奶
黑豆和黑芝麻及牛奶混合在一起，就制成了营养美味的黑豆奶。先把黑豆和芝麻分别炒熟，然后放在食品加工机中粉碎，这样它们的营养成分更容易被人体吸收

养好肾，预防动脉粥样硬化

动脉粥样硬化是一种全身性疾病，其早期仅表现为动脉弹性减退、僵硬度增加等，但此时它所带来的危害已经等同于心血管疾病。因此，预防心脑血管疾病应首先从预防动脉粥样硬化入手。

心脑血管病重在预防

健康的冠状动脉就像一条畅通的河流，源源不断地把新鲜血液输送到心脏，供应心肌营养。然而，高血压、高脂血症、高血糖、肥胖、吸烟、不合理的生活方式和饮食习惯等，会造成血管壁内皮细胞损害，最终形成动脉粥样硬化，使血管管腔越来越窄，引发心绞痛或心肌梗死，甚至猝死。

动脉粥样硬化就像飞机撒种，多发生在冠状动脉，也可发生在脑动脉、颈动脉、肾动脉等部位，这种波及全身的疾病，一旦发生就不可能彻底消灭。因此，想要远离其伤害，最重要的是预防。

动脉粥样硬化容易发生在哪些部位

大脑动脉：会出现记忆力减退、思维能力下降、头晕等，进一步发展，可发生缺血性脑卒中

心脏的冠状动脉：也就是冠心病，可致心律失常、心绞痛、心肌梗死、心源性猝死

肾动脉：可影响肾脏功能，最终导致肾血管性高血压、蛋白尿、尿毒症；同时，周围血管也可能发生硬化，患者初期多表现为间歇性跛行，并伴有患侧肢体怕冷、无力、麻木、刺痛感等，最后甚至因溃疡、坏死而致残

蹲马步可缓解动脉粥样硬化

为了预防和改善动脉粥样硬化，可以练习蹲马步、散步，从而缓解动脉粥样硬化的进展。尤其是中青年男女每天蹲 15 分钟的马步，可以通肾经，不仅使大脑变得更灵活，还能很好地提高性能力。

蹲马步时应挺胸收腹，上身应尽量挺直，屈膝半蹲，眼睛平视前方，两臂前平举，好像双手握重物一样尽力前伸。

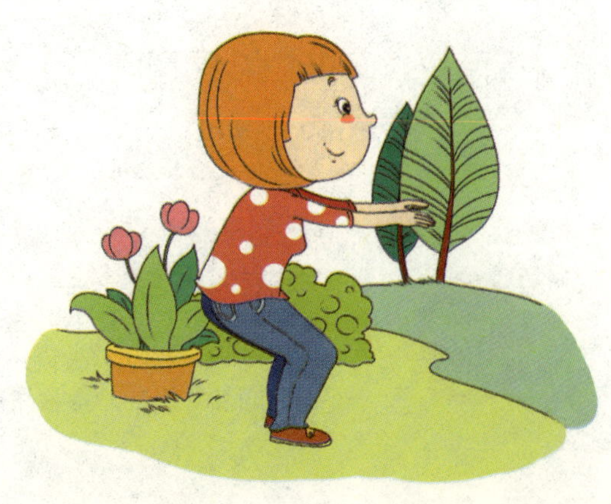

需要提醒的是，下蹲时膝盖不要超过脚尖，以免全身的重量都压在膝盖上。老年人最好不要长时间地练习蹲马步，因为人老以后肾主骨的能力下降，骨骼变得脆弱了，蹲马步屈膝的时候，老年人的膝关节很紧张，所以磨损得非常厉害，容易引起关节病变。

第四章

千年强肾绝学，让骨骼更硬朗

骨骼不老，多活 20 年

肾主骨，保肾气好比往骨库存“钱”

“肾主骨”即肾充养骨骼。在古籍《素问·六节脏象论》中提到：“肾者……其充在骨。”保护好人体的肾气，就好比往骨库里存“钱”。

肾有掌控骨骼生长的功能

如果肾精充足，人的骨质就会得到很好的滋养，骨骼发育就会良好，骨质就致密，骨头就会坚固有力；如果肾精不足，骨骼就会失去滋养。

肾功能失常，骨骼就会受到损伤

小儿肾功能失常，就会造成骨骼发育不良或生长迟缓，骨软无力、囟门迟闭等；成人肾功能失常则表现为腰膝酸软、步履蹒跚，甚至会双脚痿软不能行动；老年人则表现为骨质疏松，容易骨折等。

孩子补肾壮骨，时常按揉手中 3 个补肾穴

对于一些因肾功能失常导致骨骼发育不良的孩子，家长平时可以多帮孩子推拿手上的 3 个穴位：肾经、肾顶、肾纹。长期坚持，可以使孩子更聪明、强壮。

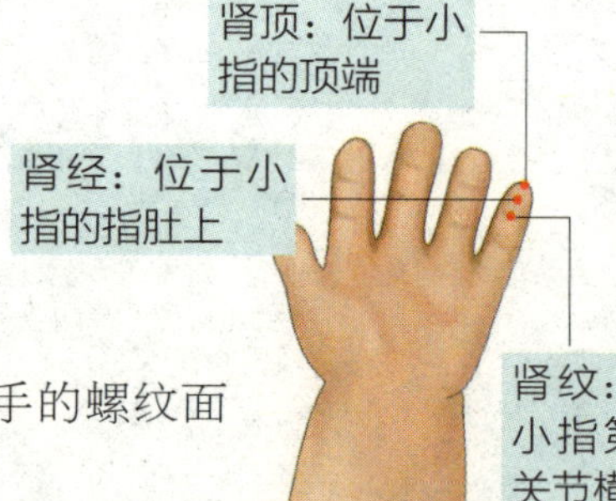

具体操作方法是：

补肾经：用大拇指顺时针方向揉孩子左手的螺纹面 120 次左右。

掐肾顶：大拇指和食指并拢，掐按孩子左手的肾顶穴 3～5 次。

揉肾纹：用大拇指按揉孩子左手的肾纹穴 150～200 次即可。

中老年人预防骨关节提前退化，常喝牛骨汤

中医认为，常吃牛骨有生筋壮骨的功效，对于中老年人肾虚引起的骨质疏松、骨骼老化有很好的养护功效。取 500～600 克牛骨弄碎，放入锅中，放入生姜 5 克，加入一定量的水，慢慢用小火熬煮。出锅前放入适量葱花、食盐调味。

骨质疏松，多是肾虚所致

中医认为，肾主骨，骨质疏松症的病变部位在肾。肾气和骨以及骨髓的生长发育有密切关系，肾虚则不能生髓，骨得不到充分的营养自然会出现骨痛、骨痿、骨折。而且，当人体衰老，肝肾不足时，抵抗力就会下降，风湿就容易入侵，深入筋骨，加重症状。此外，各种疾病后期都会影响到肾，导致肾虚，引起继发性骨质疏松。

症状表现

可表现为腰背腿疼痛、身高变矮，易变成“O”型腿或罗圈腿，驼背，易骨折，胸闷、气短、呼吸功能下降等。

如何调理

- 运动调养

1. 散步。散步能预防骨质疏松，可以每次步行 20 分钟以上。

2. 伸屈。缓慢伸屈活动身体各关节，可根据身体情况活动 3 ~ 5 次不等。

- 生活调养

1. 慎用影响骨代谢的药物，如激素、免疫抑制剂等。

2. 人到老年，应主动去医院做相应检查，老年人骨丢失量加速进行，此时期应每年进行一次骨密度检查。

- 饮食调养

1. 平时应多吃含钙丰富的食物，如海产品、燕麦片、豆腐干、牛奶等。但不要和含高草酸食物（如莴笋、菠菜等）一起食用，因为草酸会阻碍钙的吸收。

2. 多吃蔬菜，特别是深绿色的蔬菜，如芹菜、油麦菜等，对缓解骨质疏松症有很大的好处。

按摩关元穴

取穴原理：具有培补元气，改善全身疲劳的作用。

简易取穴：从肚脐正中央向下量 3 寸的位置即是关元穴。

按摩方法：以关元为圆心，左或右手掌做逆时针及顺时针方向摩动 3~5 分钟，然后随呼吸按压关元穴 3 分钟。

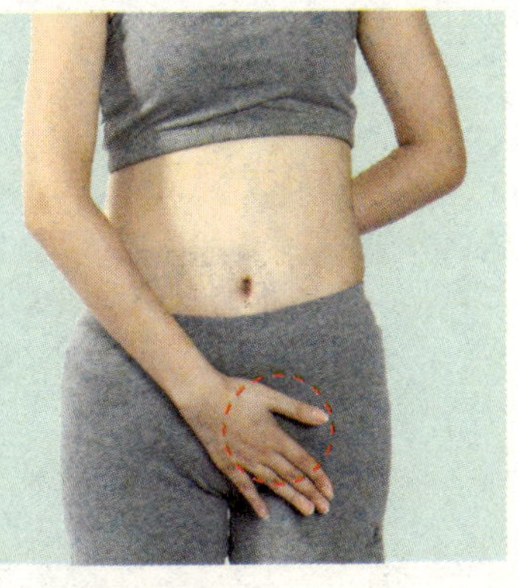

久坐久站伤肾，偷走骨骼健康

现代都市人的劳作方式，多使身体长久保持某一姿势，如久坐、久站等，《黄帝内经》上说："久坐伤肉，久立伤骨"，久坐、久站的危害很大，不仅会造成气血不畅、肌肉松弛、倦怠乏力，还会影响到全身血液循环及骨骼健康，损伤心、肾、脑。

久坐不动易肾虚

现代人有一个很不好的工作模式，即在办公室里一坐就是一上午或一下午，久坐会导致全身的气血经络受阻、代谢物质排泄缓慢，容易出现腰酸、背痛、肢体麻木等症状。再加上整天坐着，长期固定一个姿势容易压迫与肾相表里的膀胱经，使得膀胱经气血不畅，自然就会影响到肾，造成肾虚。

久站伤身

肾脏是生命力的体现，肾主骨，全身的骨骼都由肾脏来掌管，是生命的支撑。中医认为"久站伤骨"，伤骨就是在伤肾。

久坐久站踩踩"缝纫机"

下肢深静脉血栓的主要表现为腿部肿、胀、痛，尤其是有肾病综合征病史的人，更是深静脉血栓的高发人群。

建议久坐久站的人，可以做一些原地的运动，如类似踩缝纫机踏板的小幅度腿部运动，左右腿交替进行，每隔 1 个小时做 1 次。有条件的可适当把腿抬高，并用手拍拍腿部或做简单按摩。还可以站起来伸伸懒腰，起到按摩内脏的作用，增强肝脏与肾脏的活力。

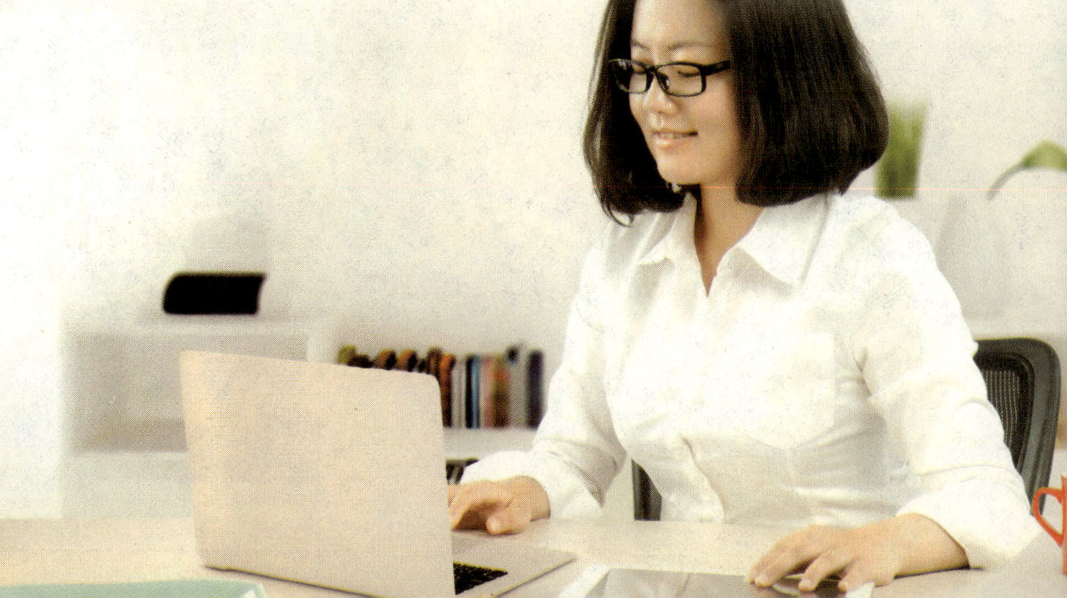

多喝骨髓汤，七十岁之后还能健步如飞

骨为人体的支架，直接影响到人的生命质量。肾藏精，精生髓，髓又养骨，故精、髓决定了骨骼的生长发育与功能，只有精髓充足，骨骼才会强健有力，人体才能健康长寿，所以要补髓。中医认为“髓能养髓”，故而常喝动物的骨髓汤，有养髓之功。无怪于民间有用牛、羊、猪等动物的骨髓熬汤喝，以促进长个儿的习俗。

补髓就等于强肾

中医认为，“肾主骨”“肾主身之骨髓”，所以肾与骨的关系非常密切，骨骼需要骨髓来滋养。

现代医学认为，骨髓汤中高含量的骨胶原，是我们壮骨和抗衰老的宝贝。骨胶原作为胶原蛋白，具有构成人体支架、保证机体正常生理功能的作用。补充足够的骨胶原对保持皮肤和肌肉的弹性、保持青春健美有不错的效果。因此，如果经常喝些骨髓汤，可以延缓人的衰老速度。

骨髓汤的选料

选用羊、牛、猪等动物带有骨髓较多的腔骨（脊椎骨）和大棒骨（腿骨）。羊骨髓：性温，味甘，能补肾强筋骨。对肾虚劳损、腰膝无力怕冷、筋骨挛痛者，最宜食之。

牛骨髓：有润肺、补肾、益髓的作用。适宜肾虚羸瘦、精血亏损者。

猪脊髓：有益阴血、补骨髓的作用。用于骨蒸劳热，消渴，带浊，遗精，软骨等病症。

骨髓汤的做法

将500～1000克骨头砸碎，按1份骨头5份水的比例，开大火烧开后，改用小火熬煮1～2小时（亦可使用高压锅，但是味道稍差），煮到肉与骨头分离（俗称脱骨）即可。在骨汤中加入新鲜蔬菜即可食用。

长个子的孩子这样喝骨髓汤

对于长个子的孩子来说，不可以直接饮用熬制好的骨髓汤。因为汤稠油腻，影响胃口，孩子喝不下多少。最好取骨髓汤适量，兑入等量白水。然后，放入紫菜、香菜、菠菜、黄瓜片等略煮，调成美味的汤后即可食用。为了防止喝“腻”，可以花样翻新，尽量调换样式，使孩子喜欢服用。

晒太阳是千年壮骨方

中国人的养生经已经讲了几千年，许多人寻医问药，渴望得到什么祛病良方、长寿之法，其实都没有，也并不神秘。再好的药，也比不上咱们头顶的这颗太阳。阳光，不仅养形、养肤，而且养神。养形，就是养骨头，这对老人来说很重要。晒太阳有助于人体合成维生素 D，从而促进钙的吸收和利用。

晒头顶补阳气

中医认为“头为诸阳之会”，是所有阳气汇聚的地方。百会穴位于头顶正中（过两耳直上连线中点），是晒太阳的重点。晒头顶不必拘时拘地，可随时进行，平时天气好时，到室外散步，让阳光洒满头顶，可以通畅督脉、养脑益智，壮骨强腰。

晒后背强脊柱

人体腹为阴，背为阳。通过晒后背可以达到疏通气血、调和脏腑、祛寒止痛的目的。据统计，我国 60 岁以上老人多有肩颈、脊柱不适等症状。让背部多晒晒阳光，有助于钙的吸收、合成，预防骨质疏松。晒的时候注意让阳光直射背部，老人在公园锻炼时特意将后背朝向阳光即可。时间长短自己掌握，以舒适为宜。

晒腿脚除寒气

有老寒腿的患者，在夏天可以把腿在阳光下晒一晒，能很好地驱除腿部寒气，还能加速钙质吸收，帮助预防骨质疏松。晒腿的时候要选择天气好的时候，将双腿裸露在阳光下，每次至少晒半个小时。晒时，可配合按摩小腿部位的足三里穴（小腿前外侧，膝盖下方四横指部位），对抗衰老、延年益寿大有好处。

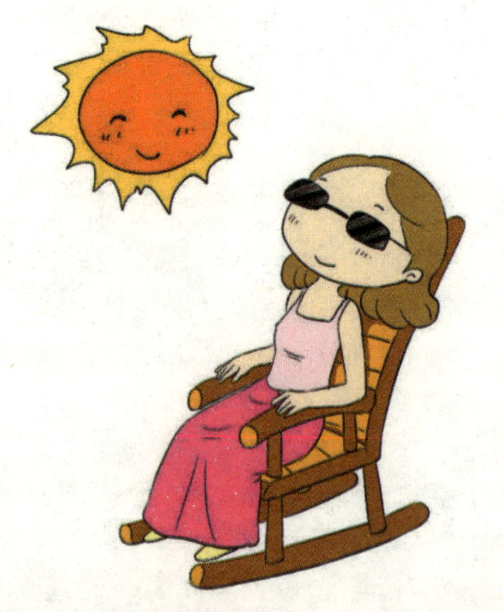

晒太阳时要注意摘掉帽子和手套，尽量将皮肤暴露在外

老人预防骨折关键要补肾

老年人由于身体各个部位逐渐老化，很容易发生骨折。骨折后的老年人如果能正确进补，对身体康复具有积极的作用，可以明显地缩短康复期。

骨折后1～2周的进补

此时患者的骨折部位会出现瘀血肿胀、经络不通等情况，应活血化瘀、行气消散。另外，患者骨折部位的疼痛较重、食欲及胃肠功能均有所降低，因此饮食宜清淡开胃，以易消化、易吸收的食物为主，如可多吃些蔬菜、蛋类、豆制品、鱼虾、瘦肉、水果等。烹饪方法应以清蒸、炖煮为主。注意，猪骨黄豆汤属于肥腻滋补之品，所含脂肪较多，不易消化吸收，所以此阶段最好不要食用。

补精膏：取牛骨髓、炒核桃仁、杏仁泥各120克，山药250克，蜂蜜500克。将炒核桃仁、杏仁泥、山药一同捣成膏状，将蜂蜜炼熟。在砂锅内放入适量的清水并煮沸，将所有原料放入砂锅内熬成膏状，放凉后装入玻璃瓶内备用。每日空腹服用，每次服1匙，用开水冲服。

骨折后2～4周的进补

此时患者骨折所引起的疼痛已缓解，受伤部位瘀血肿胀的情况基本好转，食欲及胃肠功能均有所恢复。这时饮食应由清淡转为适当的高营养，以满足骨痂生长的需要。这个时期患者可食用一些骨头汤、田七煲鸡、牛肉、鱼虾以及动物肝脏之类的食品，对骨头有利。如果老人怕消化不了，还可以吃牛肉松，或用鱼虾肉剁馅包饺子、包子吃。还可适当地多吃一些青椒、番茄、萝卜、西蓝花等富含维生素C的蔬菜，以促进骨痂的生长和伤口的愈合。

当归续断排骨汤：取当归、续断各10克，骨碎补15克，新鲜猪排或牛排250克，将所有材料一同放入锅中炖煮1个小时即可食用。可食肉喝汤，应连服2周。续断可续筋骨，调血脉；骨碎补可补肾接骨，行血止血。

骨折5周以后的进补

此时患者骨折部位的瘀肿已基本被吸收，开始有骨痂生长，且骨痂已向骨组织转化。患者的胃口大开，可食用任何高营养的食物及富含钙、磷、铁等矿物质的食物。此期的食谱可列入老母鸡汤、猪骨汤、羊骨汤、鹿筋汤、炖水鱼等，能饮酒者还可适当地饮用杜仲骨碎补酒、鸡血藤酒、虎骨木瓜酒等药酒。

枸杞桃仁鸡丁：取嫩鸡肉500克，枸杞30克，核桃仁150克，调料适量。将鸡肉洗净后切成肉丁，加入适当的调料腌制入味。油锅烧热，加入鸡肉丁翻炒，加水以中火稍焖3分钟，最后将核桃仁和枸杞倒入锅中，炒匀后即可食用。

要想膝关节不老，重在补肝养肾

保护膝关节应从中年做起。人在 40 岁以后，肌力明显下降，与膝关节有关的肌肉力量自然会减弱。所以平时在工作中应该注意经常变化体位，不要一个姿势工作时间太长。适当地做些下蹲、起立、慢跑、蹬自行车等运动，使膝关节得到充分的伸屈、旋转，这样既锻炼腿部的肌肉力量，也可以改善关节局部的血液循环。

要重视日常保暖

由于膝关节缺少肌肉、脂肪的保护，得不到足够的热量供应，因而温度较其他部位低，所以平时不要坐卧于阴冷潮湿的地方。很多年轻人觉得自己年轻火力壮，夏天大汗后猛吹空调，冬天也不加厚衣服，爱美的女士甚至穿短裙，这都会导致关节受凉，更是为自己的健康埋下了祸根。

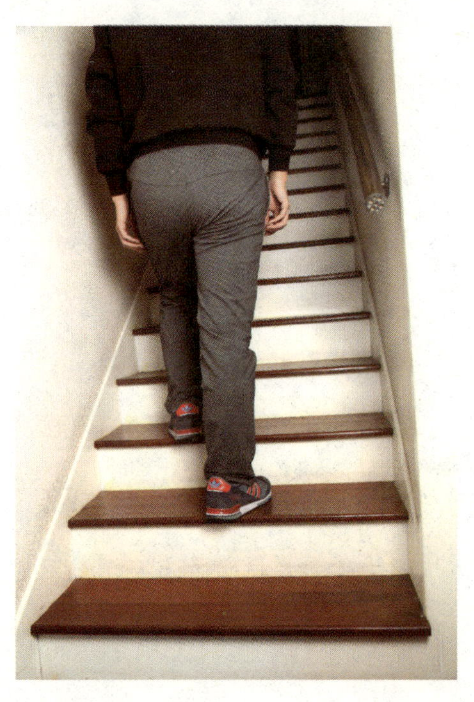

选择正确的锻炼方式

爬山、爬楼梯锻炼时，膝盖弯曲，承受平时正常站立时重 4～6 倍的重量，同时会让骨关节承受着重压。而且这是一个多次重复的过程，膝关节在这个过程中运动次数增加，关节磨损概率增加。中老年人最好别选择爬山、爬楼梯的锻炼方式。

随着年龄增长，老年人膝关节产生退行性变化，因此锻炼一定要适度，应符合中老年人的生理特点。有膝关节问题的老年人尽量不要练习下蹲，如果必须下蹲，应注意速度，并尽量用手来支撑。

游泳有利于膝关节健康，因为游泳时人体和地面基本平行，各个关节都很放松，是在不负重情况下的关节、肌肉活动，并且对心肺功能的提高也有好处。

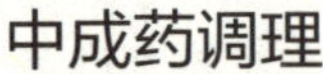

中成药调理

中医认为“诸筋皆属于节”“膝为筋之府”“肝主筋，肾主骨”，说明膝病与筋脉、肝肾密切相关，补肝养肾非常重要。例如四妙散加味可以清热利湿、消肿止痛；黄芪桂枝五物汤加味可以祛风散寒、通络止痛；桃红四物汤加味可以活血化瘀、理气止痛。

腿有劲才能寿命长

常言道：树老根先枯，人老腿先衰。衰老后，腿部和大脑间指令的准确性和传导速度都有所下降，不像年轻时那么默契。中医科学院研究所裴卉博士解释说，从出生到离世，腿每时每刻都在工作，如果不注意保护，自然就“年久失修”了。

“人老腿不老”的 7 个绝招

干洗腿	方法：用双手紧抱一侧大腿，稍用力从大腿向下按摩，一直到足踝，然后再从踝部按摩至大腿根，用同样的方法按摩另一条腿，重复 10~20 遍 功效：可使关节灵活、腿肌与步行能力增强，预防下肢静脉曲张、水肿及肌肉萎缩等
揉腿肚	方法：用两手掌夹住腿肚，旋转揉动，每侧揉动 20～30 次为 1 节，共做 6 节 功效：疏通血脉，增强腿的力量
甩小腿	方法：一手扶墙或扶树，先向前甩小腿，使脚尖向前、向上跷起，然后向后甩动，甩 80～100 次为宜 功效：此法可预防下肢萎缩、软弱无力或麻木、小腿抽筋等病症
揉双膝	方法：两足平行并拢，屈膝微下蹲，双手放在膝盖上，顺时针方向揉动数十次，然后逆时针方向揉动数十次 功效：此法能疏通血脉，治下肢无力、膝关节疼痛
扳足趾	方法：端坐，两腿伸直，低头，身体向前弯，用双手扳足趾 20～30 次 功效：此法能强腰腿、增脚力
搓脚心	方法：双手掌搓热，然后用手掌搓脚心，各 100 次 功效：此法具有降虚火、舒肝明目之功效，可以防治高血压、眩晕、耳鸣、失眠等病症
暖双足	方法：暖足就是要经常保持双足温暖，每晚用热水泡脚 功效：能使全身血脉流通

解密身子骨硬朗的终极法门

叩齿咽津，固肾强骨的不传之秘

古语云：“百物养生，莫先固齿。”中医认为，“肾主齿”“肾虚则齿豁，肾固则齿坚”，牙齿松动与肾气虚衰以及气血不足有关。年老时，人的肾精衰弱，牙齿就会早早脱落。所以，古代养生家历来十分重视叩齿养生，叩齿后还要咽津，以达到强肾抗衰的效果。

叩齿的方法

民谚说“朝暮叩齿三百六，七老八十牙不落”。每天早晨上下牙齿反复相互咬叩60～360次，不仅能强健牙齿，对身体其他器官也有很好的锻炼。中医认为，肾生骨髓，肾气实则齿更发长。经常叩齿，能使经络畅通、强肾固精，起到预防牙周病和龋齿的作用。人们为什么说牙好胃口就好呢？因为上齿属胃经脉络，健康的牙齿有助于脾胃的运化，可以促进消化。所以，三餐之后叩齿还能增强胃肠功能，帮助消化。而且坚持每天叩齿还可以促进面部血液循环，增加大脑的血液供应，使皱纹减少，起到延缓衰老的作用。

注意，叩击时，要稍用力使“嘚嘚”有声，速度不宜过快，避免咬伤颊黏膜和舌部；力量不宜太大，以不致引起疼痛不适为度。此外，有人强调按不同牙齿分别进行叩击，先叩击臼齿（大牙），然后再叩击门牙、犬牙各数十次，因为这样可以使不同平面上的每个牙齿都能叩到。这种讲法是有道理的。

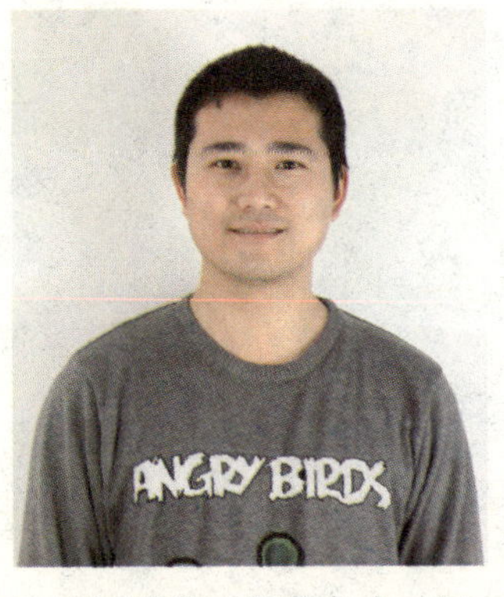

1. 双唇紧闭，摒除杂念，保持心神宁静，上、下牙相叩。叩齿次数因人而异。

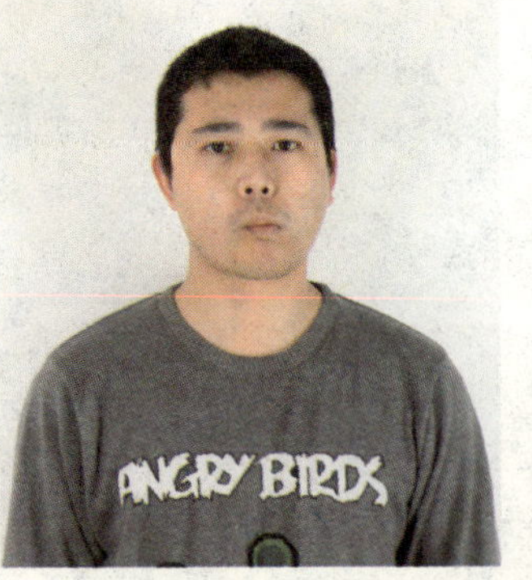

2. 叩击结束后，用舌在口腔内搅动，用力要柔和自然，先上后下，先内后外，搅动36次。叩齿完后，用舌沿上下牙齿内外侧转搅一圈，将口水慢慢咽下。

卯时叩齿最好

十二时辰养生法中提到：“卯时（上午5～7点），晨光初放即披衣起床，叩齿300次，转动两肩，活动筋骨。”可见，古人对时辰养生是非常重视的。卯时指早晨5点～7点天亮时，这是大肠经当令的时段。这个时候我们应该排便，把垃圾毒素排出来。但是在排便之前，大家醒来后首先在床上叩齿，这样做有两个好处：其一，收到精盈、气足、神全之效果。有的人早上起不来，或者起来了脑袋还是昏昏沉沉的，叩齿可以醒脑明神，加快觉醒，让人神清气爽；其二，下齿属大肠经脉络，叩齿可以促进大肠通降，排毒养颜。大肠通了，大便也就通了。

咽津好处多

中医学认为，唾液能“润五官、悦肌肤、固牙齿、强筋骨、通气血、延寿命”。《寿亲养老新书》上说：“唾津液，养脏气。”后来，明代医学家李时珍、李中梓都对津液的重要性有过专门论述，肯定了津液促进消化吸收，灌溉五脏六腑，润泽肢节毛发，滑利关节孔窍的重要作用。

现代医学也表明，唾液中包含了血浆中的各种成分以及十多种酶和近十种维生素、多种矿物质以及有机酸和激素。唾液中还有一种唾液腺激素，能刺激人体的造血机能，延缓身体各个组织器官的衰老，预防老年性疾病，有利于人的健康长寿。唾液中还有一种过氧化物酶，可以抑制致癌物质的毒性。唾液还具有消炎、解毒、助消化及润肌减肥等多项功能。

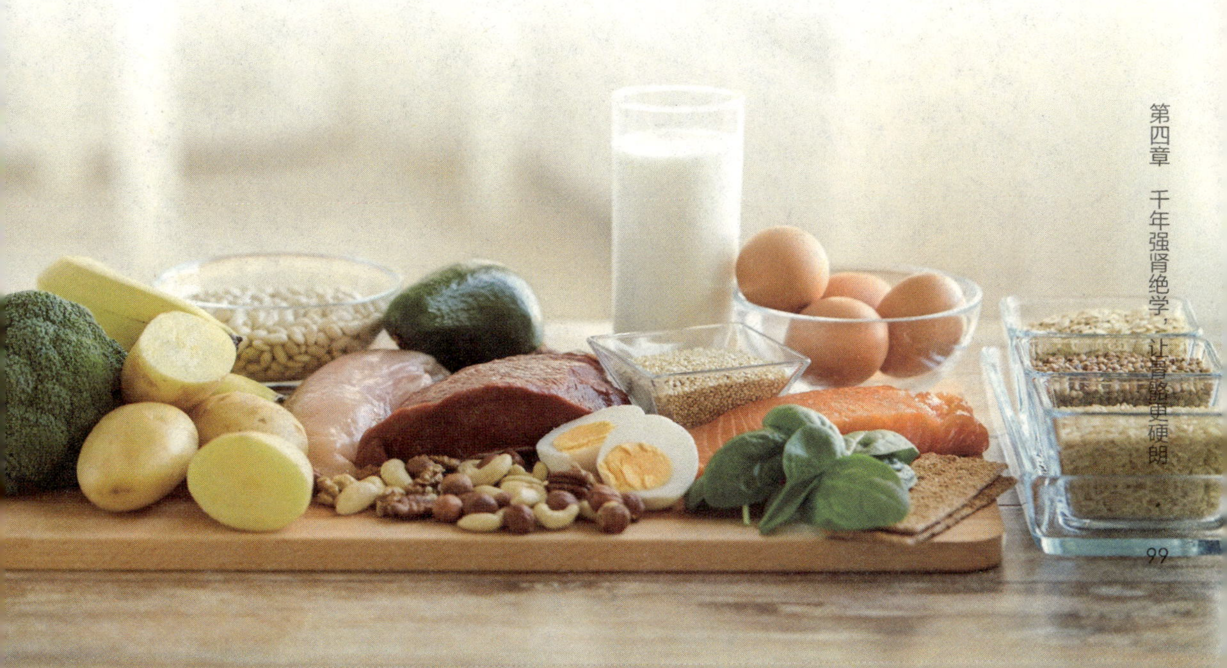

颈椎不僵硬，远离头痛、失眠

颈椎处在人体脊柱最上端，被包裹在脖子里面。它由 7 块椎骨组成，作为居于人体最要害部位的器官，里面有密集的血管、神经、脊髓通过。对上，颈椎不仅顶起人体生命的蓝天，还要源源不断地输送营养能量供给大脑，保证其正常运转；对下，则要及时传达大脑的各项政令和任务。颈椎的结构比腰椎、胸椎等部位都要脆弱，却是承担着重大职责的器官。

因此，人们必须要爱护颈椎，千万不要掉以轻心。否则，颈椎会给身体带来太多的不良影响和各种疾病。小则肩颈酸痛、头晕头痛、落枕、失眠、手指麻木；大则身体半边麻痹、眩晕、中风、猝死等。受牵连的部位很多，上至头颅，下至腿足，浅至皮肤，深至内脏，都会深受其害。

如何让颈椎不僵硬

NO.1

床铺的选择，应以木板床加厚垫或较硬的弹簧床为最佳选择，这对于维持脊柱的生理弯曲度，减轻腰、背、颈部酸痛有帮助

NO.2

选择适合自己的枕头，不宜过高或过低，以保证人体在睡眠时颈部的生理弧度不变

NO.3

保持良好的睡姿，侧睡及仰卧对颈椎比较有利，能使全身肌肉得到放松，缓解疲劳和压力引起的紧张状态，有利于减轻头痛

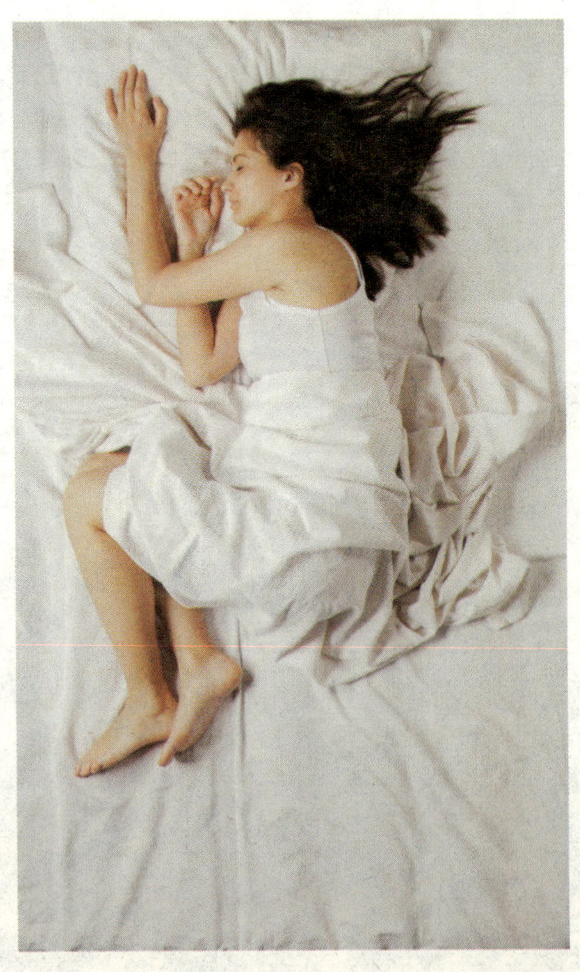

NO.4

在坐姿上尽可能保持自然的端坐位，头部略微前倾，使头、颈、胸保持正常的生理曲线

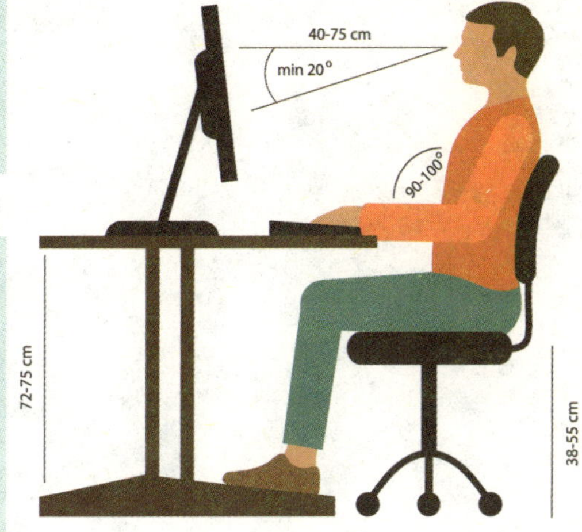

NO.5

工作或学习 1~2 个小时后，必须有目的地让头部向左右转动数次，然后站起身来，走到室外活动四肢，松弛筋骨，缓解疲劳和分散注意力，以此达到精力充沛、头脑清醒的目的

NO.6

早晚宜进行颈部功能锻炼，以改善局部血液循环和防止颈部僵硬而引发头痛、头晕等症状。常用的颈部运动保健操有前屈后伸、左右侧屈、左右旋转、左右环转等

NO.7

选择适合自己的锻炼项目，加强室外运动，使人体四肢等器官处于疲劳状态，容易入睡。我们知道，从事体力劳动的工人、农民和摸爬滚打的解放军战士，一天劳累下来，只要躺到床上，大部分人很快睡着。这是因为，身体疲劳，可使皮质的神经细胞机能减少兴奋性

定制“睡眠晚餐”

尽量保证入睡时肠胃完成消化任务。晚餐最好在睡前3小时吃完，一般情况不宜吃得太晚。晚餐少吃或不吃辛辣、油腻和含有大量B族维生素的海鲜，因为这种海鲜具有提神醒脑的功效，应多吃含有丰富碳水化合物的五谷杂粮。平时还要多吃核桃、山芋肉、黑芝麻等补肾的食物，以及能舒筋活络、对于颈椎病有预防作用的木瓜和当归等药食。

督脉一畅通，肾阳自然足

督脉运行于人体后背，取其在背后监督的意思。它与任脉、冲脉同出于会阴，从尾骨的长强沿着脊柱内上行，也就是沿着脊梁骨向上走，在脑后的风府穴处进入脑内。督脉总管一身的阳气，督脉畅通了，肾之阳气自然充足。

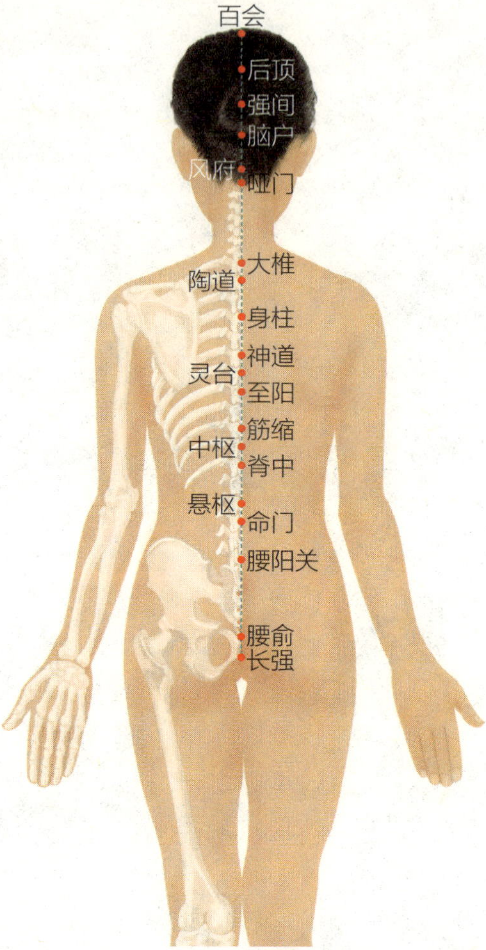

督脉，主一身之阳

督脉是诸阳之会，人体阳气借此宣发，是元气的通道。为什么总说“挺直你的脊梁”？就是因为那里最展现人的精气神，所以，打通督脉，可以祛除许多疾病。国外医学界专有整脊医学的分支，治疗效果极为显著，其实就是调整督脉。增强督脉的气血供应，就能激发肾脏的先天之气。

那怎么打通膀胱经和督脉呢？其实很简单，方法很多，捏脊法、刮痧法、拔罐法、敲臀法都可以用，还可用掌根从颈椎一直揉到尾骨，肉太厚的话也可用肘部来揉。

百会
后顶
强间
脑户
风府
哑门
大椎
陶道
身柱
神道
灵台
至阳
筋缩
中枢
脊中
悬枢
命门
腰阳关
腰俞
长强

一吸一提任督通

在清代《李真人长生一十六字妙诀》一文中提到打通任督二脉的功法，其十六字妙诀为：“一吸便提，气气归脐；一提便咽，水火相见。”做功法前，口中先漱津三五次，用舌头搅动上下腭，则会满口生津，津液慢慢咽下，汩然有声。咽完后用鼻子吸清气一口，以意念之态静静地使清气直送至脐下的丹田、气海处，略有贮存感，为之“一吸”。

接着下腹部如忍便状，用意念提起，向上归于脐之深处，连及夹脊、双关，如此一路上提，直至脑后风府穴，再入头顶之百会穴处，这种向上提的功法，为一呼。一呼一吸，谓之一息。

当内气已上至颠顶，亦如前面一样汩然有声咽下，气向下行的时候，也要如吞咽状，鼻吸清气，送至丹田，略有所存，又从下部如前次一样轻轻上提，这样就是一个循环。可以作三五次，也可以作二十余次，也可以作几次停一停再作。所谓“气气归脐，寿与天齐”，就是指这种功法。

骨盆养得好，心肾不烦幸福到

保持重心的方式、姿势等长年积累下来的各种小毛病和生活习惯在每个人身上呈现各种不同的问题，造成骨盆产生不同程度的“松垮”和“歪斜”。如何提高骨盆的灵敏度，让身体变得放松、舒服，这对延缓一个人的衰老，提振精气神尤为重要。

骨盆运动，让女人更有风韵

骨盆是最能表现女人身体活动方式特点的地方。从生理解剖学来看，女性的骨盆腔内“驻守”着泌尿、生殖等器官，包括子宫、输卵管、卵巢、阴道、膀胱、尿道、直肠和肛门。骨盆最下方的阴道、尿道和肛门承受着相当的压力，因此都有较强的括约肌，这些肌肉都和骨盆紧密相连。

女性经过一段时间的骨盆运动锻炼，如甩呼啦圈，跳迪斯科、伦巴舞和腰胯部健美操，可有效地提高局部机能，还可使胯部丰满、腰部纤细柔韧起来，展现迷人的风韵。

骨盆运动操

有意识地对盆底肌肉进行自主性收缩和放松，有助于恢复衰弱、松弛的盆底肌。

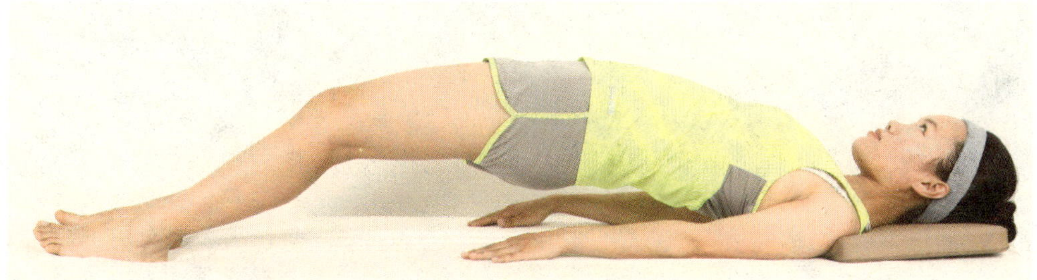

1. 仰卧，屈膝，双脚自然踩在床上，两臂放在身体两侧。深吸气，同时抬高臀部，使背部离开床，然后慢慢呼气放下臀部，回归原位。每天做 150 ~ 200 次。

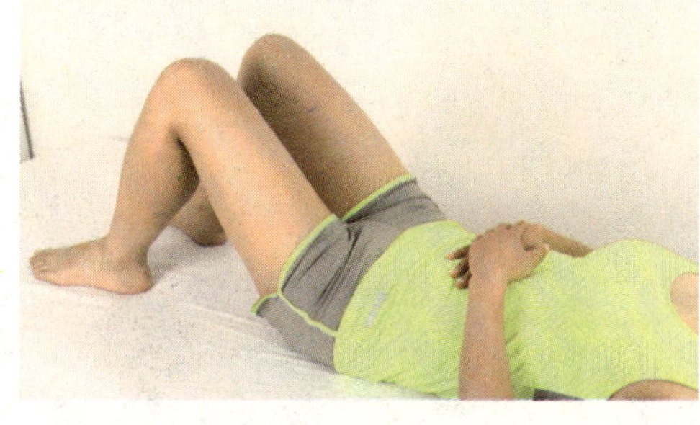

2. 仰卧，双腿屈膝，自然分开，双脚自然平放在床上，两臂放在身体两侧。

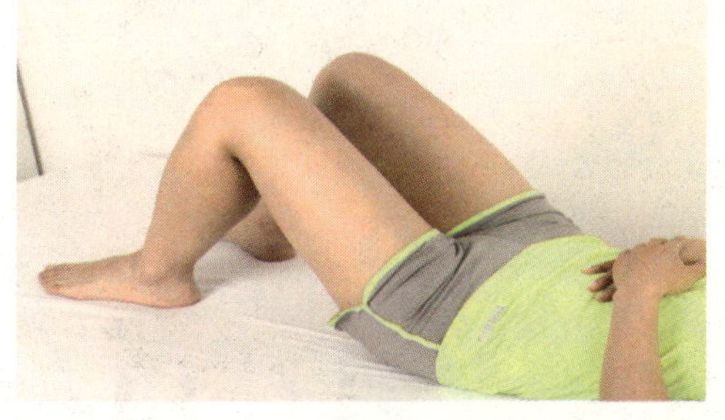

3. 双腿用力合拢，同时收缩肛门，保持 3 秒钟，分开双腿并放松肛门。连续做 15 ~ 30 分钟，每天 2 ~ 3 次。

荡腿捋小腿，利胆益肾又强腰

事实上，双腿就像人体的承重墙，不仅支撑着全身的重量和压力，还要承担行走、跑、跳等运动功能。现代医学研究表明，人一生中 70% 的活动和能量消耗都由腿部完成。此外，双腿还是身体的交通枢纽，它们流淌着全身近一半的血液，与身体重大器官都有联系。只有双腿健康，下肢经络畅通，气血才能顺利送往各个器官。因此，有科学家认为，从双腿的走路情况便可判断一个人的健康状况。老人每次走的距离越长，速度越快，走得越轻松，那么寿命就越长。

在排除了器质性病变的情况下，中老年人出现腰酸、胀、痛，腿无力等症状，很有可能是肾虚的"信号"。即便是久坐的上班族，也会经常出现腰酸背痛的情况，遇到这种情况，其实，可以通过一个很简单的动作来解决——荡腿。

荡腿的做法

端坐，两脚自然下垂，先缓缓左右转动身体 3～5 次，然后两脚悬空，前后摆动十多次，可根据个人体力情况，酌情增减次数。

做这一动作时，全身要放松，动作要自然、和缓。特别是摆动两腿时，身体不可僵硬，要自由摆动。转动身体时，躯干要保持正直，不宜前后俯仰。此动作可以活动腰、膝，具有益肾强腰的功效。

捋小腿的做法

做完荡腿，再捋小腿，强肾的作用更强。小腿两侧的经络非常重要，内侧为脾、肾、肝的经络，外侧为足阳明胃经，捋小腿对身体的各个脏器都有好处。

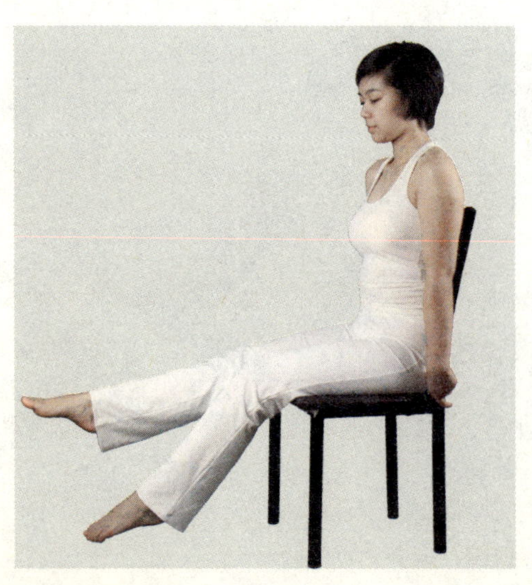

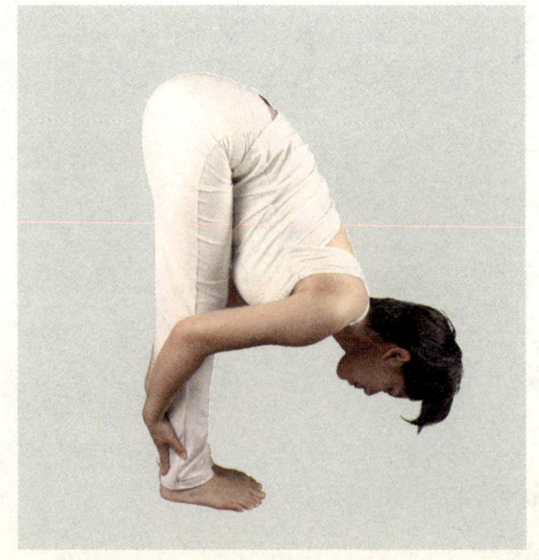

踮脚走路，通畅足三阴经

中医认为，肾为“先天之本”，与骨骼、牙齿、耳朵关系密切，因此，人肾气衰退主要表现为双腿乏力、牙齿松动、听力减退等。有这些症状的老人，不妨尝试踮脚走路，能增强心肺功能，改善血液循环，还能改善体内自主神经的操控状态，有助于缓解压力和解除忧虑，使大脑变得更加清晰、活跃。最重要的是，踮脚走路能护肾。踮脚走路时，前脚掌内侧、足大拇指起支撑作用，而足少阴肾经、足厥阴肝经和足太阴脾经经过此处。因此，踮脚走路可以按摩足三阴，通过足少阴肾经温补肾阳。

踮脚走路法

功效：温补肾阳，改善血液循环。

行走时，身体处于放松状态，呼吸要有节奏。

1. 选择一段干燥的平地，穿一双软底运动鞋、平底鞋或防滑鞋。

2. 背部挺直，前胸展开，尽量提臀，足跟提起，用前脚掌走路，行走百步。

踮脚小便法：

1. 男性小便时，提起脚后跟，踮起脚尖，10 个脚趾用力抓地，两脚并拢，提肛收腹，肩向下沉。一天 5～6 次，连续 1～6 个月。

2. 女性小便时，在坐蹲的同时，将第一脚趾和第二脚趾用力着地，踮一踮，抖一抖。一天 5～6 次，连续 1～6 个月。

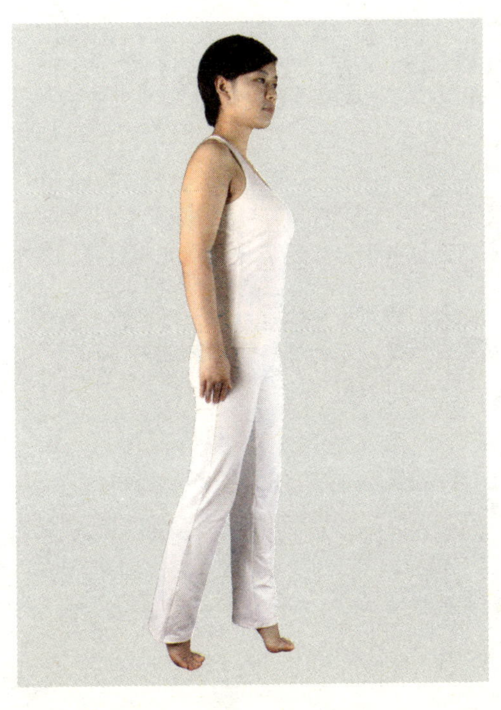

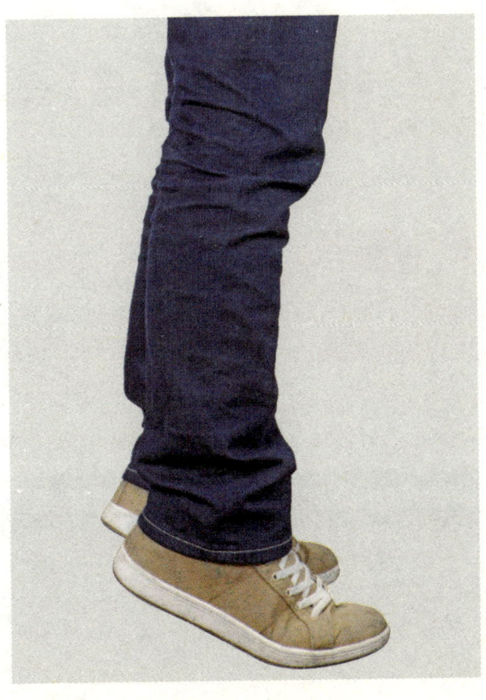

只有肾好，才能腰好腿好精神好

腰为肾之府

中医认为“腰为肾之府”，肾的位置在腰部，腰部是肾的精气所覆盖的区域。肾精充足，腰脊就强壮有力；肾精不足，腰脊就容易受到伤害。肾阳是一身阳气之本，相当于身体里的小太阳，如果肾阳虚衰，腰部经脉缺少这个小太阳的温煦、濡养，腰部就会出现冷痛。肾阴是一身阴液之本，相当于身体里的水源地，肾阴虚衰、腰部经脉失于濡养，会导致腰膝酸软。

“腰为肾之府”直接点出了腰和肾的密切关系。从解剖上讲，两肾位于腰部，左右各一个，故有“腰为肾之府”之说。肾精不足时，府邸供养不足，会出现腰痛等提示，一定要当回事。

肾虚导致的腰痛有两种

肾虚寒湿型腰痛

以腰部冷痛为主，伴有腰部转动不便，躺着不动疼痛也不能减轻，阴雨天疼痛加重。这种腰痛，调治宜补肾散寒，温通经络。平时可以多吃些生姜、茴香、羊肉等食物；夜晚 7～9 点泡脚也可以升发阳气，散寒通络。

肾气阴虚型腰痛

腰痛而酸软，患者往往喜欢按揉疼痛处，足膝无力，如果劳累，腰痛症状就会更明显。调治这种腰痛，当以滋肾益气、缓急止痛为主。平时可以多吃些黑芝麻、山药、银耳、猪肾等食物；不熬夜（夜晚 11 点前入睡）、平时多做腰部按摩，可防治肾气阴虚型腰痛。

肉桂生姜汤泡脚：补肾散寒治腰痛

取肉桂40克，吴茱萸80克，生姜120克，葱白40克，花椒60克。所有材料用纱布裹好水煮10分钟，待水温下降至40℃左右，泡足30分钟，每日1次。可温肾祛寒，调理腰痛、腿膝无力等症状。

要想不老，常搓腰眼

腰眼穴位于腰部第 4 腰椎棘突左右 3~4 寸的凹陷处。中医认为，腰眼穴位于“带脉”（环绕腰部的经脉）之中，为肾脏所在部位。搓腰眼是一种中医按摩方法，不管你是肾阴虚还是肾阳虚，用此法都可取得良效。此功法来自《内功图说·分行外功诀》“两手擦热，以鼻吸清气，徐徐从鼻放出，用两热手擦精门（即背下腰软处）”。

肾喜温恶寒，常按摩腰眼处，能温煦肾阳、畅达气血。用掌搓腰眼，不仅可以疏通带脉和强壮腰脊，还能起到固精益肾和延年益寿的作用。

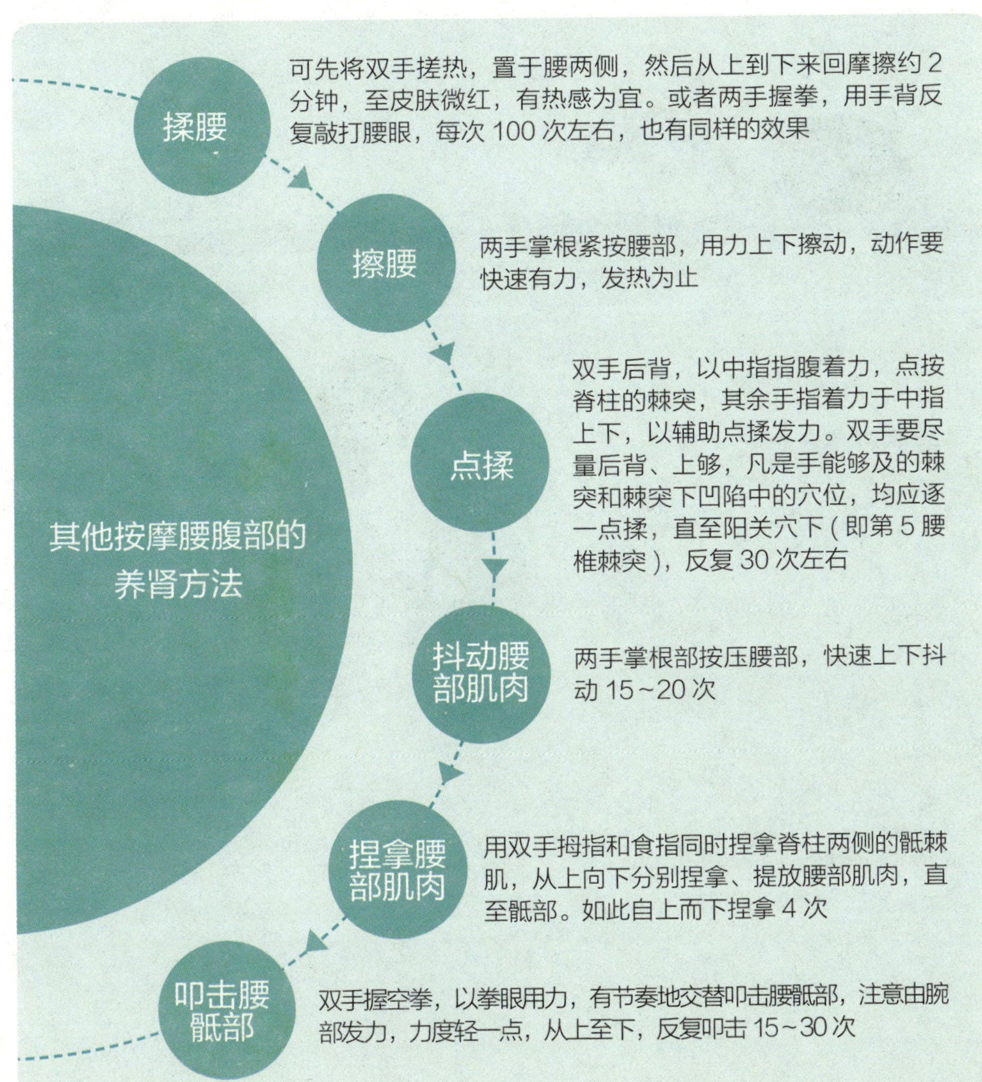

肾怕寒，护腰第一要暖腰

腰部是藏肾的地方，肾阳是生命的火种，肾阳虚了，火力减少了，腰以下就会发凉。寒冷季节，要切实注意腰部的保暖，以免风寒侵袭；在盛夏季节，不可贪凉露宿，以保证肾脏有良好的血液循环，有良好的功能。

最常用的护腰方法

掌压腰骶部：俯卧位，双掌重叠压在腰部痛处，一呼一吸为 1 次，做 10～15 次。

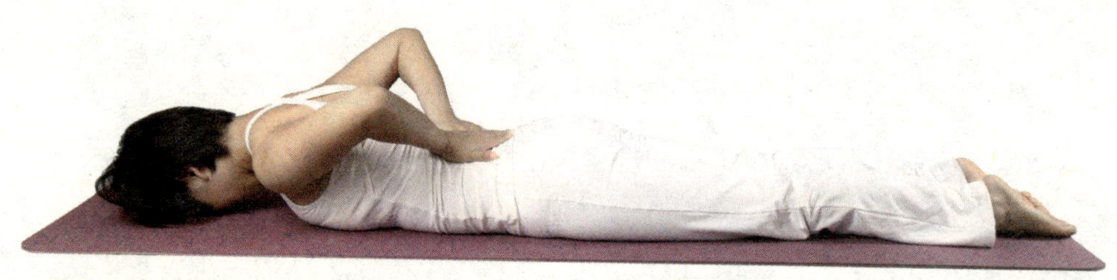

揉摩腰背：晨起或睡前或工间，以双手掌上下揉按摩擦腰背肌肉 50～100 次，同时扭动腰部。

揉散筋结：用拇指指腹仔细在腰骶部触摸，如发现有压痛的硬结时，则以指腹压其上，揉压 2~3 分钟。上述方法每天可多次进行，均有舒筋活络、促进局部血液循环、改善腰痛的作用。

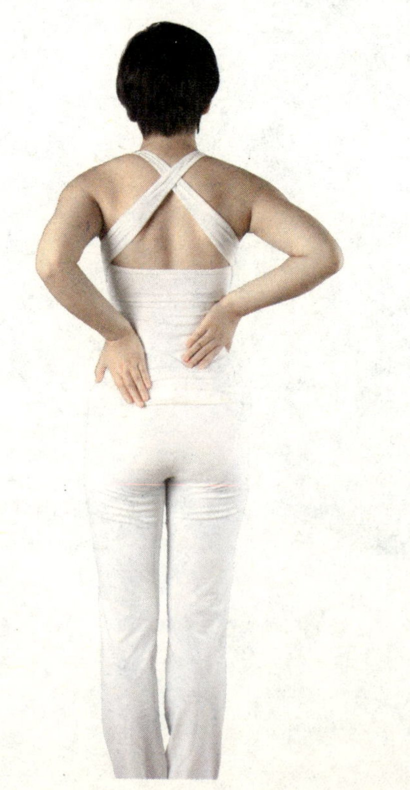

肾虚腰痛，药补不如食补

肾虚腰痛是中老年人的常见病症，多表现为腰痛、全身酸软、伴腰膝乏力，遇劳更甚，常反复发作。中医认为“腰为肾之府”，大多数慢性腰痛患者都与肾虚有关，由于肾虚，寒湿之邪亦乘隙而入，痹阻经络，以致气血运行失调而引起腰痛。肾虚腰痛多由先天禀赋不足，加之劳累太过，或久病体虚，或年老体衰，或房室不节，以致肾精亏损，无以濡养腰府筋脉而致。

对症下药

女性最常见的是由肾阳虚引起的腰痛，表现为腰部冷痛、腰膝酸软无力。治当偏阳虚者，宜温补肾阳；偏阴虚者，宜滋补肾阴。药用偏阳虚者，以右归丸为主方温养命门之火；偏阴虚者，以左归丸为主方滋补肾阴；如腰痛日久不愈，无明显的阴阳偏虚，可服用青娥丸补肾以治腰痛。

食补方

杜仲核桃猪腰汤

材料 猪腰1对，杜仲、核桃仁各30克。

调料 味精、胡椒粉、盐、香油各适量。

做法

❶ 猪腰洗净，从中间剖开，去掉脂膜，切成片。

❷ 将猪腰片和杜仲、核桃仁一起放入砂锅内，加入适量水，大火烧开，转小火炖煮至熟，加调料即可。

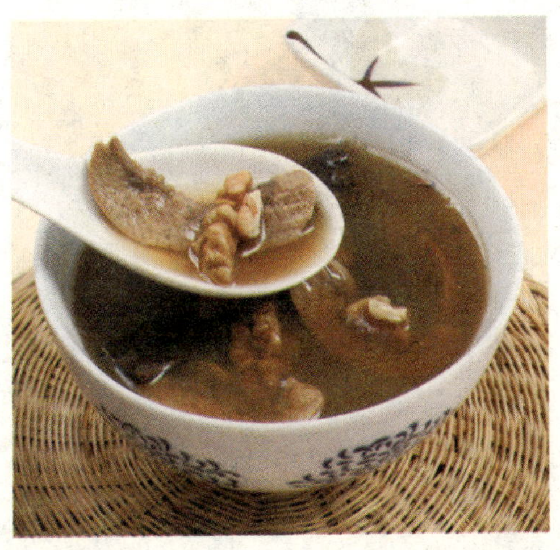

预防腰痛

一要避免寒湿、湿热的侵袭，改善阴冷潮湿的生活、工作环境，不可坐卧湿地，更不能冒雨涉水。劳作汗出后应及时擦拭身体，更换衣服，或饮姜汤水驱散风寒

二要注重腰部保养，腰部用力应适当，不可强力举重，不可负重久行，坐、卧、行走应保持正确姿势。若需作腰部用力或弯曲的工作时，应定时做松弛腰部肌肉的体操

三要注意避免跌、仆、闪、挫

四要劳逸适度，节制房事，勿使肾精亏损，肾阳虚败

五是体虚者可适当食用、服用具有补肾的食物和药物

六床垫厚度要适中，腰部有一个生理曲度，床垫可适当加厚，中度硬度即可，从而让腰肌充分休息

七不要穿太高跟的鞋，否则容易增加腰部的劳累感，长期站立、行走者应尽量少穿高跟鞋

闲时常按肾俞穴，强壮腰肾

长期从事脑力劳动的人好静不好动，易致人体阴气过盛，阳气相对不足，会产生乏力、疲劳、健忘以及睡眠不好等症状。每天不妨按摩肾俞穴 3～5 分钟，便可以缓解疲劳，很适合从事脑力劳动的人。

“人老腿先老”，中老年人多见腰腿痛，其实是肾气衰微，坚持按摩或击打肾俞穴，可以增加肾脏的血流量，有直接补肾的功效。肾气足了，自然腰背不弯，腰腿不痛了。

按摩的具体方法

肾俞穴位于第 2 腰椎棘突两侧旁开 1.5 寸处。刺激该穴的方法为：首先，放松站立，双脚与肩同宽。两臂平举，缓缓抬起至头顶上方，掌心朝上，向上做托举状。稍作停顿后，两腿绷直，以腰为轴，身体前俯，双手顺势去够脚尖，稍作停顿。最后，两手握空拳，击打两侧的肾俞穴，共 30 下。然后身体缓缓直起，两臂伸直，下落于体侧。这样算 1 组，每天重复 8 次。

或者每日临睡前，坐于床边垂足解衣，闭气，舌抵上腭，目视头顶，两手摩擦双肾俞穴，每次 10～15 分钟。

亦或每日散步时，双手握空拳，边走边击打双肾俞穴，每次击打 30～50 次。

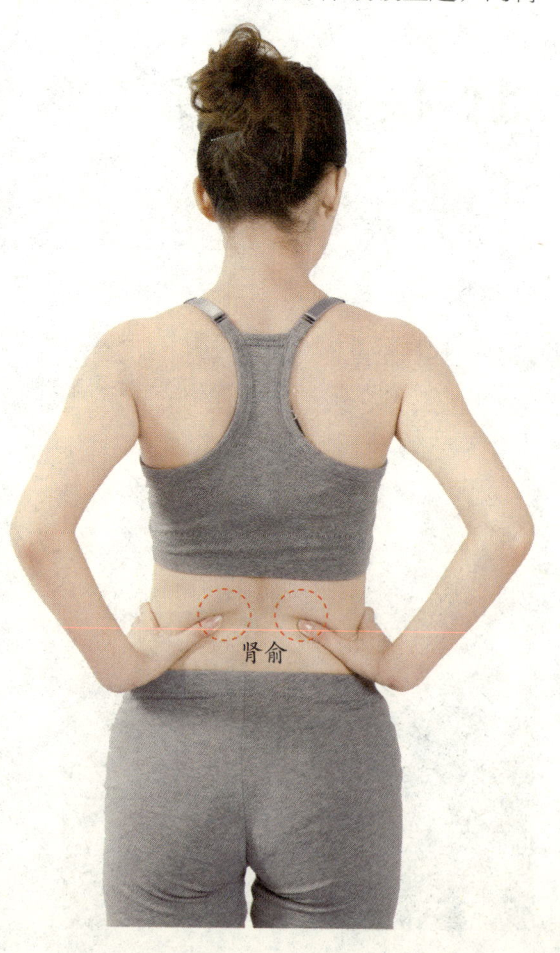

按摩肾俞穴能强壮腰肾

中医认为，按摩肾俞穴能补益脑髓、强壮腰肾，适用于缓解肾虚腰痛、腰膝酸软、耳鸣目眩、阳痿遗精、肾不纳气和不育、月经不调等病症。而且刺激肾俞穴，增加了肾脏的血流量，改善了肾脏的血液循环，从而加速肾杂质的排泄，保护肾功能。

委中穴是护肾的“顾命大臣”

保健肾脏主要有两条经络，一个是肾经，一个是膀胱经。中医认为，膀胱与肾相表里，膀胱为阳，肾为阴中之阴，《黄帝内经》中提到，足太阳膀胱经为“巨阳者，诸阳之属也……为诸阳主气也”。可见，膀胱经是阳经中阳气很足的一条经络。

委中穴是膀胱经的合穴，膀胱经从头走足，在背部形成两行夹脊的经脉，直达腰骶，下行合并于委中穴，所以委中穴是腰背下肢气血的总开关。

委中穴怎么找

委中穴很好找，其位于膝盖的后面，大腿与小腿交会的腿弯处，也就是腘窝处，腿屈曲时腘窝横纹的中点即是。中医认为，此穴具有舒筋通络、散瘀活血、清热解毒的功效。刺激委中穴可用于治疗腰脊强痛、股膝挛痛、风湿痹痛、小便不利以及头痛身热、呕吐泄泻、咽喉疼痛等病症。《四总穴歌》上提到“腰背委中求”，委中是四总穴中的一穴，其意是指凡腰背病症都可取委中穴进行治疗。

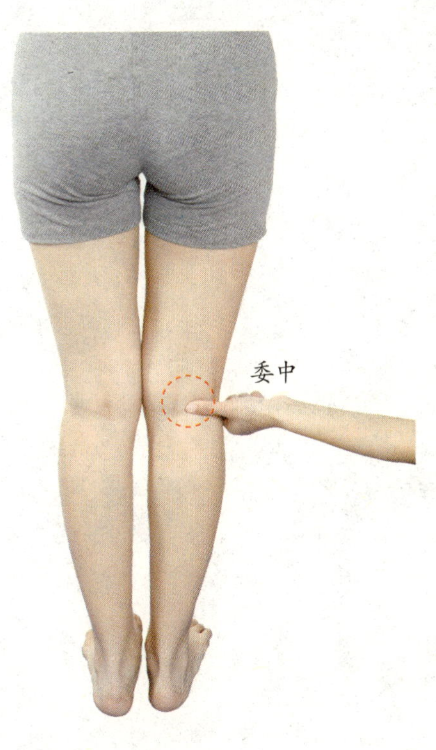

按摩委中穴的方法

用两手拇指端按压两侧委中穴，左腿用左手，右腿用右手，按摩力度以稍感酸痛为宜，一压一松为 1 次，连做 10～20 次。

两手握空拳，用拳背有节奏地叩击委中穴，连做 20～40 次。

用两手拇指指端放在两侧委中穴处，顺时针、逆时针方向各揉 10 次。

两手互搓至热，用两手掌面上下来回擦委中穴，连做 30 次。

此外，膀胱经最活跃的时候为下午 3 点到 5 点，此时按摩委中穴效果更好。

命门穴：强腰补肾壮阳的长寿大穴

命门穴是人体督脉上的要穴，为人体长寿大穴。命，人之根本也，指水。门，出入的门户也。命门为人体的生命之本，故名。

现代医学研究表明，命门之火就是人体阳气，命门火衰的病与肾阳不足症多属一致。补命门的药物多具有补肾阳的作用。因此，命门穴是人生命力的中心，为元气所居之处，可以发挥人与生俱来的活力。

按摩功效

经常按摩命门穴可强肾固本，温肾壮阳，强腰膝固肾气，延缓人体衰老，疏通督脉上的气滞点，加强与任脉的联系，促进真气在任督二脉上的运行。

取穴方法

取穴时，采用俯卧的姿势，命门穴在腰部，当后正中线上，第二腰椎棘突下凹陷中，与肚脐相平对的区域。指压时，有强烈的压痛感。

按摩方法

掌擦命门穴：用掌根反复搓擦命门穴，以感觉发热、发烫为度，然后将两掌搓热捂住两肾，意念守住命门穴约 10 分钟即可。此法可以温肾壮阳，强腰固本，疏通督脉。

揉命门穴：右手或左手握拳，用食指掌指关节突起部（拳尖）放在命门穴上，先顺时针方向压揉 9 次，再逆时针方向压揉 9 次，如此重复操作 36 次。每天按揉此穴，具有温肾阳、利腰脊等作用。

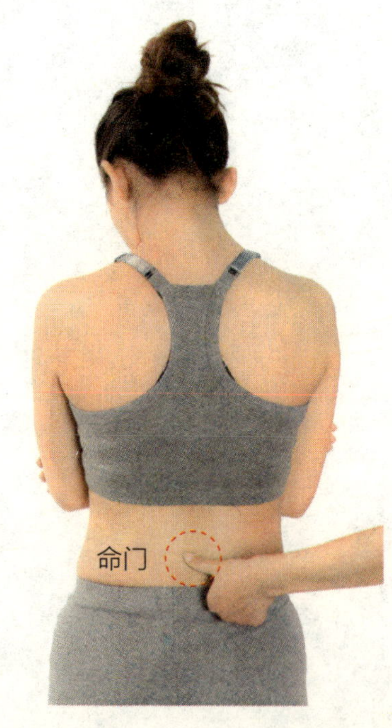

掌心按摩命门穴：用掌心对着命门穴按摩到发热即可，因为手掌心的劳宫穴是火穴，可以添加命门之火，壮大生命的火力！此法可以治疗腰部虚冷疼痛、关节怕冷、尿频尿急、腹泻、男性的遗精，以及女性虚寒性的月经不调、习惯性流产、手脚冰凉等病症。

灸命门穴法：艾条灸 10～15 分钟，艾罐灸 20～30 分钟。温灸至皮肤稍见红晕为度，每天 1 次，每月 20 次。灸命门有补肾壮阳、健脾益胃、调节精神、强健筋骨之功效。同时可以提高免疫力，对于预防流感有一定作用。

老年腰腿痛，补肾活血来预防

腰腿痛是老年人的常见病痛。60 岁以后，就会出现腰腿痛的情况，年龄越大，发病率越高。

肝肾亏虚是内因

老年人出现腰腿痛，内因是肝肾逐渐亏虚。中医学的经典著作《黄帝内经》中说，“七八肝气衰，筋不能动，天癸竭，精少，肾脏衰，形体皆极。”肝肾亏虚是进入 50～60 岁年龄的人的生理特点。

肾主骨生髓，肝主身之筋膜，肝肾和运动系统有着密切的关系。筋膜就是附着于关节附近及肌肉周围，近似于肌腱、腱鞘、关节囊、神经、滑液囊等组织，是联络关节、肌肉，专司运动的组织。筋膜的收缩弛张，对关节的活动及运动的进行，具有重要的作用。

风邪、寒邪、湿邪是外因

当人体气血亏虚，阳气不振，腠理空疏，卫阳不固的情况下，风寒湿邪得以乘虚侵袭，这使人体内气血痹阻。痹是不通的意思。我们讲血脉不和是人体内气血运行不通顺的较轻的状况，而痹阻则较为严重了。不通则痛，发为腰腿痛就不难理解了。

调补肝肾是关键

就中医学的观点来看，要防治腰腿痛需要从调补肝肾、规避外邪和调畅情志三方面下手。老年人，不管有没有发过腰腿痛，从生理状况来讲，都有肝肾亏虚的问题，平时要多通过食疗的方法滋补肝肾。对于已经有腰腿痛的老年人来说，可以通过服用中药来调补肝肾。在日常生活中还要防止风寒湿邪的侵袭，规避外邪主要是日常生活中注意保暖，居住地的避湿，尤其是气候变化较为明显的时节应多加注意。

腰椎病自诊方法

1.直腿抬高试验。若直腿抬起时，腰部及小腿外侧有放射性疼痛，则提示可能为腰椎间盘突出。

2..仰卧挺腹试验。当挺腹时，如果腰部及下肢出现放射性疼痛，或挺腹且屏气咳嗽时，出现腰部及下肢疼痛，也可作为判断腰椎患病的依据。

3.压颈试验。让家人用拇指和食指压迫你的颈静脉，持续1～3分钟，使椎管内压增高，若腰部及下肢出现疼痛，应考虑可能患有腰椎病，应尽快就医咨询。

劳损疼痛热敷可缓解

要减少腰腿痛的发生，尤其要预防腰椎间盘突出症、膝关节骨性关节炎。一般来说，关节疼痛、肿胀、活动受限，如日常感觉蹲起、上下楼都比较痛苦，可能就是患上了膝关节骨性关节炎。

如果感觉腰、腿、颈部僵硬、疼痛，最简单的方法就是热敷疼痛、僵硬部位。《黄帝内经》里记载，“劳者温者”。对于劳累引起的疼痛、僵硬，可以用温热的方法缓解症状，其原理就是用加热的方法让局部温度升高。此外，禁止爬山、打太极拳时过度屈膝，宜进行散步、游泳和腰背肌的锻炼。

腰腿疼痛，自己按摩来缓解

1. 双手叉腰发热法

站立位，手放在腰部，上下揉搓，不用太用力，直到感觉手心发热，不要把手拿开，用掌心先捂肾，让温暖的感觉渗透进去。之后再把手放到骶骨部位，反复进行。这一方法对松解肌肉、补肾壮阳都有好处。有腰椎间盘突出，膝关节疾患，肩部、颈部疼痛等疾病者，可以在疼痛部位使用这一手法

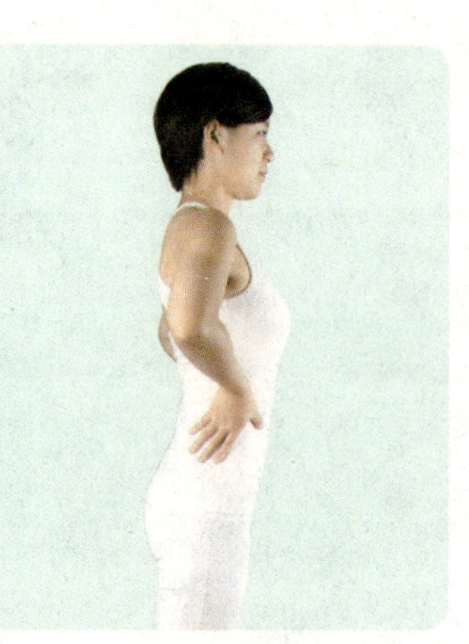

2. 双拇指上下滑按法

站立位，双手叉腰，四指在前，拇指在后背腰部，双手拇指上下“捋”，在拇指疲惫后也可换另外四指重复这一动作。同时可以配合转动腰部的动作。推荐有腰肌劳损、腰椎间盘突出的患者练习。

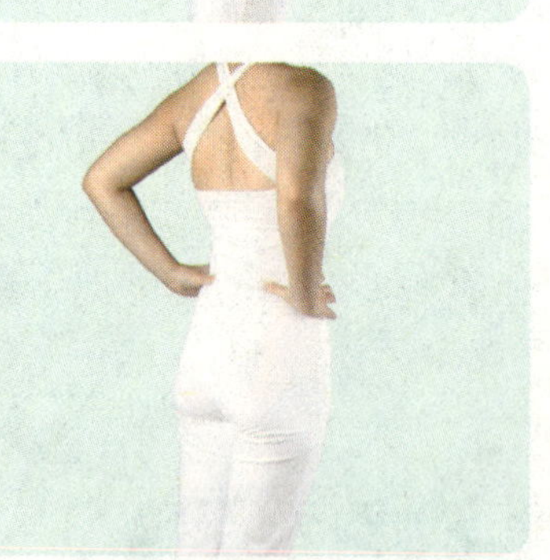

3. 拿下肢法 + 叩击环跳和腿法

腰椎间盘突出的患者到最后往往双腿发麻。可用两只手捏住大腿，拇指放在大腿上部，从大腿根部开始从上往下按摩，一直按摩到膝关节，但力道不可过大。

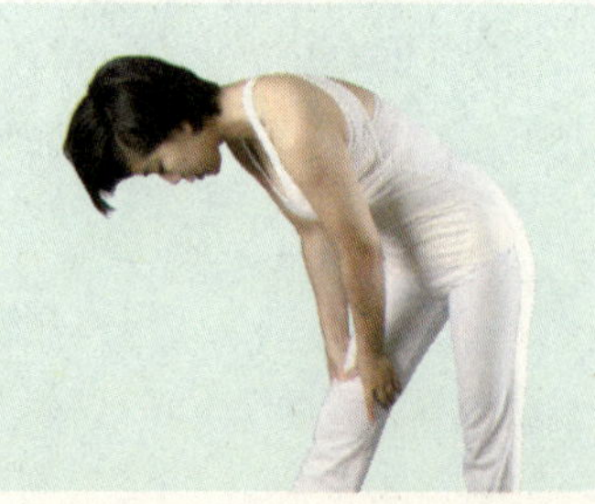

第五章

养好肾，发不白、耳不聋

头发好坏，关键在肾

肾其华在发

中医自古就有肾为“先天之本”“生命之源”一说。肾的生理功能是藏精、主水、主纳气、主骨、生髓，其华在发，开窍于耳，司二阴。肾主骨生髓，其华在发，“精”是构成人体的基本物质，精可生骨髓，骨髓居于骨中，给骨以营养，故肾主管藏精。精与血同源，两者是互相滋生的，而毛发的润养又有赖于血来提供，故肾脏的荣与损在毛发上也可以表现出来，即所谓的“其华在发”。肾虚的病人因而就可表现出牙齿松动、容易脱落、骨质疏松、头发干枯、脱发、白发早生等症状。

毛发的质量与肾中精气有关

人体毛发的生长与脱落、润泽与枯槁，都与肾中精气的盛衰有着密切的关系。

毛发的生长、滋润，要靠营血的滋养，所谓“发为血之余”；但发的生机根源于肾。因肾藏精，精化血，精血旺盛，则毛发粗长而润泽。年轻时，精血旺盛充盈，则发长而润泽；衰老、肾气不足或由其他各种原因导致精血衰少，则毛发干枯易折、变白且脱落。

中医调理白发、脱发等，多从肾论治

临床上常用的七宝美髯丸，就是治疗白发、脱发的优秀方剂，主药是滋养肝肾的补骨脂与枸杞。

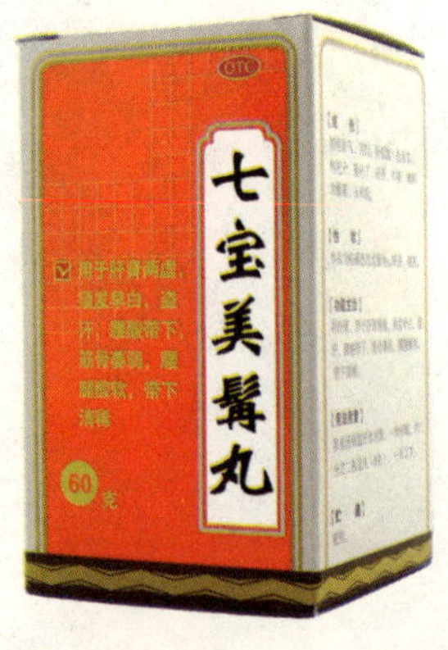

滋补肝肾、固护头发的佳品

养发吃什么

山药、核桃仁、桂圆肉、大枣等，能益肾、养血、生发；豆制品、新鲜蔬果、海产品、鸡蛋等，则能增加合成黑色素的原料。此外，多吃养血补肾的食品，也可以乌发润发，如黑芝麻、黑豆、黑枣、黑木耳等，都含有丰富的蛋白质及头发生长所需的微量元素。

肾精耗损，头发白得快

肾其华在发，是指肾的精气充盛，可以显露在头发上，即发为肾之外候。所以《黄帝内经》上说："肾之合骨也，其荣发也。"发的生长与脱落、荣润与枯槁，不仅和肾中精气的充盛程度有关，而且还和血液的濡养有关。所以，又有发为血之余的说法。要想头发乌黑，须从补肾填精、补益气血等方面入手。

多吃黑色食物补肾养血

一般黑色食物多入肾，可补肾精。建议日常饮食中加入黑芝麻、黑木耳、黑豆、桑葚、黑糯米、核桃仁等。红枣、深色葡萄、豆制品也可以防止掉发，对女性尤其重要，特别在生理期结束后，可适量补充。此外，海带、紫菜等海藻类，含碘丰富，可使头发有光泽。

尤其是黑芝麻和核桃仁，将两者炒后食用药性更强。可将核桃仁用搅拌机打碎，和黑芝麻一起入锅炒，适当炒干水汽后加点红糖，密封保存，每天当零食吃 2～3 勺，对女性补肾养颜、润发乌发的效果很好。

让气血顺畅到头皮

要让全身气血运行顺畅，尤其能到达顶端的头皮，规律运动是最好的方法，且特别要着重下肢及肩颈部的活动。比如固定一小时起身走一走，扩扩胸，转腰转头转肩；久坐族可以抬一抬脚，转一转脚踝，促进血液循环，帮助血液向上回流。

乌发生发民间验方

脱发：可服用水煮黑豆，每次服 50 克，每日 2 次。连用 1 个月无好转者，可改吃盐煮黑豆（每 500 克黑豆加盐 5 克）。

早生白发：黑豆 250 克、白果 30 粒，研碎炒熟，黑芝麻 100 克炒熟，3 味混合后放入瓶中，每天早饭后服用 30 克，可乌发。

中老年白发：核桃仁 100 克，熟地黄 100 克，桑葚 100 克，黑豆 150 克，黑芝麻 100 克，菟丝子 100 克，山萸肉 100 克，肉苁蓉 100 克，女贞子 100 克，当归 80 克，枸杞 100 克。共研细末，炼蜜为丸，每丸重 10 克。每次 1 丸，每日 3 次，淡盐水送服。此方有滋补精血、益肝养肾、滋阴乌发之功效。主治年老肾虚、精血不足之中老年白发。

填补肾精，不脱发、不早白

肾精虚衰除了会导致白发早生外，还会加速一个人的衰老。因此，养发护发应从养肾入手。须发早白有肾气阴两虚和肾精亏虚两种证型。

肾气阴两虚型

多发生于中青年人，或者生活过于劳累、工作压力过大的人。常见有少许头发根发白，兼有少许头发脱落，头发纤细暗淡，或者脆弱易断，同时伴有盗汗、怕冷、头昏眼花、腰膝酸软、神疲乏力等症状。

可选用方剂知柏地黄丸合生脉饮治疗。其组方为：黄芪 10 克，西洋参 10 克，白术 15 克，知母 10 克，黄柏 10 克，麦冬 30 克，怀牛膝 30 克，熟地黄 15 克，山茱萸 10 克，山药 30 克，泽泻 10 克，茯苓 15 克，丹皮 10 克。用水煎服，每日 1 剂，日服 2 次。

肾精亏虚型

多发于中老年人，或者是大病久病之人。常见头发花白渐至全部白发，兼有稀疏脱落，头发纤细无光泽，或脆弱易断，同时伴有头昏眼花、耳聋耳鸣、腰膝酸软等症状。

可选用**地黄杜杞乌发粥**：生地黄、黄精、枸杞各 10 克，黄芪、杜仲、莲子各 15 克，粳米 30 克。将上述中药煎水去渣取汁，再用药汁煮粳米粥，再配冰糖食用，每日 1 次。

归杜圆杞桑芝饮：当归、枸杞、黑芝麻各 10 克，红枣 10 枚，杜仲 15 克，桂圆肉、桑葚各 30 克。将上述中药用水适量煎煮，每天早、晚各服 1 次。

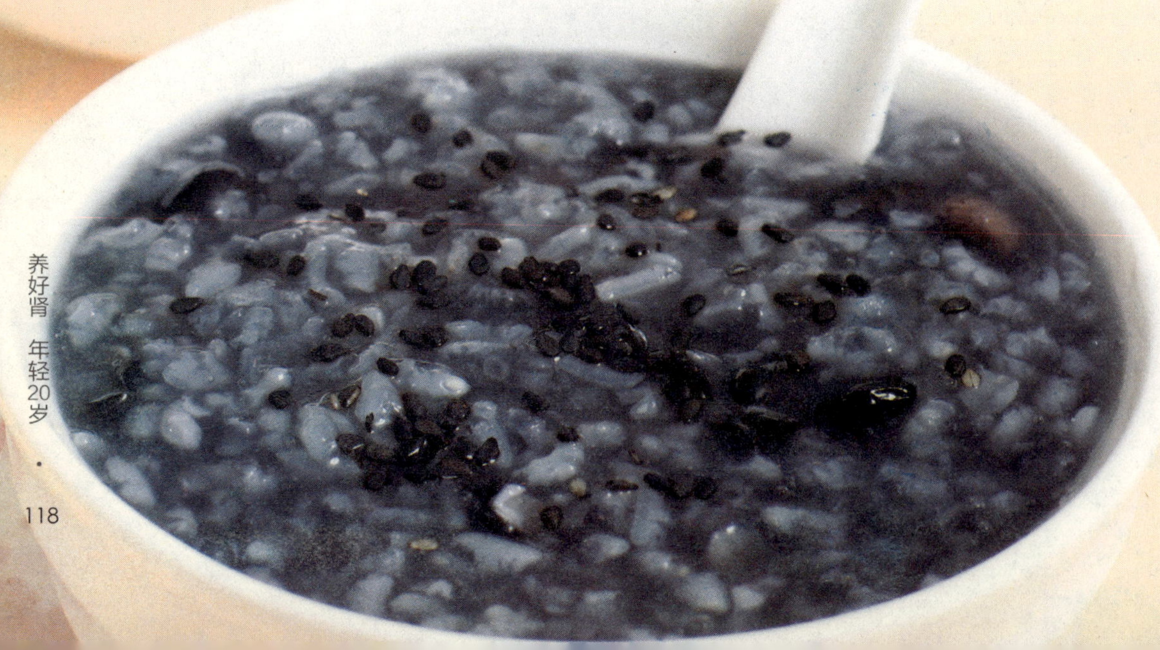

头发早白的饮食调治方

头发早白可能与遗传有关，也可能与肾虚相关。不少干果和坚果具有补肾养肾功效，如核桃、板栗、松子、榛子等。女贞子、枸杞等中药能滋补肝肾，益气养血，具有生发之功。药食搭配，乌发效果不错。

女贞芝麻瘦肉汤

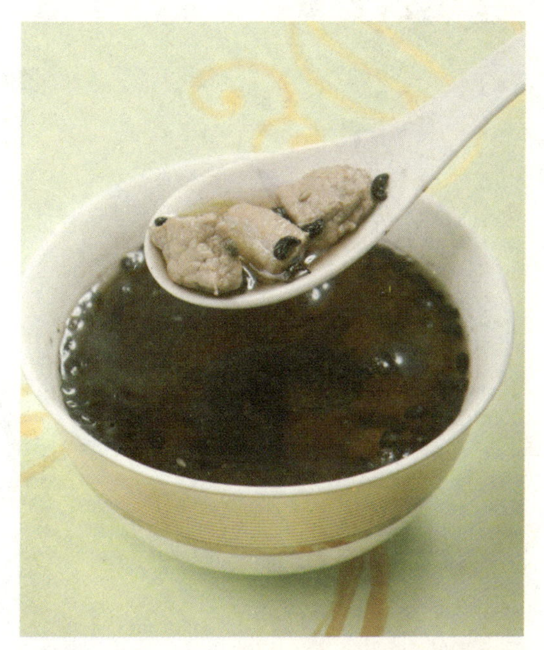

原料 猪瘦肉60克，女贞子40克，黑芝麻30克，盐、姜等适量。

做法

1. 猪瘦肉洗净，切块；女贞子、黑芝麻洗净。
2. 把除盐外的全部用料一起放入锅中，加清水适量，大火煮沸后，转小火煲1小时，加盐调味即可。

功效 补肾乌发，益精养颜。

黑豆紫米粥

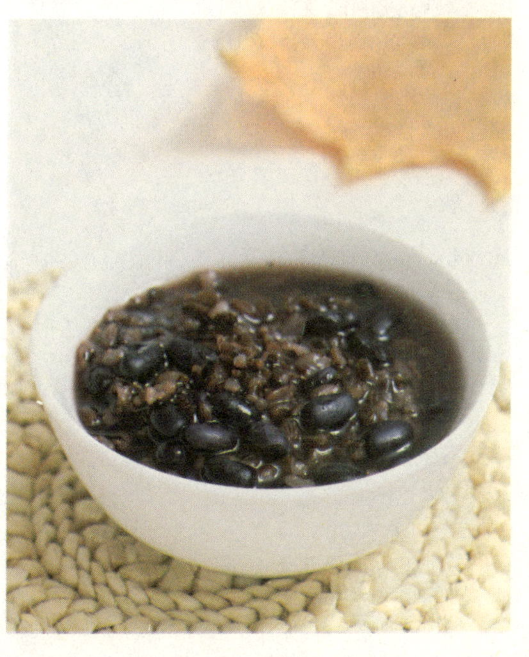

材料 紫米75克，黑豆50克。

调料 白糖5克。

做法

1. 黑豆、紫米洗净，浸泡4小时。
2. 锅置火上，加适量清水，用大火烧开，加紫米、黑豆煮沸，转小火煮1小时至熟，撒上白糖拌匀。

功效 黑豆有补肾乌发的作用，紫米有滋阴补肾、明目活血等作用，二者搭配食用，有良好的补肾、益气、乌发功效。

养肾乌发的食疗方

多数黑色食物，包括深色食物（绿、红、黄、紫），都含有自然界的植物与阳光作用而形成的色素，可以补充人体的色素，对头发色泽保健有益。

黑米红枣粥

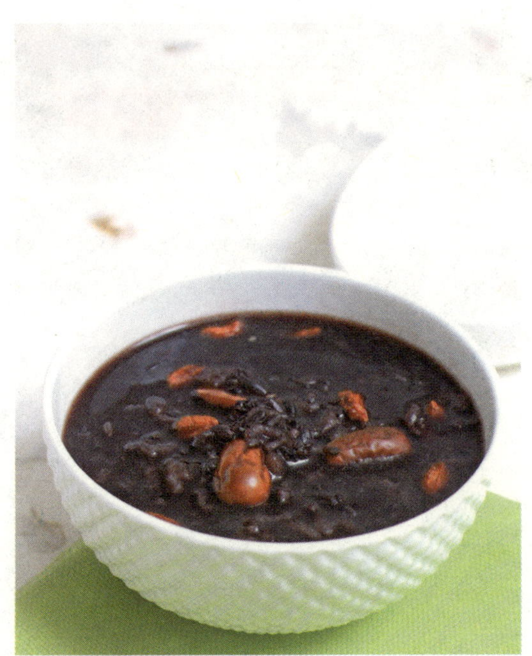

原料 黑米100克，红枣6颗，枸杞20克，白糖少许。

做法

1. 先将黑米洗净，提前一晚浸泡；红枣、枸杞洗净备用。
2. 锅置火上，倒入适量清水大火煮沸，放入黑米，继续煮沸后，加入红枣，改用小火煮30分钟至黏稠时，再加入枸杞继续煮5分钟，用白糖调味即可。

功效 黑米中的蛋白质和氨基酸含量丰富，还有多种维生素和锌、铁、硒等人体必需的微量元素，能够滋阴补肾、明目乌发。

桑葚养发茶

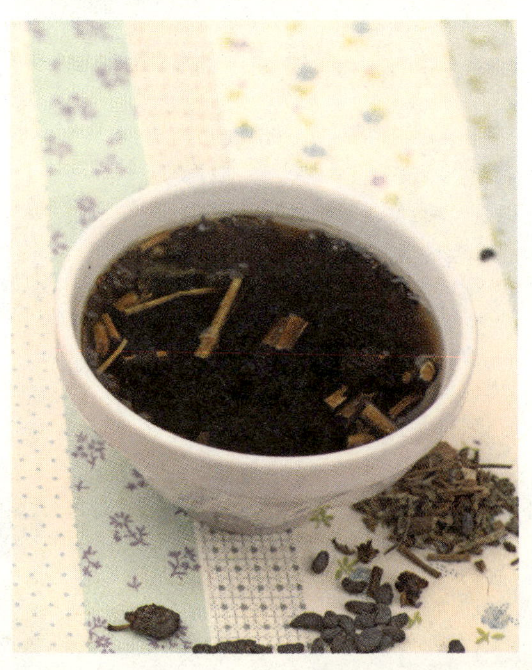

原料 桑葚干品6克，女贞子干品、旱莲草干品各3克。

做法 将所有材料一起放入杯中，冲入沸水，盖盖子闷泡约8分钟后饮用。

功效 桑葚、女贞子均有补肝益肾的功效。桑葚含有多种维生素，尤其含有丰富的磷和铁，能益肾补血，使人面色红润，头发乌黑亮丽。《本草正义》认为旱莲草“入肾补阴而生长毛发”，这是一款全面调理养护头发的茶饮。

坚果当零食，补肾又乌发

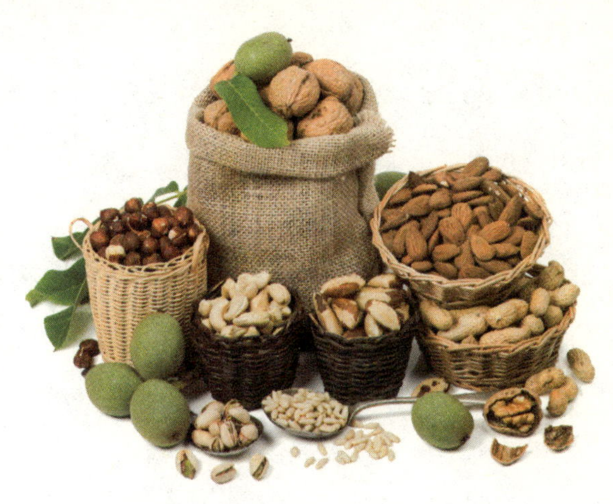

坚果，像核桃仁、花生仁、腰果等，都是果实，是植物为了延续它的后代，把所有精华都集中到那儿了，有很强的补肾作用。我们看核桃仁长得像脑髓一样，中医说"肾主骨生髓，脑为髓之海"，肾精充盈了，骨髓、脑子就得到补充了。

坚果油脂较高，要少量添加

虽然坚果的营养价值很高，但大多数坚果能量高，油脂含量高，比如100克花生仁含有能量563千卡，脂肪44.3克，显然不能摄入太多。根据《中国居民膳食指南（2016）》建议，正常成年人可以每天摄入25~35克。

补脑养肾的坚果推荐

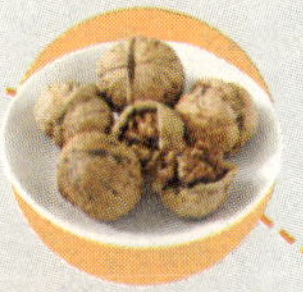

核桃：补脑、健脑是核桃的一大功效，是名副其实的补脑食物。另外，核桃含有的磷脂，能够增长脑细胞活力

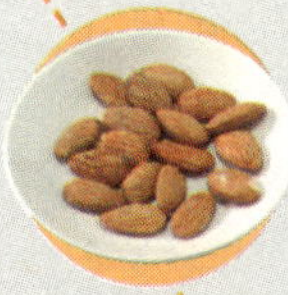

杏仁：杏仁同样富含不饱和脂肪酸，且除补脑之外，还有降气、止咳、平喘、润肠通便的功效

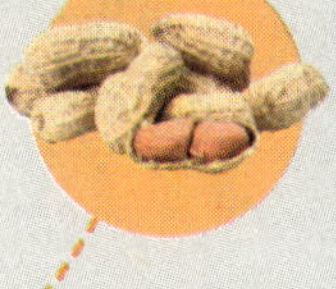

花生：花生富含卵磷脂和脑磷脂，是神经系统所需的重要物质，能延缓脑功能衰退，抑制血小板凝集，防止脑血栓形成。实验证明，常食花生可改善大脑的血液循环、增强记忆

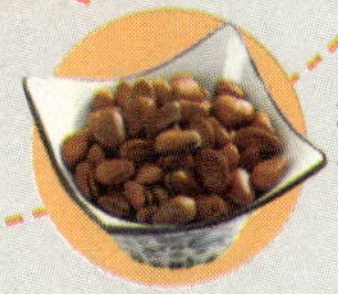

松子：富含不饱和脂肪酸、谷氨酸和锰，有很好的健脑作用，可增强记忆力，对老年痴呆也有很好的预防作用

敲胆经，让头发变黑

敲胆经可以提高人体的吸收能力，白发的人，头发会逐渐转黑。有些白头发会脱落再长出黑头发，有些就直接转黄，再转黑。

敲胆经的正确方法

胆经是一条从头到脚的经络。人体大多数的经络都和其他经络相邻，唯独在大腿外侧的一段，只有一条胆经，而且这段胆经敲打起来最为顺手，建议朋友们每天都敲胆经。

敲胆经比较简单实用的方法是：坐在椅子上，一条腿放在另一条腿上，也就是我们说的“二郎腿”，然后从大腿外侧跟盆骨交接处的环跳穴开始敲（这个地方比较好找，摸一摸那个附近，有一个陷下去的小窝，就是那里），往膝盖的方向敲，一共 4 下。敲胆经是有穴位位置的，但是初学者摸不准也没关系，平均分布着敲就可以了。

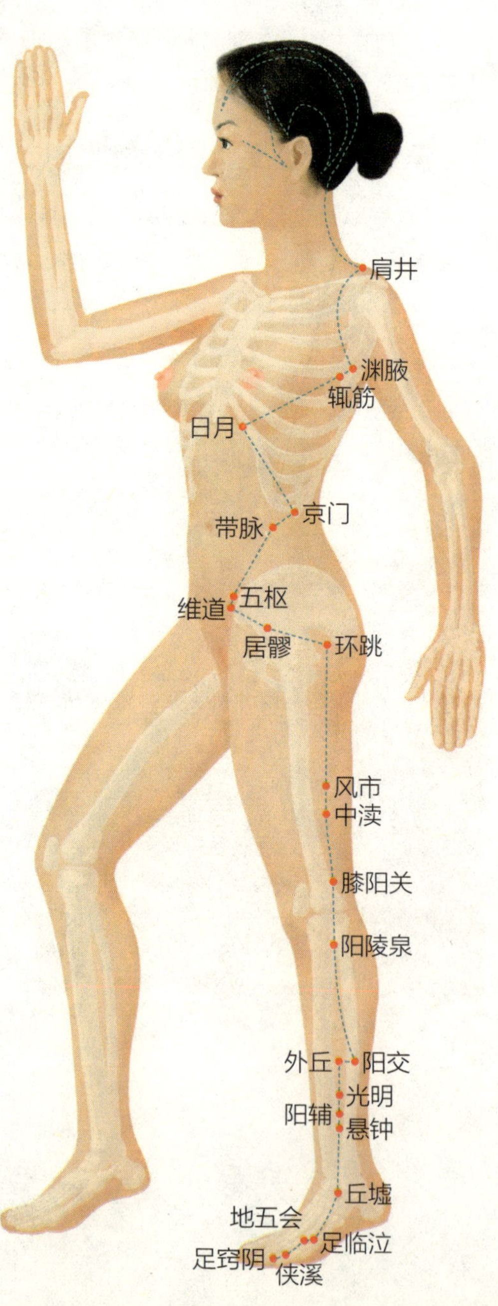

敲胆经的注意事项

力度：不需要很用力，把手举起来，随势下降敲打就可以了。刚开始敲的部位有酸痛感是正常的，因为人体本身就在努力打通胆经这个通道。

敲打时间：晚上 11 点至凌晨 1 点是气血进入胆经的时候，敲胆经不应该在这个时间段进行，对身体不好。利用白天的时间敲胆经是比较安全的做法。

不适合人群：孕妇绝对不能敲，因为不能让孕妇有痛的感觉，否则会对宝宝有影响。老人胆经不要敲得太多，因为容易有不舒服的感觉。

勤梳头，梳出一头黑发来

隋代医学家巢元方在《诸病源候论》中认为，白发的根源是身体虚弱，营养不良，因此有“千过梳头，发不白”的说法。《圣济总录・神仙导引》也提到，梳欲得多，多则去风，血液不滞，发根常坚。梳头是一种物理按摩法，既能保持头皮和头发的清洁，又能疏通血脉，加速血液循环，增加毛孔的营养，从而使头发得到滋养，达到防止头发变白的效果。

梳子梳头法

功效：促进血液循环，改善肾虚症状

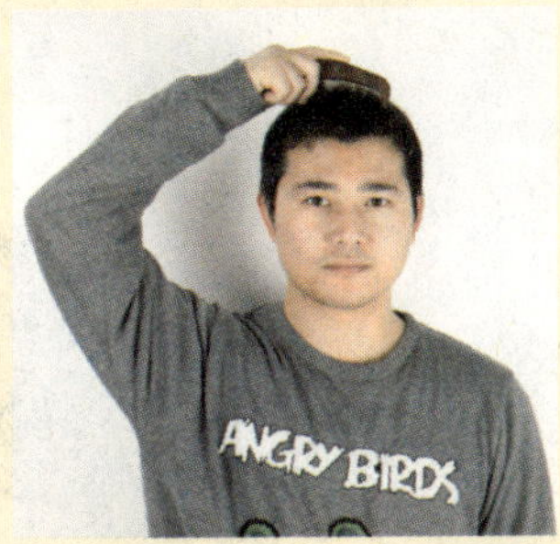

1. 每天早、中、晚各梳头1次，用力适中，头皮各部全部梳理一遍，每次2～3分钟

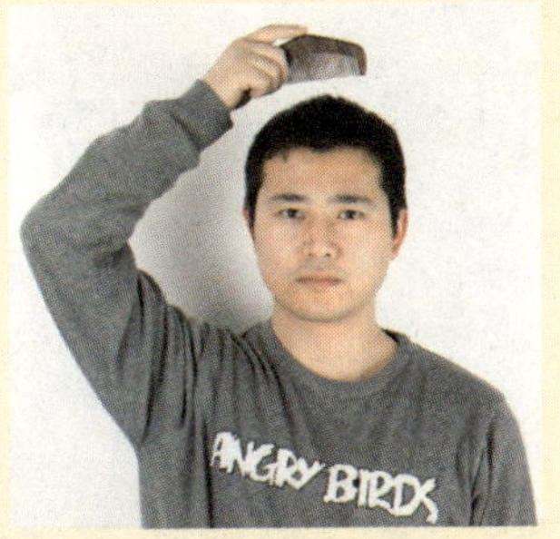

2. 梳头后再用木梳齿轻轻叩打头皮3~5分钟，最后再梳理一遍。若能结合头部穴位叩打，则保健效果更佳

十指梳头法

功效：改善大脑血液供养，治少白头。

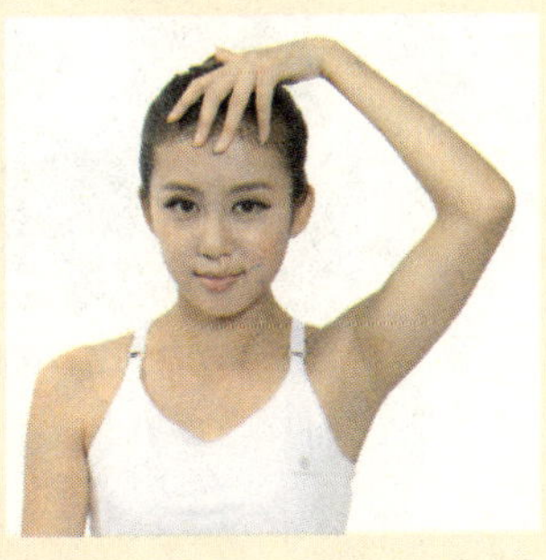

1. 每天早、中、晚各梳头1次，用手指代替梳子，双手十指叉开，从前额正中央，由前向后

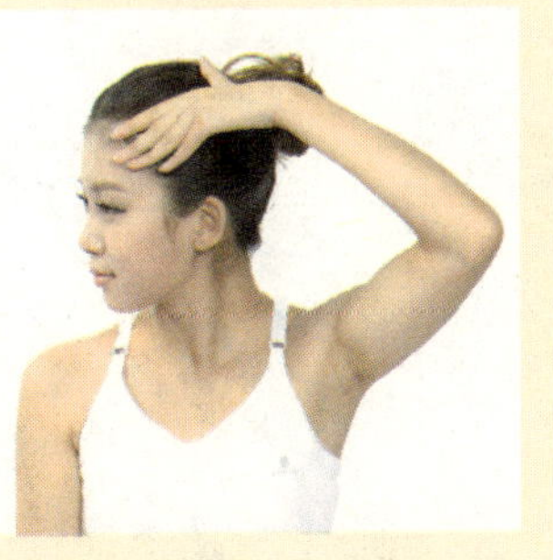

2. 然后向两侧梳，将两鬓、额角、耳后头部发际均匀地反复梳通，梳到自感头皮发热，头脑舒适。每次2~3分钟

常按摩头皮，头发更有光泽

有空可用手指肚和手掌轻轻按摩头皮。按摩能使头发柔软，提高新陈代谢，促进头发的生长。按摩的方法是以手指和手掌揉搓或点击、拍打头皮以促进血液循环，增加头发的光泽，但不要用手指甲使劲抓，以免损伤头皮引发感染。

头皮按摩法对血液循环有很好的促进作用，从而使头发得到滋润，使白发重新变黑。每日睡觉前和次日起床后，用双手的指头按摩头皮，自前额经头顶到枕部按摩，每次 2～4 分钟，每分钟按摩 30～40 次，以后逐步延长到每次 5～10 分钟。只要长期坚持下去，三四年后便可满头黑发。

按摩步骤

1. 深呼吸放松

拇指放后下颚处，小指放前发际处，深呼吸 2~3 次放松心情，为按摩做准备。

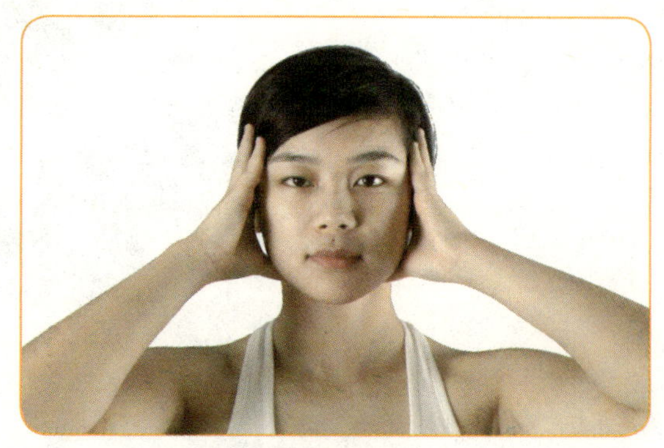

2. 按摩前额发际

双手十指上推并按摩，往头顶“有力道”地滑动 2~3 次。

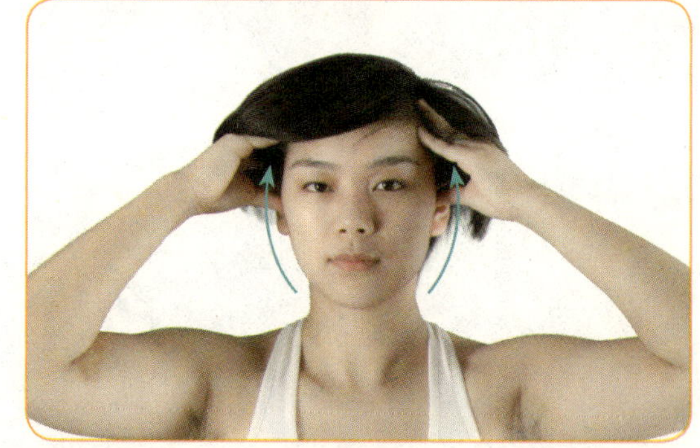

3. 按摩侧头部

手指再上推，大拇指放耳朵上面，手指呈“熊爪状”，以拇指为施力点，其他四指在头部侧面划圆按摩，共做 3 次。在此过程中一定要注意有挪动头皮的感觉按摩才对。

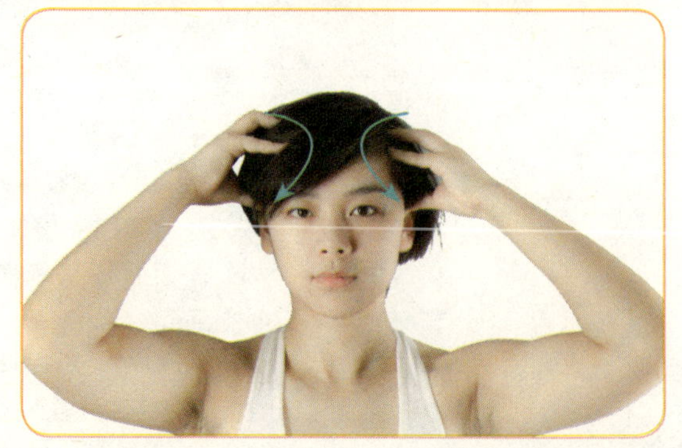

4. 直向按摩头顶

拇指放太阳穴当施力点，其他四指放头顶两侧处，往后移动头皮3次。

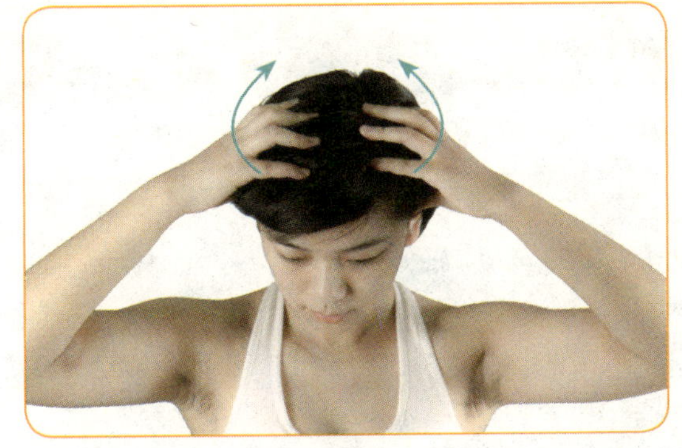

5. 拉发促进血循环

大把抓起耳朵附近头发，成两撮，以能感到舒服的力道，往斜上方拉。在此按摩过程中有头皮在动的感觉就行，不要用力过大。

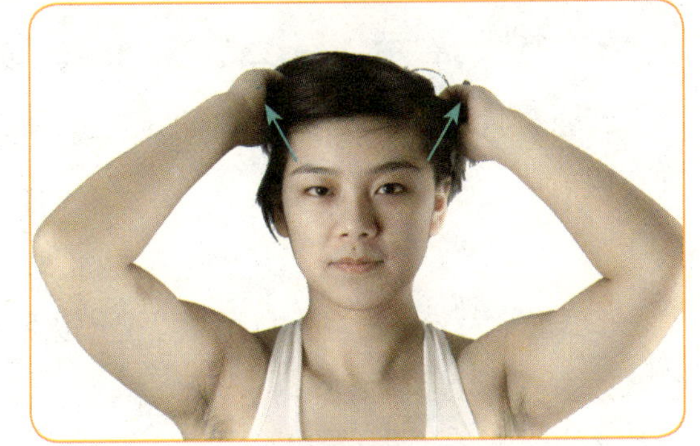

6. 抓捏后脑勺

手指呈熊爪状，把大拇指放在后脑勺发际线处（像抓住后脑），往上“抓龙”至头顶。

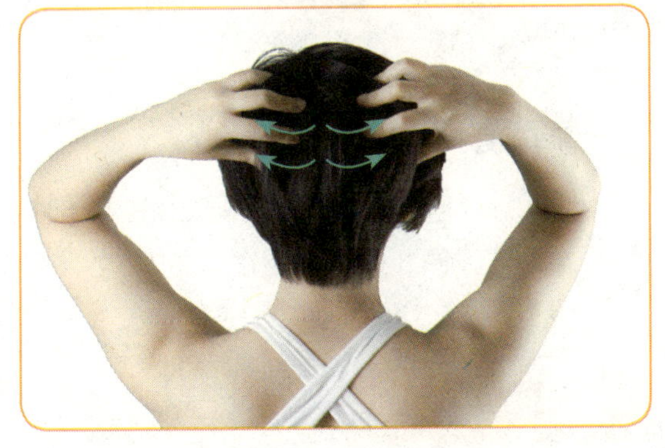

女贞子+旱莲草茶饮养发

俗话说，人到四十五，好比天过午。随着年龄的老化头发会逐渐变白，因此看见一两根白发不要拔，这是自然老化过程，每个人的遗传基因不同，长白发有早有晚，拔了还会再长。另外，每天掉10根左右的头发是正常代谢的表现，掉了还会长，不必担心。

当然，如果在40岁左右就出现白发和每天掉10根以上的头发则是肝肾阴虚的表现，可用女贞子15克、旱莲草15克水煎后当茶饮，每日1剂，长期服用会有一定效果，能推迟白发的发生年龄和减少掉发的程度。

不花一分钱，远离耳鸣耳聋

肾开窍于耳

中医认为，人的五官九窍与脏腑是相关联的，比如肝开窍于目，肾开窍于耳。我们听力的好坏和肾有着密切的关系。

肾中精气盈亏，直接影响人的听觉

耳是听觉器官，人体听觉功能的正常与否，与肾中精气的盈亏有着密切的关系。一个人的肾中精气不足，“耳失所养”，则可出现耳鸣、听力减退，甚至耳聋等问题。

老年人为什么会听力下降而出现耳聋

我们的耳窍需要肾精的滋养，如果肾精不足，耳窍得不到充分滋养，听力就会下降。老年人为什么会听力下降而出现耳聋的症状呢？就是因为肾气虚了，耳窍得不到营养。所以，调治老年性听力下降、耳聋，也需要从补肾着手。

摩耳健肾，预防耳聋

按摩耳部穴位，能够疏通经络气血，调整脏腑功能。另外，按摩耳朵，还具有提神、醒脑、聪耳、增强记忆力的功效。

偏方治耳鸣耳聋

当归、女贞子各15克，黑豆、红糖各30克。先把当归、女贞子、黑豆洗干净，放进锅里加水适量，再放点红糖，开小火煎大约25分钟。然后把药汁倒出来，趁热服下。每天早晚服用2次，对肾阴虚耳鸣（兼见口咽发干、五心烦热、盗汗、腰膝酸痛、舌红苔薄、脉细数等）有一定的改善作用。

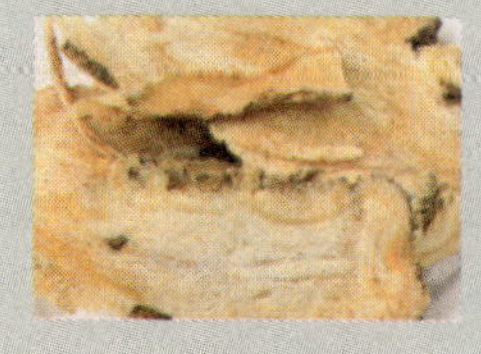
当归

女贞子

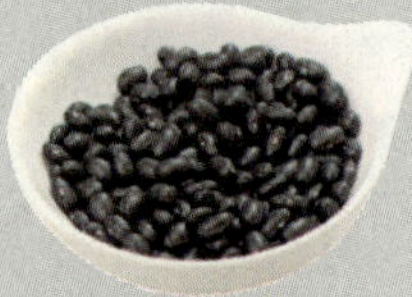
黑豆

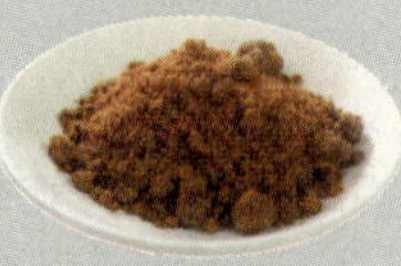
红糖

拉耳就能把肾养

中医认为：肾主藏精，开窍于耳。也就是说，在耳部，分布着很多能强肾补肾、医治肾脏疾病的穴位，所以经常按摩耳朵可以起到健肾养身的作用。下面教大家几种拉耳的小方法，按照这些方法，一天按摩 3～5 分钟就能使我们肾气充足，耳聪目明。

全耳按摩法

功效：可疏通经络，对肾脏及全身器官都能起到保健作用。

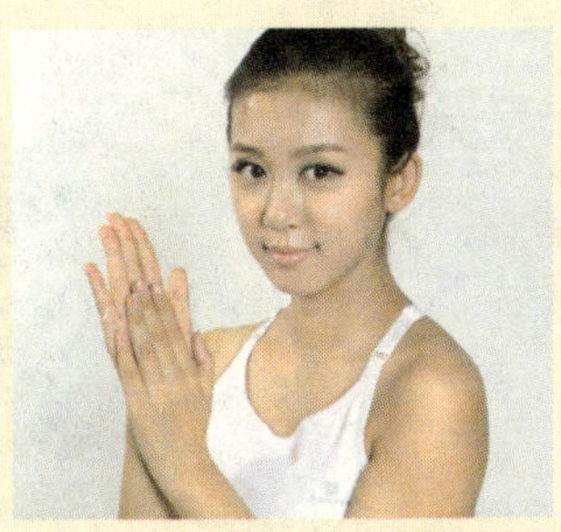

1. 将双手掌心搓热，向后按摩双耳正面

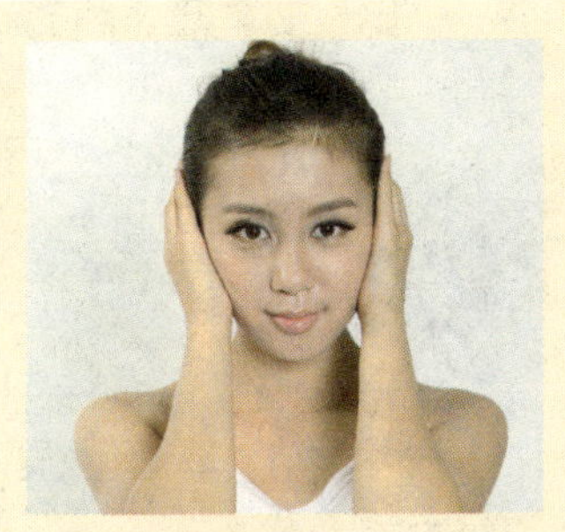

2. 再向前按摩双耳背面，如此数次

手摩耳轮法

功效：此法有健脑、强肾、聪耳之功效，能防治阳痿、便秘、腰腿痛等病症。

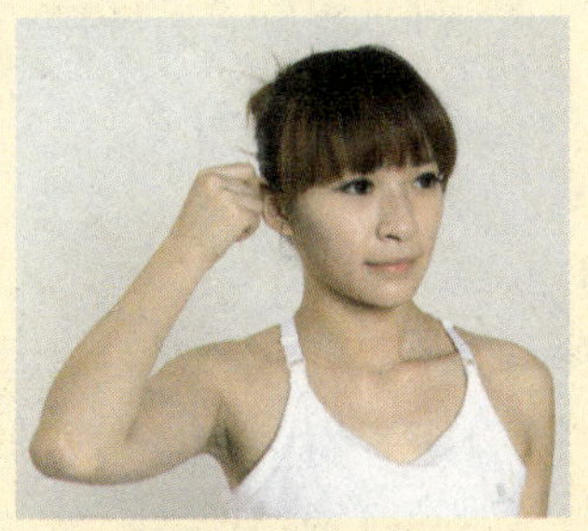

1. 用拇指、食指捏住耳轮

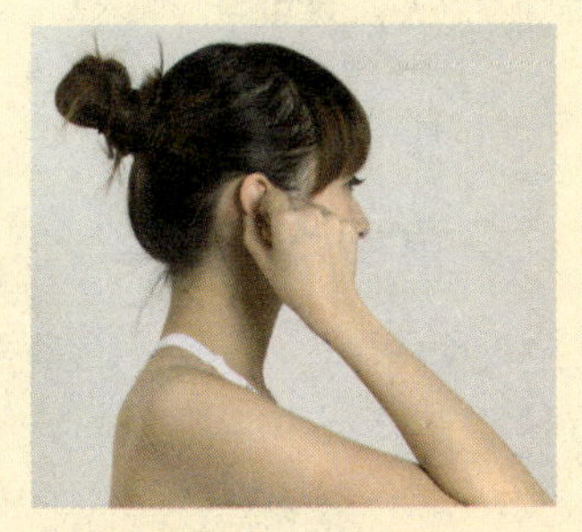

2. 来回推擦，直至耳轮充血发热

搓弹双耳法

功效：可以促进耳朵血液循环，壮耳护腰。

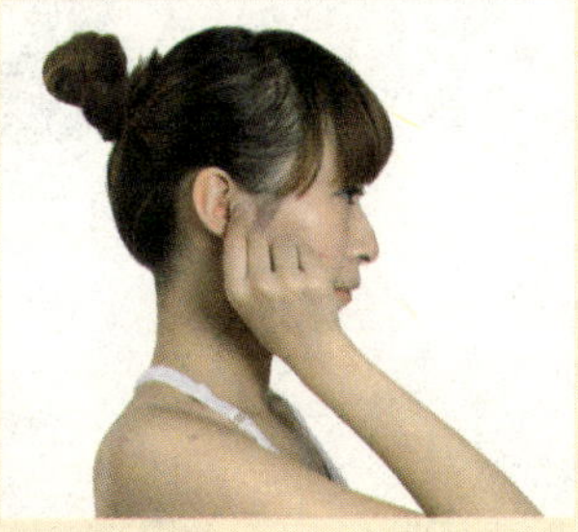

1. 两手捏住耳垂，搓摩至发热发红

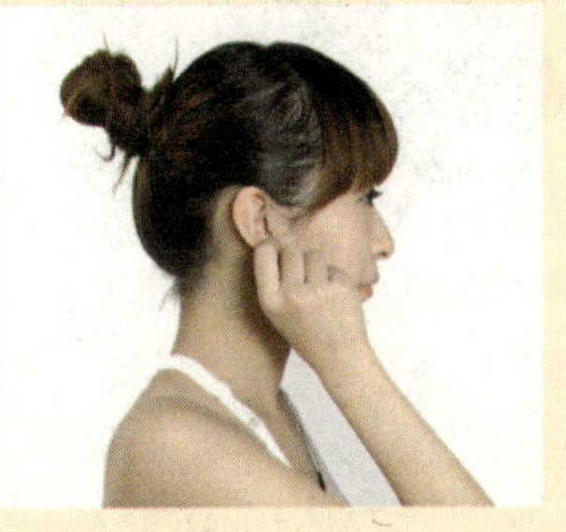

2. 然后再揪住耳垂下拉，放手让耳垂弹回，每天数次

补充铁和锌，促进内耳循环

多吃含铁丰富的食物

缺铁易使红细胞变硬，运输氧的能力降低，导致耳部养分供给不足而使听力下降。补铁能有效预防和延缓中老年人耳鸣、耳聋的发生。常见含铁量较多的食品有紫菜、虾皮、黑木耳、黑芝麻、豆制品等。

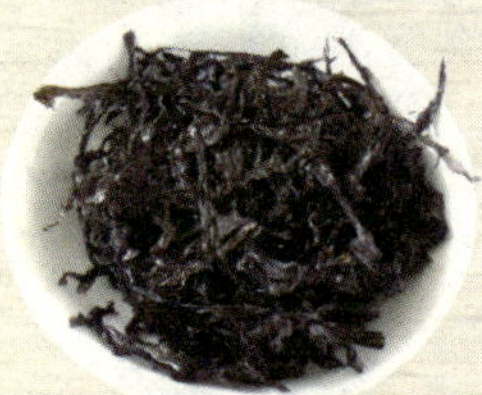

紫菜
每 100 克可食部含铁 54.90 毫克

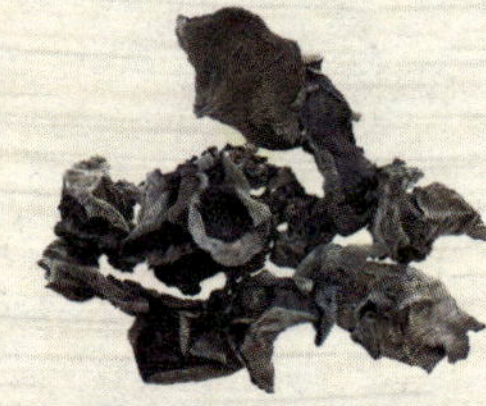

黑木耳
每 100 克干木耳可食部含铁 97.4 毫克

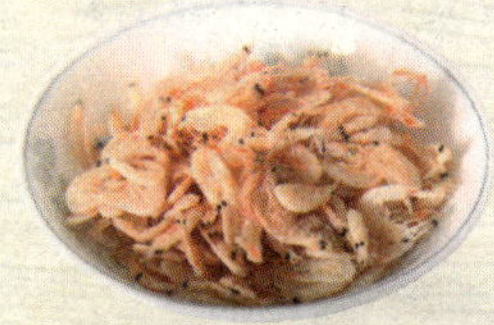

虾皮
每 100 克可食部含铁 6.7 毫克

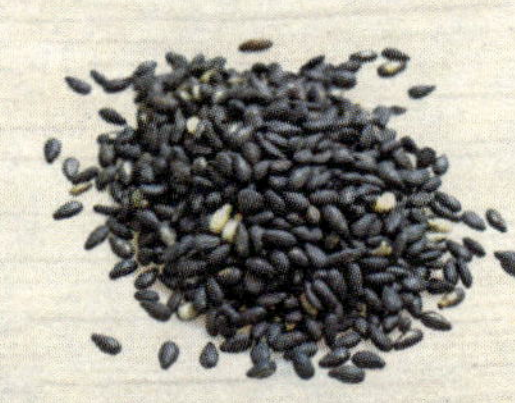

黑芝麻
每 100 克可食部含铁 22.7 毫克

多食含锌食物

导致耳鸣、耳聋的因素很多，缺锌是一个重要原因。耳蜗内锌的含量大大高于其他器官，而 60 岁以上的老年人耳蜗内锌含量明显降低，从而导致听力减退。常见含锌丰富的食物有各种海产品、鱼肉、牛肉、黑芝麻、南瓜子、松子、西瓜子、核桃、甲级龙井、苹果等。

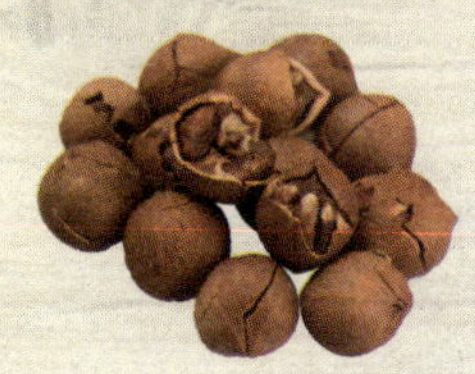

山核桃
每 100 克可食部含锌 12.59 毫克

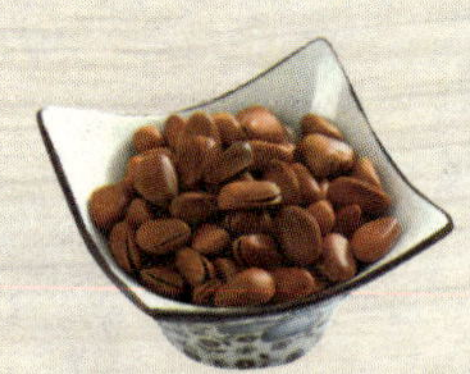

松子
每 100 克可食部含锌 9.02 毫克

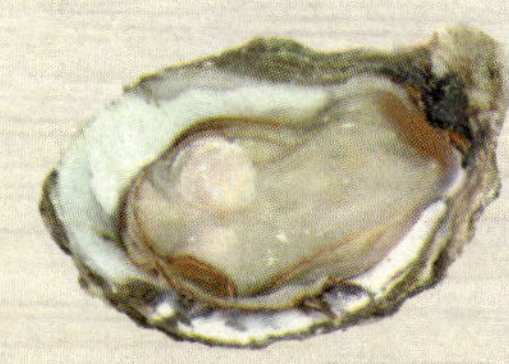

牡蛎
每 100 克可食部含锌 9.39 毫克

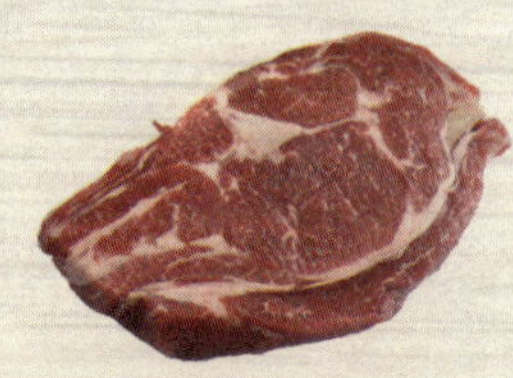

牛肉
每 100 克可食部含锌 7.61 毫克

鸣天鼓，健脑聪耳一举多得

鸣天鼓是我国流传已久的保健按摩方法。该法最早见于道士邱处机的《颐身集》。在后世的《河间六书》、《圣济总录》等书籍中也都有相关的记载。

中医认为，肾开窍于耳，耳通于脑，脑为髓之海，肾虚则髓海不足，易致头晕、耳鸣。弹脑时掩耳和叩击的动作可对耳产生刺激，因此可起到调补肾元、强本固肾之效，对头晕、健忘、耳鸣等肾虚症状有预防和康复作用。补益肾气还有利于延缓衰老、延年益寿。此外，叩击脑后穴位，如“玉枕”“风池”等，可起到防治头痛、眩晕、后脖子僵痛、中风、口眼㖞斜等作用。

具体方法

将双手掌用力相搓，使掌心产生热量，然后用两手掌分别按于两耳，掌心对准耳道，手指并拢贴于两鬓；两掌轻轻用力，对两耳做缓慢的重按，再缓缓地放开。反复操作数次。

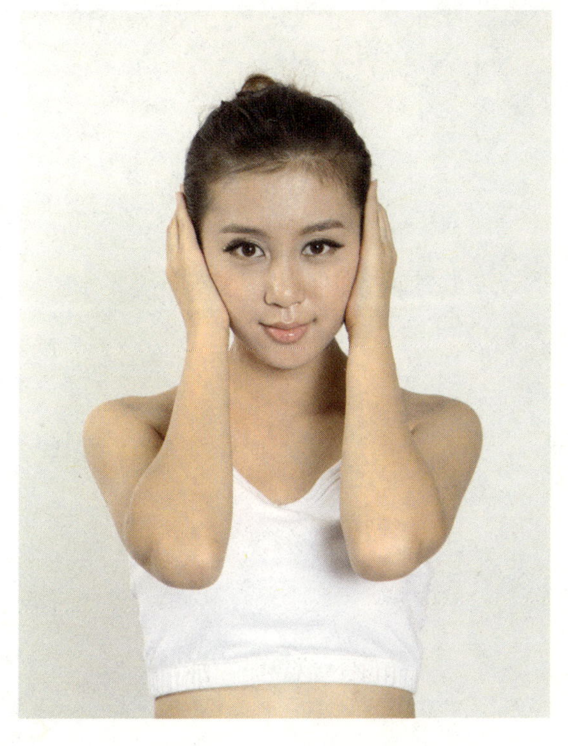

保健功效

鸣天鼓活跃肾脏，具有护肝、明目、强肾的功效，特别适合于肝肾阴虚的老人使用。

鸣天鼓注意事项

鸣天鼓可以在早晨起床前、晚上临睡前进行，在床上盘腿静坐，依法练习，不要说话，不要分心。每天练习，长期坚持

操作时要注意，叩击动作的轻重，要视自身耳部所能承受的程度而定，不能一味追求力度，否则容易造成耳部不适或意外伤害的发生。患中耳炎或鼓膜穿孔的人不能弹脑

点穴按摩，眼不花耳不聋的秘诀

按压听宫穴

快速取穴：耳屏正中的前方，张开嘴巴时的凹陷处即是听宫穴。

取穴原理：加速内耳血液循环，促进气血运行，维持内耳血液神经的正常功能。

按摩方法：微微张嘴，用食指或中指指腹缓缓用力按压听宫穴 1~3 分钟。

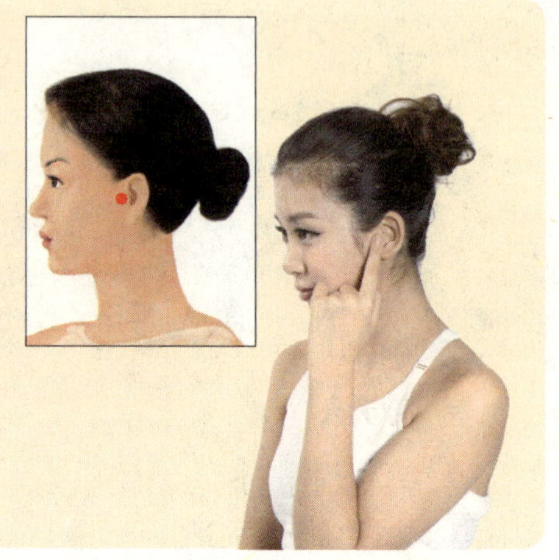

按压听会穴

快速取穴：在耳屏下缘前方，张嘴时的凹陷处即是听会穴。

取穴原理：疏通耳朵的气血运行，改善耳鸣和听力下降的症状。

按摩方法：微微张嘴，用食指指腹缓缓用力按压听会穴 1~3 分钟。

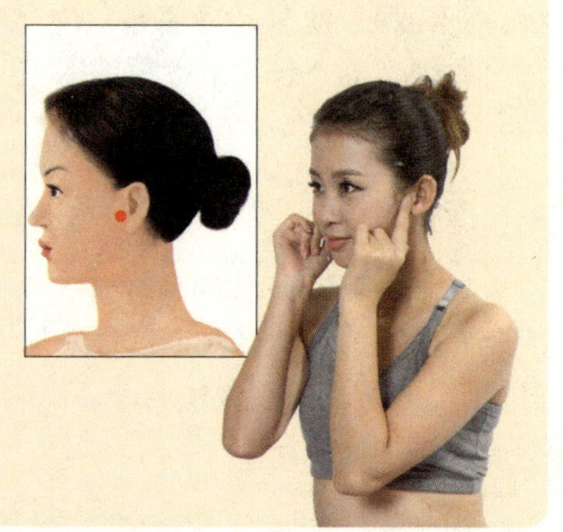

按揉翳风穴

快速取穴：头部偏向一侧，将耳垂下压，其所覆盖范围中的凹陷处即是翳风穴。

取穴原理：促进耳内血液循环，刺激听神经，缓解耳鸣、耳痛等症状。

按摩方法：张口，用双手拇指或食指指腹缓缓用力按揉翳风穴 1~3 分钟。

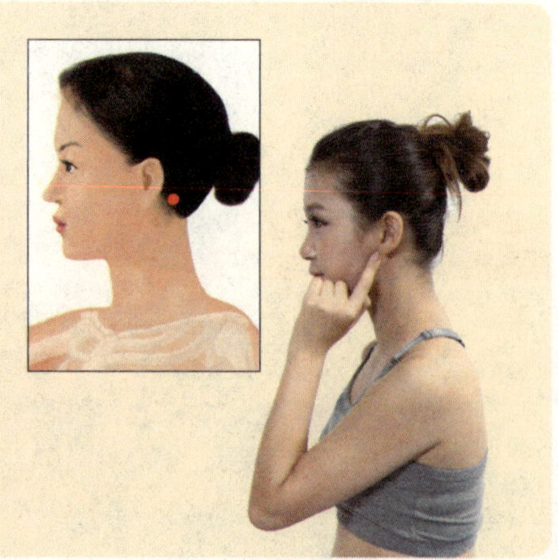

治肾虚耳鸣，必找养肾方

中医认为，耳鸣与脾、肾两脏虚衰有密切关系。脾虚下陷，清阳不升，肾虚精脱，耳窍失养，均可引起耳鸣。故中医治疗耳鸣常采用“益气补肾”之法。除了肾虚以外，风热侵袭、肝火上扰、痰火郁结、气滞血瘀、气血亏虚等不同的原因都可以引起耳鸣。因此，需要仔细加以分辨，采取针对性的治疗措施。

预防胜于治疗

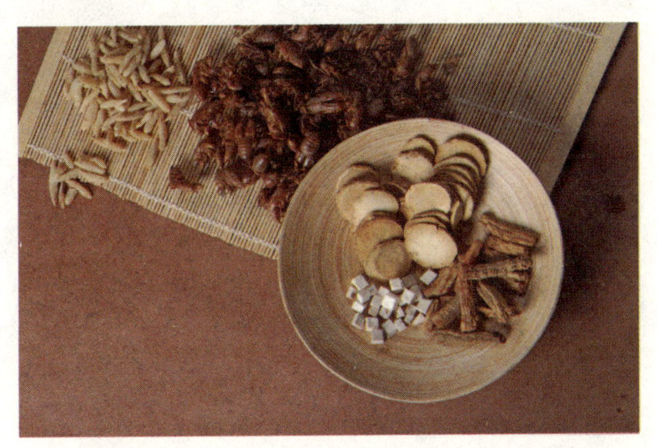

避免噪声污染：在高强度噪声环境中工作的人尤其要注意噪声防护，如佩戴防护耳罩、耳塞等。此外，不要长时间、大音量地使用随身听耳机。

避免精神紧张和疲劳：长期处于精神高度紧张或身体疲劳状态，均易使耳鸣加重，因此适当调整工作节奏是有益的。

合理用药：耳鸣患者因为其他疾病就诊时，不要忘记告诉医师自己患有耳鸣。因为有些药物会使你已有的耳鸣症状加剧。

改变不良生活习惯：咖啡因和酒精常使耳鸣症状加重；吸烟可以使血氧下降，而内耳毛细胞又是一种对氧极其敏感的细胞，所以缺氧会对毛细胞造成损害。平时要注意少吃肥腻、甜食，以防积滞成痰，加重病情。肾虚耳鸣者，尤要减少温燥食物的摄入量。

常吃有活血作用的食物：活血化瘀的食物能扩张血管，改善血液黏稠度，有利于保持耳部小血管的正常微循环。可常食用黑木耳、韭菜、红葡萄酒、黄酒等。

治肾虚耳鸣验方

验方一：党参30克，黑胡椒10克（布包），白鸽1只（去毛及内脏），加清水适量，稍加盐，以小火炖熟，食肉喝汤，连服5~7天。本方适用于肾阳虚、中气下陷所引起的耳鸣。

验方二：女贞子20克，旱莲草15克，桑葚10克，共水煎，分2次服用，每日1剂，连用半个月为1疗程。本方适用于肝肾阴虚所致的耳鸣及耳聋。

耳聋从肾调是极好的

中医认为，肾开窍于耳。肾精充足，则听力正常；肾精不足，则听力下降，当以补肾益精为治。

聪耳酒

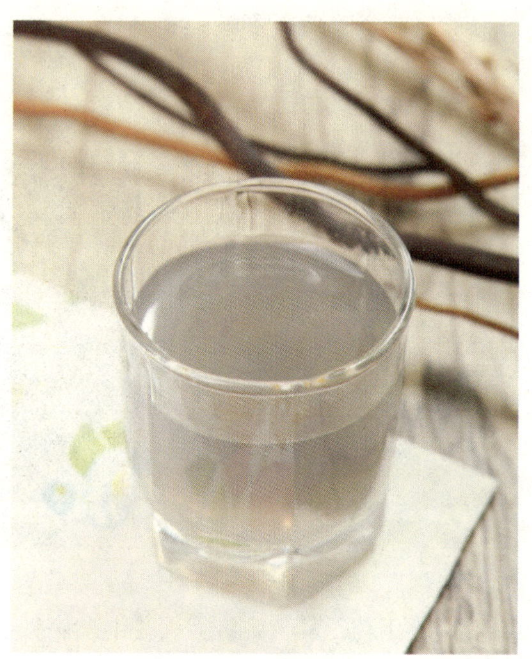

材料 核桃肉60克，五味子40克，白酒1000毫升，蜂蜜30克。

做法

1. 将核桃肉、五味子捣碎，浸入白酒坛中，密封存储。
2. 隔日振摇1次，10日后过滤，调入蜂蜜，搅匀，放入瓶中备用。
3. 随量饮用，以不醉为度，每日1～2次。

功效 滋阴补肾，聪耳止遗。适用于肾虚所致的头晕目眩、耳聋失聪、腰膝酸痛、阳痿遗精、小便频数等病症。

猪肾炒韭黄

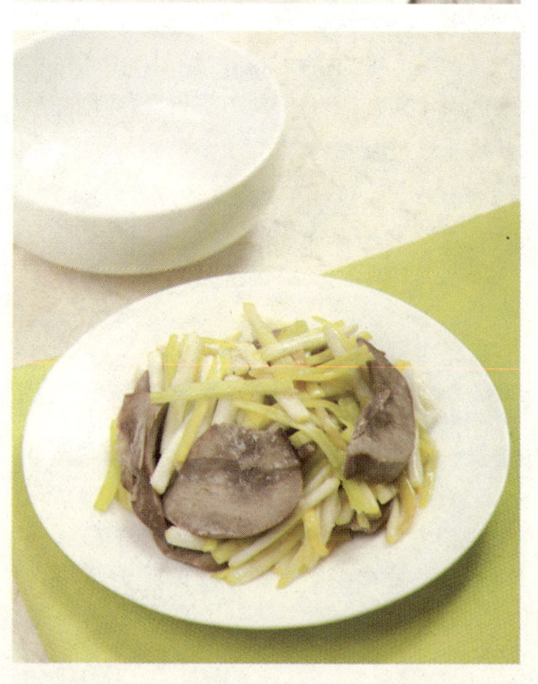

材料 猪肾1个，韭黄100克，盐、姜、味精各适量。

做法

1. 猪肾洗净，切成薄片；韭黄洗净，切成小段。
2. 锅置火上，放入适量油，油八成热时，放入猪肾，炒透后放入韭黄、姜丝。
3. 韭黄熟后，加盐、味精调味即成。

功效 补肾强腰，适用于肾虚腰痛、慢性腰肌劳损、老人肾虚耳鸣、肾虚遗精等病症。

第六章

25 种特效食材，厨房自有补肾“良药”

韭菜

补肾壮阳的“起阳草”

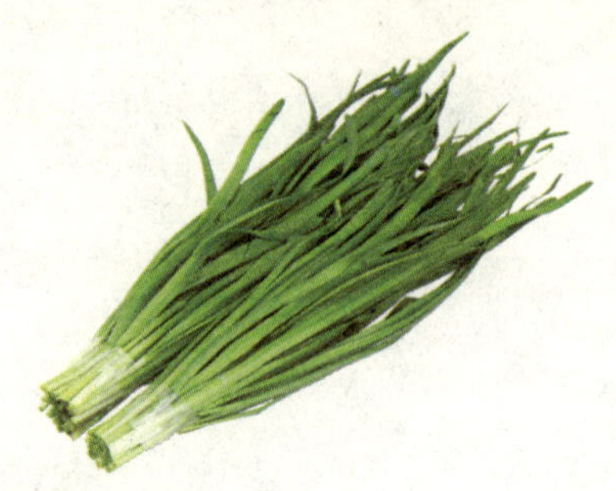

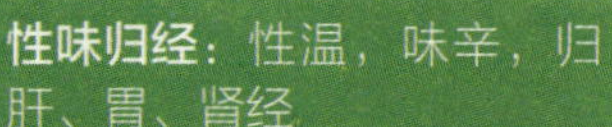

性味归经：性温，味辛，归肝、胃、肾经

推荐用量：每天100～200克

在中医里，韭菜有一个很响亮的名字——“起阳草”。因其具有温补肝肾、助阳固精的作用，对中老年人性功能衰退、性器官萎缩等有温壮滋润的作用。中医习惯以韭菜治疗肾阳不足引起的阳痿、早泄、遗精、遗尿或小便频数清长、女子白带增多、腰膝冷痛等病症。

韭菜子养肾二方

1. 将韭菜子10克研细末，先将100克粳米加水煮沸，待熟时，加入韭菜子、精盐，同煮成稀粥。每日1剂，可补肾壮阳，固精止遗。

2. 将10克左右的韭菜子粉放入半小杯温开水中，摇匀后喝下，中午晚上各1次，饭前饭后均可。对于肾气不固所致的遗精、尿频、遗尿、带下清稀均有效果。

· 春吃韭菜养阳

中医认为，春夏宜养阳。“正月葱，二月韭”，每年农历二月是吃韭菜最黄金的时节。这时的韭菜不但最鲜嫩，营养也最高。韭菜不但能促进食欲、杀菌消炎，春天多吃些还能祛阴散寒，起到养肝助阳的作用。

韭菜吃法多样，但不同韭菜略有区别。紫根韭菜粗纤维少，营养价值高，味道好，适合包饺子；白根韭菜水分大，比较鲜嫩，适合快炒着吃。另外，隔夜的熟韭菜亚硝酸盐含量增多，不宜再吃。

· 喝酒时吃韭菜当心伤阳

男人爱酒，也爱有着“起阳草”之称的韭菜，鸡蛋炒韭菜，加上一碟花生米，来上几口酒，男人们就好这口。殊不知，这样的搭配不但起不到“壮阳助性”的效果，吃多了还会伤及脾胃阳气。《本草纲目》中说：“韭菜多食则神昏目暗，酒后尤忌。”

· 抗衰老搭配

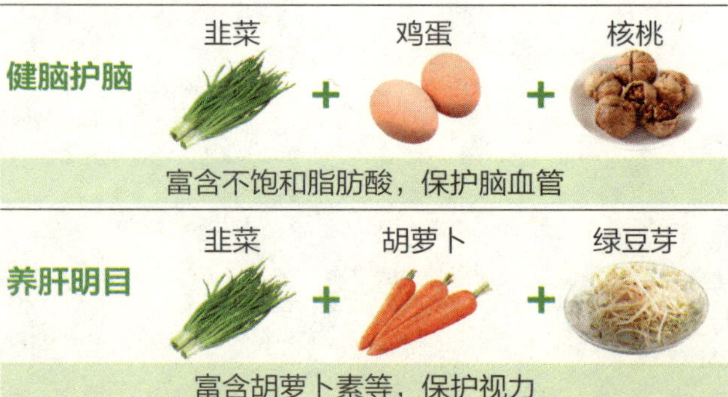

· 补肾食疗方

韭菜摊鸡蛋

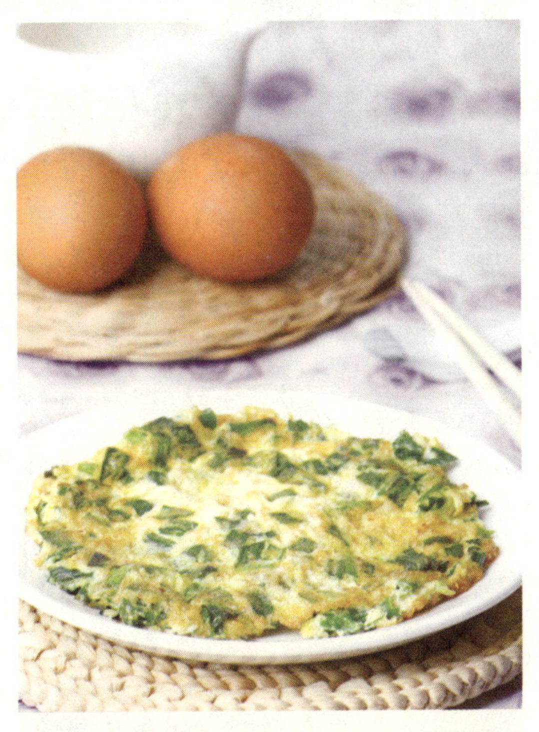

材料 韭菜150克，鸡蛋3个

调料 盐3克。

做法

1. 将韭菜择洗干净，切小段；鸡蛋打成蛋液；
2. 将韭菜段放入蛋液，加盐搅匀；
3. 锅置火上，倒油烧至五成热，将韭菜鸡蛋液倒入，摊至熟即可。

功效 韭菜和鸡蛋一起食用，可以起到补肾、行气、止痛的作用，对调理阳痿、尿频、肾虚、痔疮及胃病亦有一定效果。

韭菜炒羊肝

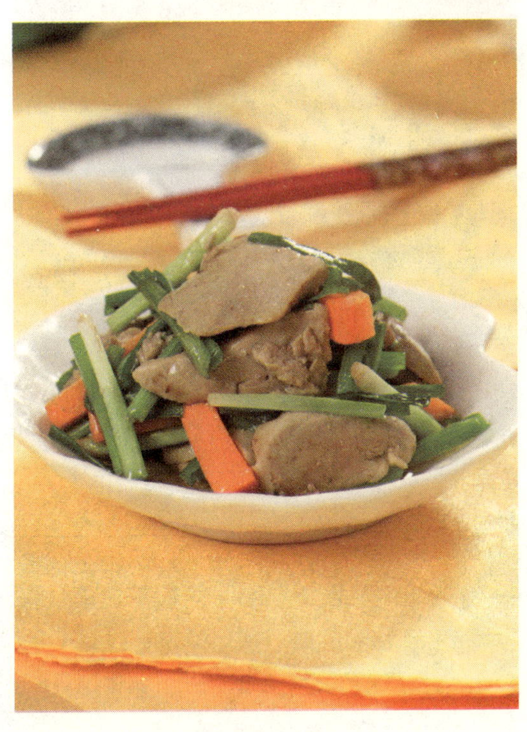

材料 韭菜150克，羊肝120克，胡萝卜50克。

调料 姜丝、盐、黄酒各适量。

做法

1. 韭菜、胡萝卜洗净后切成5厘米长的段备用，羊肝洗净切成薄片备用。
2. 油锅烧热，先下入姜丝爆香，再下入羊肝片和黄酒炒匀，再放韭菜段、胡萝卜段和盐，急炒至熟。

功效 本方具有补肾壮阳，生精补血，养肝明目的功效。

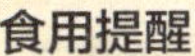

食用提醒

阴虚火旺、腹泻以及有溃疡病、眼睛不适的人慎食韭菜。

泥鳅

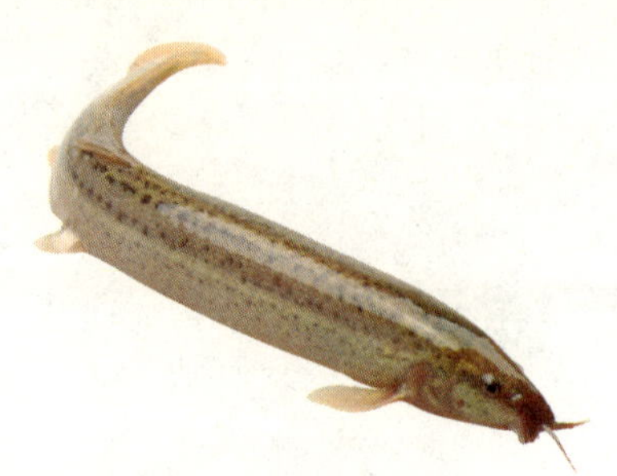

添精益髓，常吃身体棒

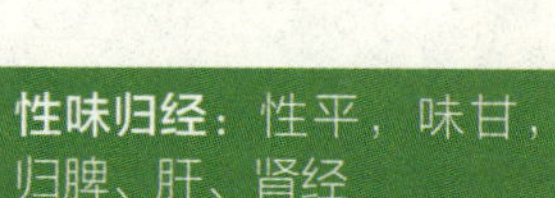

性味归经：性平，味甘，归脾、肝、肾经
推荐用量：每天80克

泥鳅有养肾生精的功效，其富含的赖氨酸是精子形成的必要成分，因此，常吃泥鳅不但能促进精子形成，还有助于提高精子的质量，对成年男人调节性功能有较好的帮助。

泥鳅养肾二方

1. 泥鳅120克，用油煎黄，再加入黄芪、党参、大枣各15克，山药30克，生姜5克，加水同煎，去渣取汁服。补脾、益气、养血。

2. 将泥鳅10条，阴干，除去头尾，炒至外表焦黑色，内部黄褐色，再与等量荷叶研末，每次吞服1～3克，每日服2次，可用于糖尿病的辅助食疗。

· 男人多喝泥鳅豆腐汤可壮阳

《本草纲目》中记载泥鳅有暖中益气之功效，对利小便、壮阳、化痔都有一定功效。据了解，韩国人常喝泥鳅汤壮阳强性，而我国民间也有一道保健价值很高的菜——泥鳅豆腐汤。泥鳅与豆腐搭配，不但在味道和口感上会增色不少，更重要的是补钙、补锌、补铁，使菜肴的进补功效大大提高。

· 用泥鳅进补宜炖汤

泥鳅素有“水中人参”的美誉，适合老人，哺乳期妇女，营养不良、病后体虚、贫血者进补。用泥鳅进补最适合炖汤，制成汤，一方面能能很好地杀死泥鳅体内的寄生虫；另一方面可以更好地吸收蛋白质、钙、铁、锌等营养。炖前，先将泥鳅放在有蛋清液的清水盆中养两天，让它们把体内的脏物排干净，之后洗净烹饪。

· 抗衰老搭配

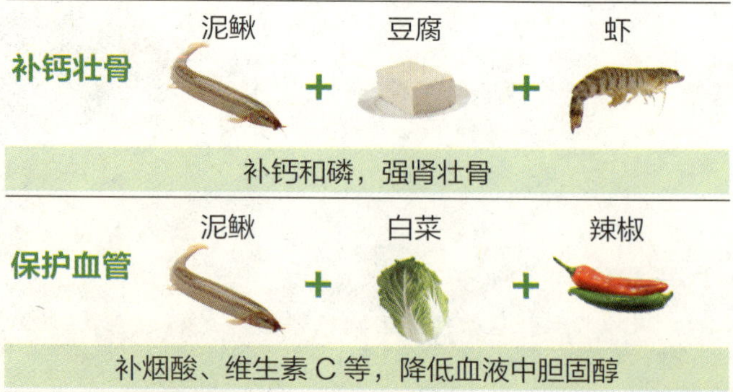

· 补肾食疗方

黄芪红枣泥鳅汤

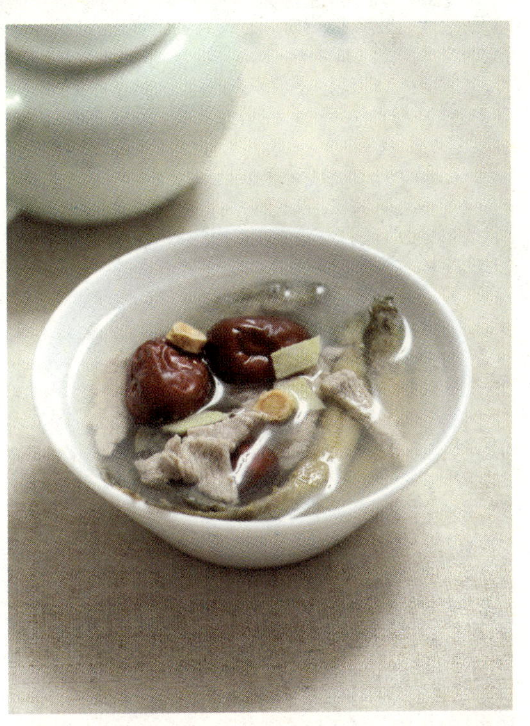

材料 泥鳅200克，瘦猪肉100克，干红枣10克，黄芪15克。

调料 姜片、盐各适量。

做法

❶ 红枣泡发、去核、洗净；黄芪洗净；猪肉洗净，切片，用开水氽2分钟，捞起洗净。

❷ 泥鳅用开水烫一下，去杂，洗净、晾干。

❸ 将泥鳅用油煎至两面微黄后，装盘备用。

❹ 在汤煲内加水烧开，放入备好的材料及姜片烧开，用小火煲约1小时，加入盐调味即可。

功效 本汤品富含蛋白质、脂肪、多种维生素以及钙、磷、铁等矿物质，具有暖腰补肾、健脾润肺的功效。

泥鳅炖豆腐

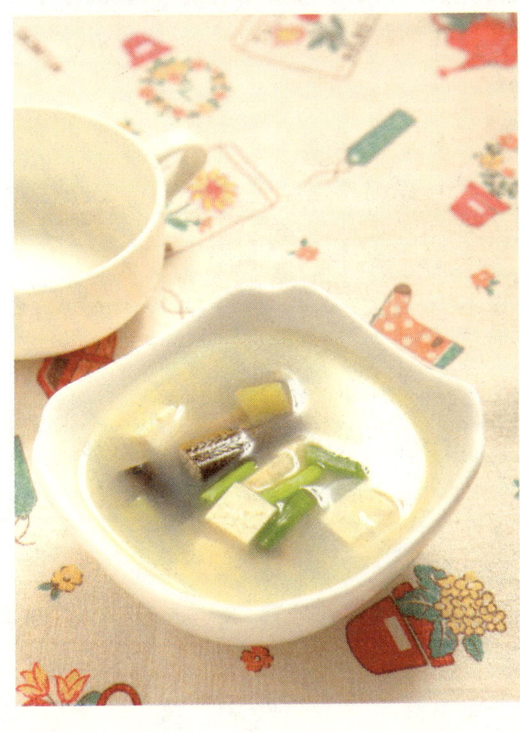

材料 泥鳅3条，豆腐300克。

调料 蒜末、姜末、腐乳、青蒜各适量。

做法

❶ 泥鳅处理好，洗净；豆腐用水冲净；青蒜洗净，切段。

❷ 锅中倒油烧热，爆香姜末、蒜末。

❸ 另取锅加水、豆腐和泥鳅煮开，并撇净浮沫，倒入姜蒜油，加盐，大火烧开转中火炖。

❹ 腐乳加水捣成汁，倒入汤中，小火煮20分钟，最后撒上青蒜段即可。

功效 养肾生精。

食用提醒

热性体质和有皮肤病的人要尽量少吃泥鳅。

山药

亦食亦药，益肾填精

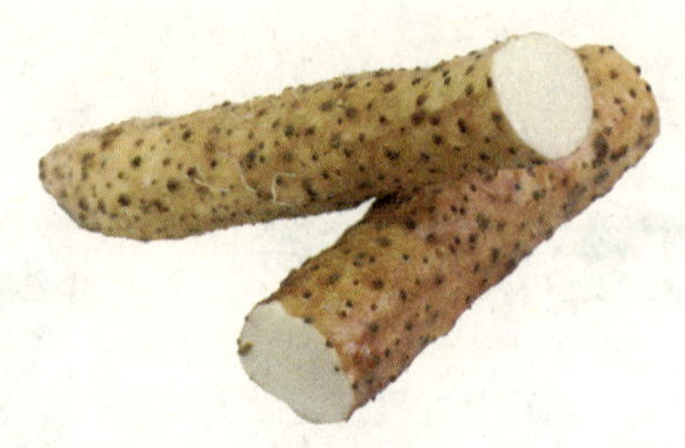

性味归经：性平，味甘，归肺、脾、肾经
推荐用量：每天80克

中医认为，山药色白入肺，味甘补脾，汁液黏滑益肾，可同时作用于肺、脾、肾三脏，具有补肺、健脾、固肾、益精的功效。可用来治疗慢性肠胃炎、肺虚咳嗽、脾虚久泻、肾气不足等病症。山药所含的黏蛋白，对心血管有好处。山药热量低，是助消化、降血糖、预防肥胖的佳品。

山药养肾二方

1. 鲜山药片、姜黄片各7克，蜂蜜少许。山药片和姜黄片捣成糊，用蜂蜜调匀。此方能够促进皮肤血液循环，外敷于颈椎疼痛处有通肾气、活络止痛、祛风散寒的功效。

2. 鲜山药100～200克洗净、去皮、切块，与糯米100克，加水同煮成粥即可。山药糯米粥可健脾，益肾，补肺。

· 山药既补肾阴又补肾阳

山药性味平和，既能补阳以强健脏腑功能，又能补阴以充养物质基础，对于肾阴虚的人以及肾阳虚的人都适合食用，是肾虚者的补肾最佳选择。而且，它扶正而不会恋邪，在病邪存在之时也可采用。

· 山药久烹营养易流失

山药烹调的时间最好不要过长，因为久煮容易使淀粉酶遭到破坏，降低其健脾、助消化的功效，还可能破坏其他不耐热或不耐久煮的营养成分，造成营养流失。

· 抗衰老搭配

促进大脑活性	山药	+	鲱鱼	+	柚子
富含叶酸和维生素 C 等，促进新陈代谢					
提高免疫力	山药	+	猪瘦肉	+	小葱
富含膳食纤维和维生素，可排出毒素、健体强身					

· 补肾食疗方

山药乌鸡汤

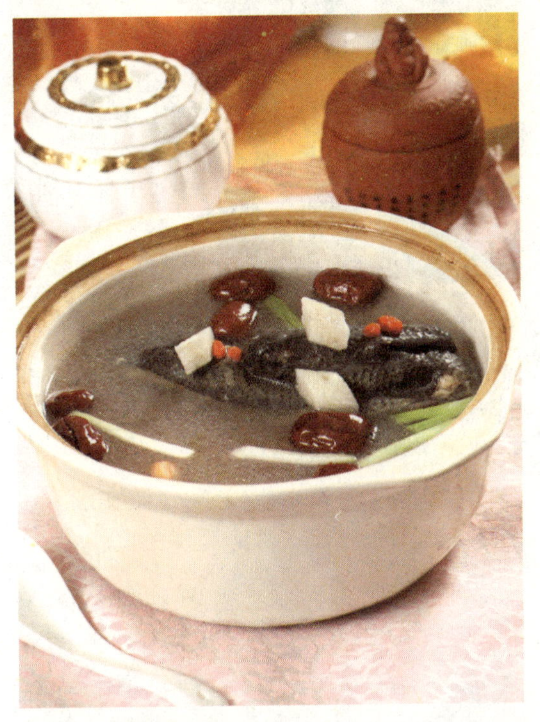

材料 乌鸡1只，山药100克，枸杞5克。

调料 盐3克，葱段5克，姜片5克。

做法

❶ 山药去皮洗净，切片；乌鸡宰杀去内脏，洗净，焯烫后捞出，冲洗干净；枸杞泡洗干净。

❷ 煲锅内加适量清水煮沸，放入乌鸡、姜片、葱段，大火煮沸后改小火煲约1小时，加山药片煮20分钟，加枸杞续煲10分钟，加盐调味即可。

功效 乌鸡有补肝肾、益气血、退虚热的功效；山药可增强人体免疫力。两者搭配能提高肾功能、延缓衰老。

加味山药粥

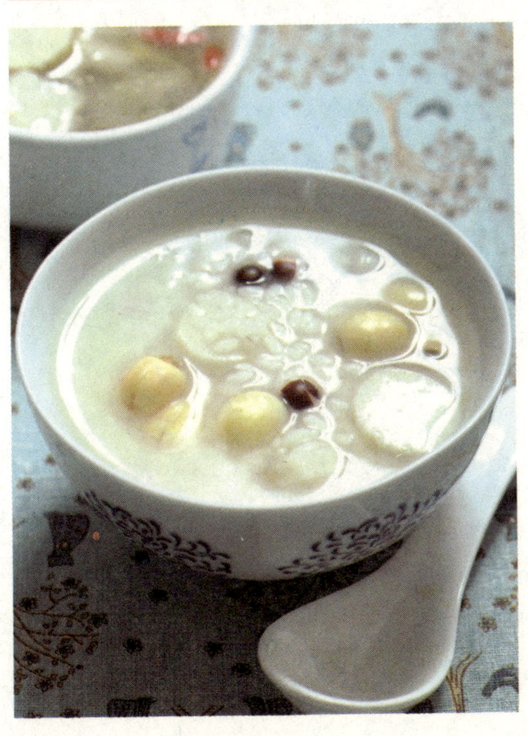

材料 干山药片、芡实各30克，莲肉15克，糯米50克。

调料 白糖适量。

做法

❶ 糯米淘洗干净，倒入锅中，加适量水、山药片、芡实、莲肉，大火煮开。

❷ 转小火，继续熬煮，待粥煮熟后，加适量白糖调味即可。

功效 此粥能补脾利胃、补肾固精、滋阴养肺，适用于肾虚遗精、脾虚、气血不足的患者经常食用。

食用提醒

感冒、大便干燥及肠胃积滞者不宜食用山药。

核桃

生吃补脑，熟吃补肾

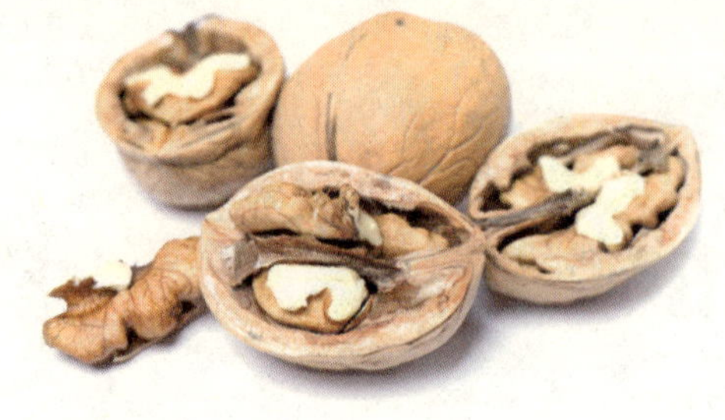

性味归经：性温，味甘，归肾、肺、大肠经
推荐用量：每天20~30克

核桃又名胡桃，与扁桃、腰果、榛子一起，并列为世界四大干果。《神农本草经》将核桃列为久服轻身益气、延年益寿的上品。核桃营养丰富，被誉为“长寿果”。

核桃养肾二方

1. 核桃仁100克，去皮。锅内放少量水及白糖，熬成浓汁，投入核桃肉，拌炒。换锅将香油加热，投入粘满糖汁的核桃肉，小火炸至金黄色即可。可辅助调理阳痿。

2. 核桃仁300克，枸杞、女贞子各150克，炒莲子200克，炒大枣50克，加入低度白酒浸泡，每天搅动一次，半个月后加蜂蜜。每天适量饮用，可调理因肾精亏虚引起的失眠健忘、头晕耳鸣等病症。

· 熟吃核桃补肾阳

熟吃核桃温补肾阳作用会更强，一天三餐都可。早餐用核桃粉冲一杯糊喝，或加入牛奶中，味道很不错；午餐做个韭菜炒核桃；晚餐煲一锅杜仲核桃猪腰汤，或者在煮粥时加几颗核桃仁，简单方便，养生效果明显。

· 食用过多致胆固醇升高

核桃不宜过多食用，因为核桃含有较多的脂肪，如果无法充分利用，就会被人体作为胆固醇储存起来，从而损害健康。而且加热后，核桃中的少部分不饱和脂肪酸会被氧化，吃多了会引起血脂升高，所以食用核桃要适量。

· 抗衰老搭配

补肾壮阳	核桃仁	+	韭菜	+	枸杞
	富含锌，适用于肾阳亏虚、腰膝冷痛、阳痿等病症				
活血化瘀	核桃仁 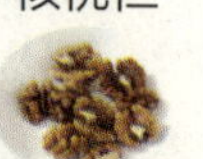	+	山楂	+	洋葱
	富含黄酮类，可预防血脂升高、扩张血管，还可补肾健脾				

· 补肾食疗方

琥珀核桃

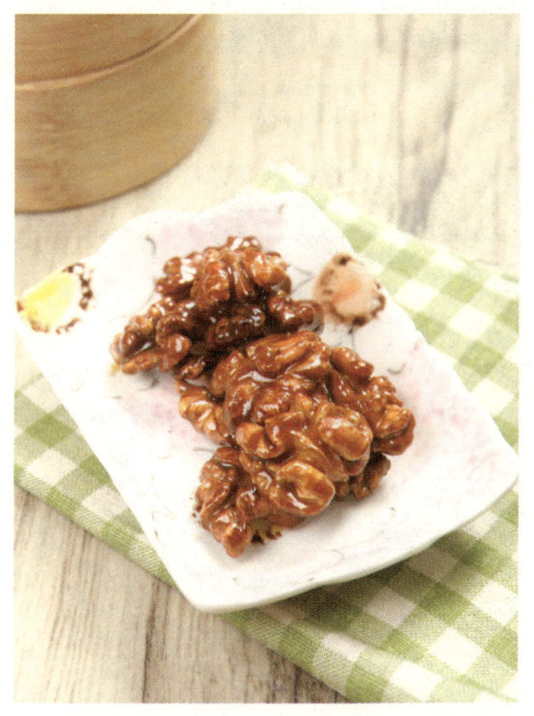

材料 核桃仁300克，白糖150克。

调料 盐、油适量。

做法

1. 将核桃仁放入开水中，撒入少量盐，浸泡10分钟，洗净。
2. 锅置火上，放入白糖及少量水，熬至糖汁浓稠时，投入核桃仁，拌炒，使糖汁包裹在核桃仁上。
3. 换锅，倒入适量油，加热后，投入核桃仁，用小火炸至金黄色，捞出，凉凉后，即可食用。

功效 补肾固精，温肺定喘，适用于老年人肺肾阳虚气弱、阳痿、遗精、小便频数、咳嗽气喘等病症。

核桃仁炒韭菜

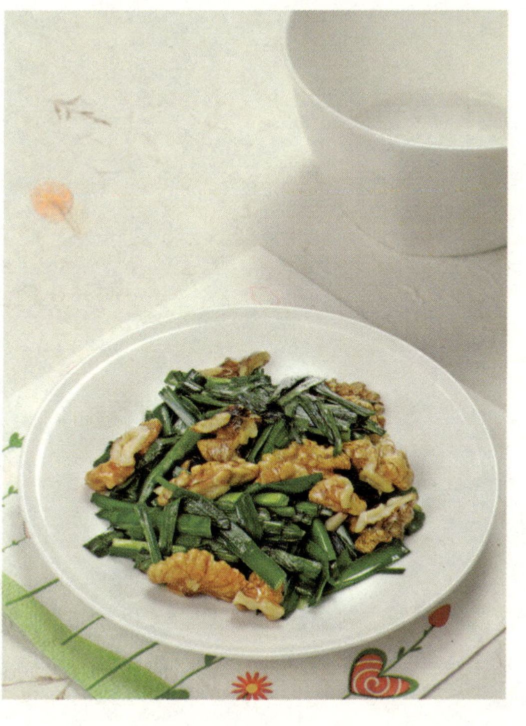

材料 韭菜250克，核桃仁60克。

调料 香油、盐各适量。

做法

1. 韭菜洗净，切成3厘米长的段备用。
2. 核桃仁冲洗干净，沥干。
3. 锅内倒入香油，烧至六成热，放入核桃仁炒至表面色黄，再下入韭菜一起翻炒，加盐炒匀即可。

功效 韭菜和核桃仁均有补阳益肾的功效，两者搭配，能起到更好的补肾效果。

食用提醒

核桃易生痰，不适宜咳嗽、咳痰和感冒患者食用。

板栗

补肾壮腰的佳品

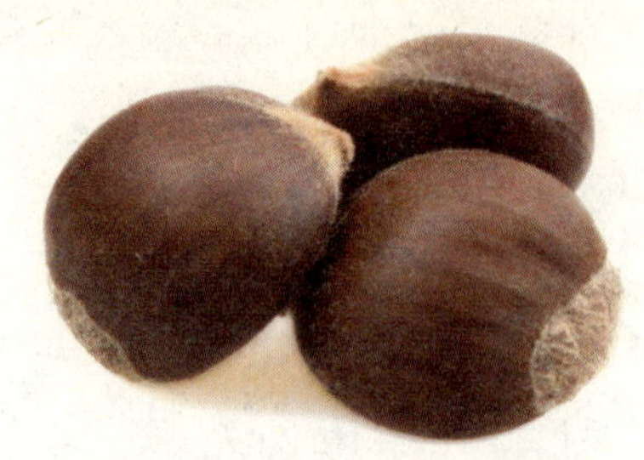

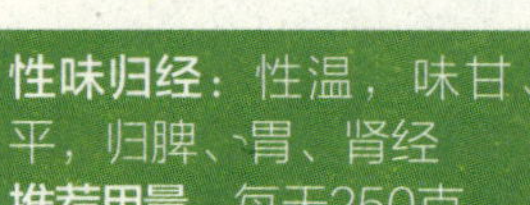

《本草纲目》中指出："栗治肾虚，腰腿无力，能通肾益气，厚肠胃也。"而唐代的孙思邈也曾说："栗，肾之果也，肾病宜食之。"板栗能补脾健胃、补肾强筋、活血止血，对肾虚有良好疗效，被称为"肾之果"。

· 生吃板栗可养肾

孙思邈在《备急千金要方·食治》中说："生食之，甚治腰脚不遂。"最好是每天早晨和晚上，把新鲜板栗放在口中细细咀嚼，直到满口白浆，慢慢吞咽下去，有很好的补益作用，可有效预防和改善肾虚、腰酸腿痛等病症。

· 板栗食用不宜过量

板栗一次不宜吃得过多，不然会出现胃肠饱胀的不适感，而且板栗含淀粉较多，饭后吃容易导致摄入过多热量，增加肥胖的概率。最好在两餐之间把板栗当成零食，或做在饭菜里吃，而不要在饭后大量吃。

板栗养肾二方

1. 板栗30克，红枣10枚，山药15克，生姜6克，大米100克。把所有食材处理好后，放入锅中加水煮成稀粥食用，可益肾、养脾胃。

2. 板栗8枚去壳、去皮，加水煮沸后，放入红糖适量，煮熟后吃板栗喝汤，每晚睡前服食，连食2~4周，可健脾补肾，适用于病后体虚、四肢酸软无力。

· 抗衰老搭配

健脾养肾	板栗	+	鸡肉	+	红枣
含铁丰富，有造血、养肾、健脾功效					
防治口腔溃疡	板栗 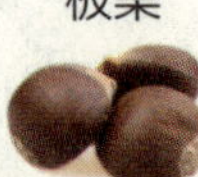	+	柚子 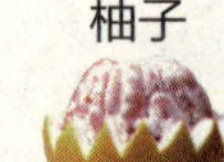	+	蜂蜜 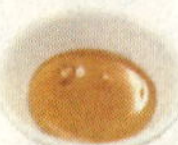
含维生素C和维生素 B_2，有助伤口愈合，有益于口腔溃疡					

· 补肾食疗方

板栗焖仔鸡

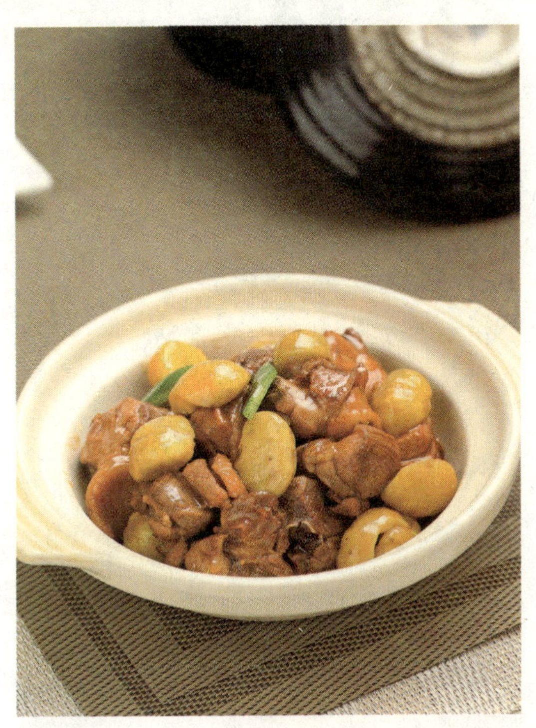

材料 仔鸡1只（约400克），板栗100克。

调料 葱花、姜片、花椒粉、酱油、料酒、白糖、盐各适量。

做法

1. 仔鸡洗净、斩块，氽透后捞出；板栗洗净、煮熟、取肉。
2. 炒锅内倒入植物油，烧至七成热，加葱花、姜片和花椒粉炒香。
3. 倒入鸡块和板栗肉翻炒均匀，加酱油、料酒、白糖和适量清水大火煮沸。
4. 转小火焖至鸡块熟透，用盐调味即可。

功效 仔鸡肉有温中益气、补虚填精、健脾利胃、活血的功效，搭配板栗，更能起到补血、健脾、益肾的效果。

果酱板栗饼

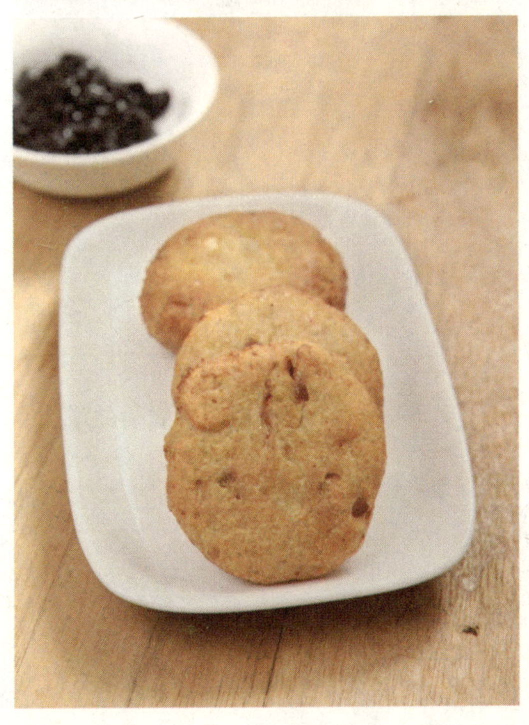

材料 板栗肉250克，果酱80克，精面粉150克，芡实50克。

调料 白糖200克，奶粉50克，鸡蛋2个。

做法

1. 将板栗和芡实碾成粉，放入盆中，打入鸡蛋，放入白糖、精面粉、奶粉、水以及 50 毫升菜油，搅拌均匀，做成一个个直径 3 厘米左右的板栗圆饼。
2. 锅置火上，倒入足量菜油，待其烧至七成热后，分批放入板栗饼，炸至表面金黄色浮起后捞出，配以果酱即可食用。

功效 益精固肾，健脾祛湿。

食用提醒

糖尿病患者，有上火症状的人不宜多吃板栗。

干贝

补肾滋阴，营养美味

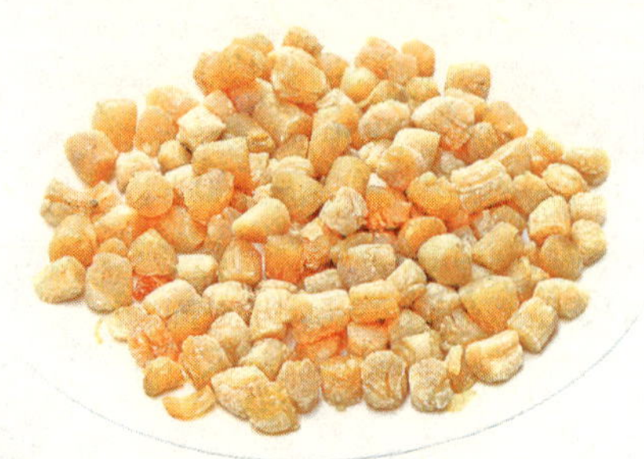

性味归经：性平，味甘、咸，归肾、脾经
推荐用量：每天200克

扇贝又名海扇，干贝就是扇贝的干制品，富含锌、蛋白质、钙、铁等多种营养成分，还含有鲜味物质谷氨酸钠，味道极鲜，与新鲜扇贝相比，腥味大减。可滋阴补肾、辅助降压、降胆固醇，增强免疫力，经常食用对促进脑细胞发育、活化脑细胞有极大益处。

· 干贝炖汤补肾阴

《本草求原》说，干贝“滋真阴，止小便”。《本草从新》中说，此物能“下气调中，利五脏，疗消渴，消腹中宿食”。干贝所含蛋白质异常丰富，相当于牛肉、鸡肉、明虾的3倍，其矿物质含量也远在鱼翅、燕窝之上，且不寒不燥，是滋阴补肾的佳品，还能有助于消化，适宜炖汤或炒食。

· 干贝与香肠同食不易消化

干贝与香肠不能同食，因干贝含有丰富的胺类物质，香肠含有亚硝酸盐，两种食物会结合成亚硝胺，影响人体健康。同时，适量食用可滋养肾阴，有助于消化，但不宜过量，过量会影响胃肠的消化功能，导致食物积滞。

干贝养肾二方

1. 用干贝1粒，用黄酒稍润，拆丝，随后炖服，多服几次，调理老年人消化不良、食欲不振，还能调理肾虚引起的夜尿频多。

2. 糯米100克，海带结60克，胡萝卜片40克，干贝25克加适量调料，熬煮成粥，味道鲜美，养肾补脾。

· 抗衰老搭配

滋阴益肾	干贝	+	鸡蛋	+	面粉
富含蛋白质和铁，滋阴养血，益肾					
美容养颜	干贝	+	丝瓜	+	玉米
含有B族维生素、维生素C、维生素E等护肤营养素					

· 补肾食疗方

干贝豆腐汤

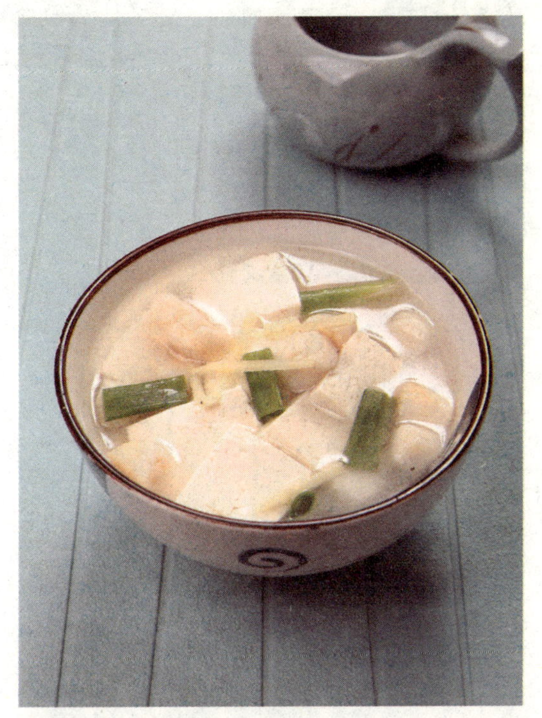

材料 豆腐300克，干贝25粒。

调料 葱段、姜丝各5克，盐适量。

做法

❶ 干贝洗净，用清水浸泡4小时；豆腐切成片。

❷ 砂锅中放入清水，大火烧开，撒入葱段、姜丝，稍煮片刻，然后再放入豆腐片、泡好的干贝，大火烧开后改中火，继续煮15分钟，加盐调味即可。

功效 滋阴补肾、和胃调中，能改善头晕目眩、咽干口渴、虚痨咳血、脾胃虚弱等病症，常食有助于调理血压。

蒜蓉粉丝蒸扇贝

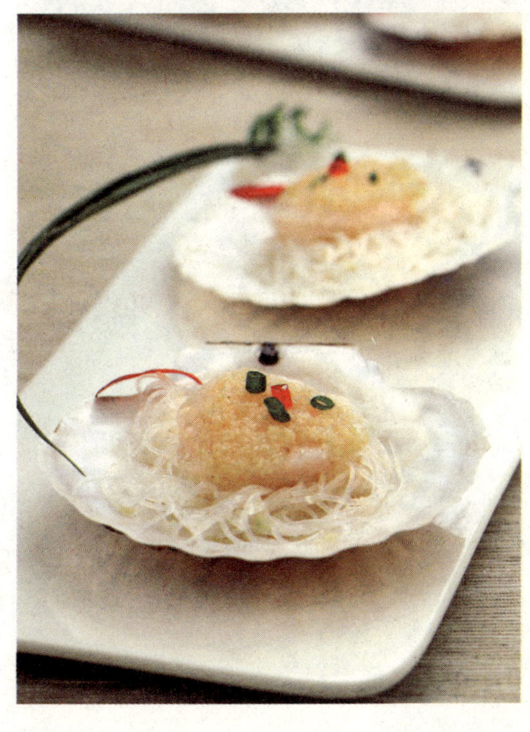

材料 扇贝350克（6个），粉丝、蒜蓉各50克。

调料 白糖、豉汁各5克，盐、葱花、姜各2克。

做法

❶ 粉丝剪断，用沸水泡软；姜洗净切末；扇贝放入水中，吐净泥沙，用小刀把扇贝肉从贝壳上剔下，扇贝壳烫后摆入大盘中，扇贝肉放回壳中。

❷ 小碗放白糖、豉汁、蒜蓉、姜末、盐拌匀；把粉丝放在贝壳上，然后依次放扇贝肉，淋上拌好的调料，上笼大火蒸约5分钟后取出，撒上葱花即可。

功效 滋补肾阴。

食用提醒

痛风患者不宜食用。

鲈鱼

健脾又补肾

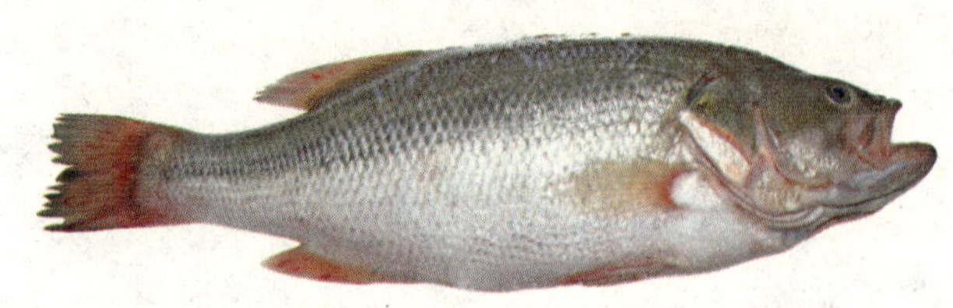

性味归经：性平，味甘，归脾、胃、肝、肾经
推荐用量：每日150克

鲈鱼具有补肝肾、益脾胃、化痰止咳的作用。《嘉佑本草》说鲈鱼“补五脏，益筋骨，和肠胃，治水气”，而在《本草衍义》中记载，鲈鱼“益肝肾”，可用于调理肝肾不足。鲈鱼还富含蛋白质、磷、铁、维生素 B_2、烟酸、维生素A等，有很好的滋补作用，对消化不良、水肿、女性胎动不安、小孩百日咳以及脾虚泻痢，有很好的调理效果。

· 秋末冬初的鲈鱼最养肾

鲈鱼富含蛋白质、维生素A、B族维生素、钙、镁、锌、硒等营养元素，具有补肝肾、益脾胃、化痰止咳之效，对肝肾不足的人有很好的补益作用，可以健脾补气、益肾、安胎，是十分养肾的食材。尤其是秋末冬初，成熟的鲈鱼特别肥美，鱼体内积累的营养物质也最丰富，所以是吃鱼的最好时令。

· 鲈鱼遇高温会破坏DHA

鲈鱼不要高温油炸，因为这会大大破坏其所含的DHA。鲈鱼忌与牛羊油、奶酪和中药荆芥同食，因为会影响营养物质的吸收。

鲈鱼养肾一方

鲈鱼1条，干怀山20克，干百合15克，枸杞少许，一起炖汤，能够安神补脑、健脾利胃、补肾益精，经常适量食用对肾脏有很好的补益功效。

· 抗衰老搭配

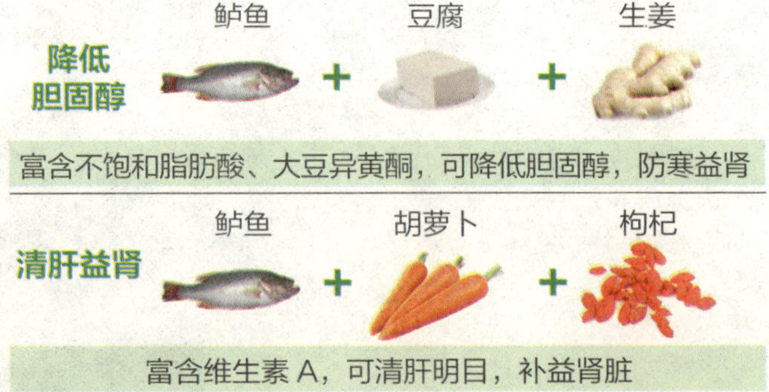

葱油烧鲈鱼

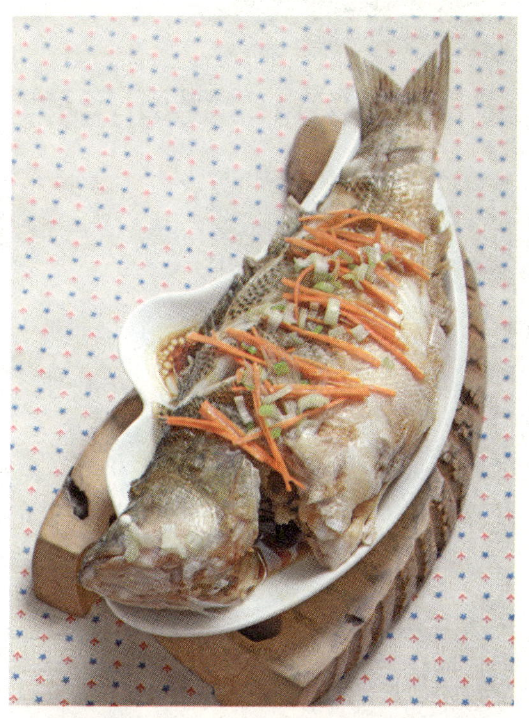

材料 鲈鱼1条，胡萝卜15克。

调料 姜片、葱花、料酒、盐、酱油、香油各适量。

做法

❶ 将鲈鱼去杂，洗净，在背上用刀斜切几刀，放入盘中，均匀地撒上少许盐；胡萝卜洗净，切丝。

❷ 将姜片、葱花、胡萝卜丝放入鲈鱼的盘中，倒入酱油、料酒。

❸ 蒸锅加水，大火烧开，放入鲈鱼，蒸10分钟。

❹ 鱼熟后立即取出，拣出葱姜，重新撒葱花；起油锅，烧开香油，均匀淋在鱼身上即可。

功效 鲈鱼富含多种营养物质，且口味鲜美，有补肝益肾、化痰止咳作用。

鲈鱼汤

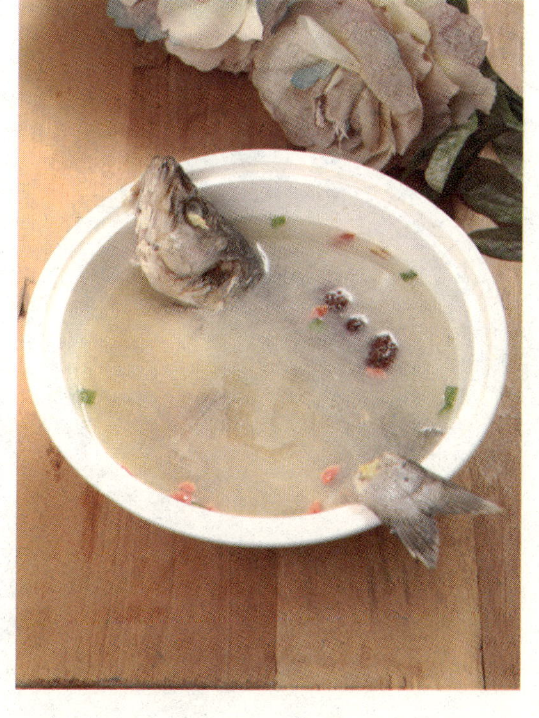

材料 鲈鱼500克，红枣10克，枸杞5克。

调料 葱花、姜末、盐各适量。

做法

❶ 鲈鱼收拾干净，洗净；红枣、枸杞分别洗净。

❷ 将鲈鱼放入锅中，加入适量清水和姜末、葱花、红枣、枸杞，大火煮沸，转小火炖煮至鱼肉熟烂，加盐调味即可。

功效 鲈鱼含丰富的蛋白质、铁质、钙质，以及各类维生素，加入补血的红枣和滋阴的枸杞炖汤食用，不仅味道鲜美，而且热量低，易于消化，对肾有很好的补益功效。

食用提醒

有皮肤病的患者忌食。

桑葚

滋阴补肾的“民间圣果”

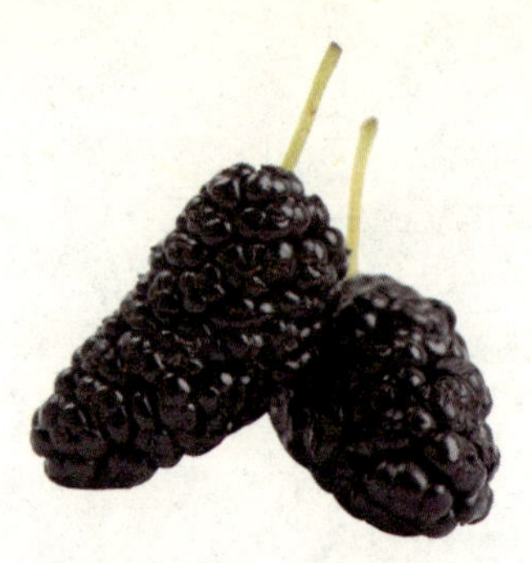

性味归经：性寒，味甘、酸，归肝、肾经
推荐用量：每天9～15克

桑葚又称桑果、桑枣，性寒，味甘、酸，有补肝、益肾、滋阴之功，具有滋补肝肾、养血祛风、生津止渴、润肠通便、驻容颜、抗衰老的作用。肾虚之人，尤其是肾阴不足者，食之最宜。现代医学认为，桑葚含有丰富的活性蛋白，具有增强免疫力的功效。

桑葚养肾二方

1. 桑葚膏：用桑葚煎制而成。每次服9～15克（约1羹匙），每天2次。可用于肝肾阴虚，头晕眼花，头发早白，大便秘结等病症。

2. 桑葚女贞子汤：桑葚干品6克，女贞子干品、旱莲草干品各3克。将所有材料一齐放入杯中，冲入沸水，盖盖子闷泡8分钟后即可饮用。

· 冬季食桑葚等黑色食物更养肾

“万物藏，肾气水旺”，冬季时节，养“藏”而固肾气，冬天补肾最合时宜。而黑色独入肾经，食用桑葚、黑芝麻、黑米、黑豆等黑色食品，能够益肾强肾，增强人体免疫功能，延缓衰老。

· 桑葚性寒，多食易伤胃

很多人将桑葚晒成干后食用，但是要注意，食用干桑葚不能贪多，且应在饭后吃，因为桑葚性甘寒，吃多了会影响脾胃功能，尤其对于胃口本来就不好的人，干桑葚吃多了会影响食欲。

· 抗衰老搭配

补肝益肾：桑葚 + 葡萄 + 冰糖

富含活性蛋白，能补肝益肾，还可清肺止咳、明目

补肾益精：桑葚 + 糯米 + 大米

养血润燥，对消除疲劳、改善记忆力有益

桑葚枸杞猪肝粥

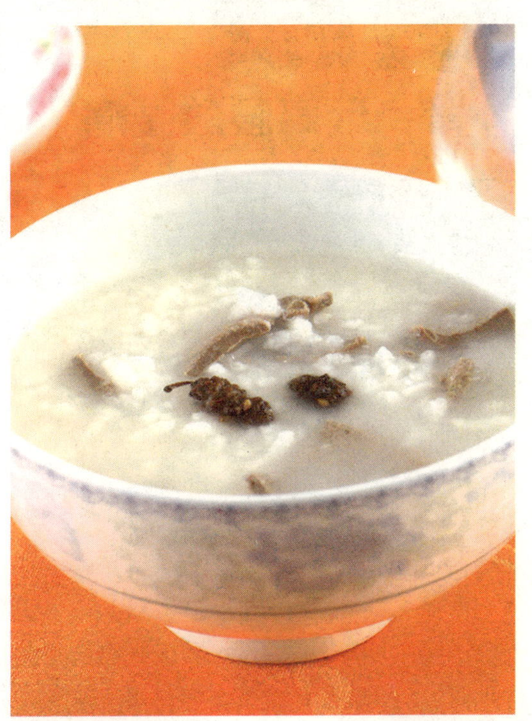

材料 大米、猪肝各100克，桑葚15克，枸杞10克。

调料 盐适量。

做法

1. 大米淘洗干净，用冷水浸泡半小时，捞出，沥干水分；桑葚洗净，去杂质；枸杞洗净，用温水泡至回软，去杂质和蒂根；猪肝洗净，切成薄片。
2. 大米放入锅内，加入约1000毫升冷水，置大火上烧沸，撇去浮沫，再加入桑葚、枸杞和猪肝片，改用小火慢慢熬煮，见大米熟烂时，下入盐拌匀，再稍焖片刻即可。

功效 桑葚富含胡萝卜素、钙、钾、铁等营养物质，猪肝富含维生素A，可滋阴补肾，补血明目。

桑葚葡萄乌梅汁

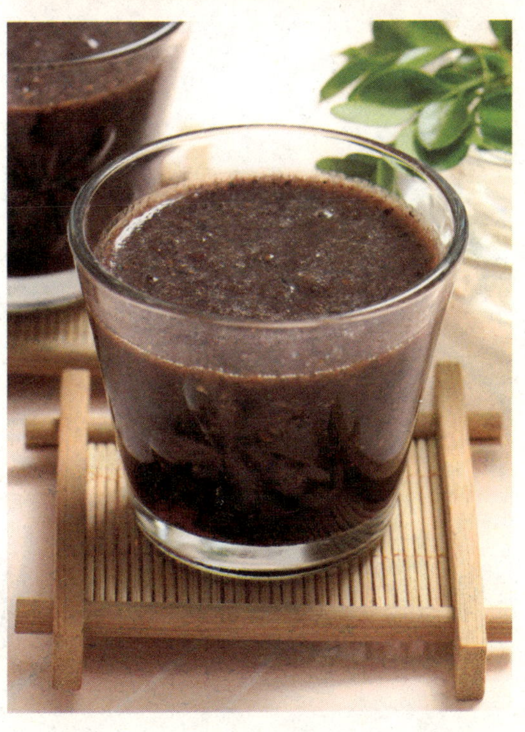

材料 桑葚100克，葡萄100克，乌梅50克。

调料 蜂蜜适量。

做法

1. 桑葚洗净；葡萄洗净，去子，切碎；乌梅洗净，去核，切碎。
2. 将上述食材一同放入榨汁机中，加入适量凉白开搅打成汁后倒入杯中，加入蜂蜜调匀即可。

功效 这道果蔬汁均用黑色水果打制，富含蛋白质、维生素C、铁、维生素E等，有补肾养血、乌发润发的功效。

食用提醒

脾胃虚弱、易腹泻的人和经期女性慎吃；桑葚含糖量高，糖尿病患者忌食。

猪腰

补肾，远离腰酸腰痛

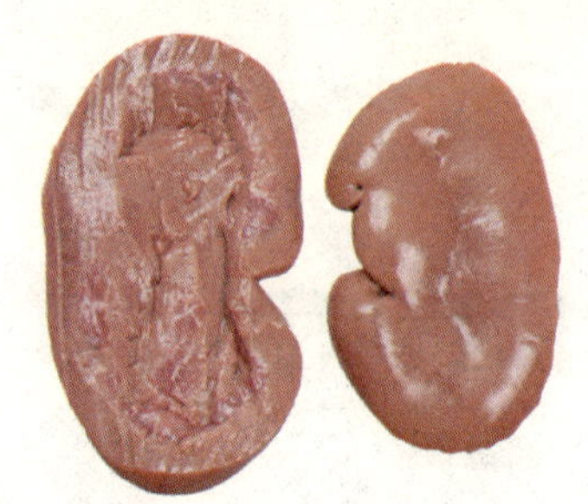

性味归经：性平，味甘，归肺、脾、肾经
推荐用量：每天50克，一周不超过2次

根据中医“以形补形，以脏补脏”的道理。人们常说吃猪腰补肾。猪腰具有理肾气，通膀胱的作用，主治肾虚所致的腰酸痛、肾虚遗精、小便不利等病症。中医认为，腰者肾之府，转摇不能，肾将惫矣，阳虚则头项腰背痛。对于肾虚造成的腰痛、腿软、尿频，中医常用猪腰与杜仲配伍一起作为药膳，效果不错。

· 夏食猪腰养肾阳

适量食用动物内脏，如猪腰、羊腰、牛腰等，可养肾阳、补肾气，增强精子活力，提高性欲。可做成汤、粥类，尤其是夏日可做成猪腰汤食用，特别适用于中老年人因肾阳虚亏引起的频繁起夜等病症，可益肾气、强阳道。

· 食用猪腰过量当心不孕

猪腰中含有镉，镉超量的话，会造成男性精子的数目减少，而且受精卵着床也会受到影响。根据世界卫生组织的建议，每人每周接触的镉不应超过每千克体重 7 微克，因此，每周吃一两次动物内脏即可，而且每次食用量不要超过 50 克。

猪腰养肾方

枸杞猪腰粥：枸杞 10 克，猪腰 1 个（去内膜，切碎），粳米 100 克，葱、姜、食盐各少许。一同煮成粥。该粥有补肾阳、填补肾精、固精强腰的作用。

· 抗衰老搭配

缓解肾虚腰痛：猪腰 + 韭菜 + 核桃仁

温补肝肾、助阳固精，可用于肾虚腰痛，肾虚遗精

壮腰补肾：猪腰 + 杜仲 + 枸杞

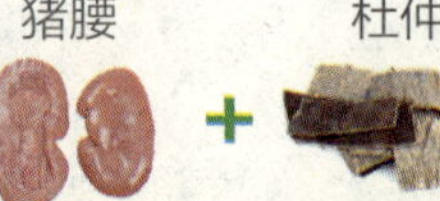

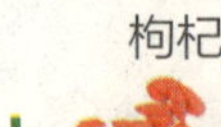

可壮腰补肾，缓解肾虚腰痛及肾炎、肾盂肾炎

· 补肾食疗方

茼蒿腰片汤

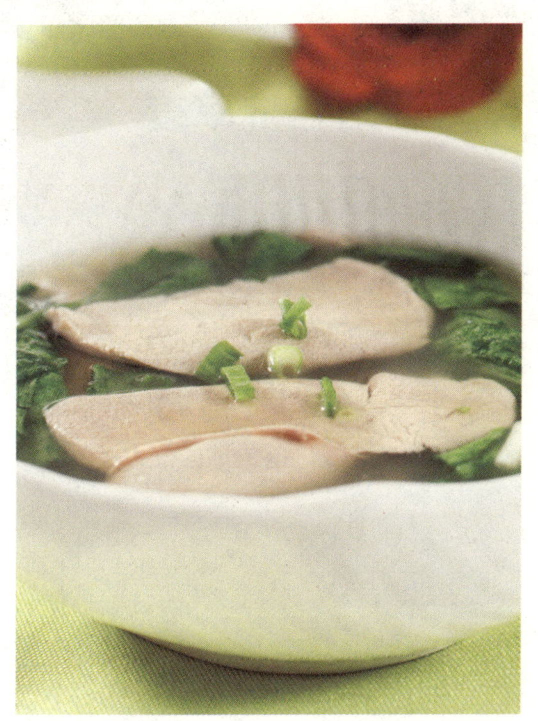

材料 猪腰150克，茼蒿100克。

调料 葱花、姜片各5克，香油、料酒、水淀粉各10克，盐3克。

做法

❶ 猪腰洗净，横刀剖开，去除白色筋状物，洗净，切片，加水淀粉、料酒腌渍20分钟；茼蒿择洗干净，切段。

❷ 锅置火上，倒油烧至七成热，放入葱花、姜片和香油，倒入猪腰片滑熟，加适量清水煮熟，放入茼蒿段煮熟，用盐调味即可。

功效 清热、安神、补肾利水，缓解因为肾虚引起的出汗等。

杜仲核桃猪腰汤

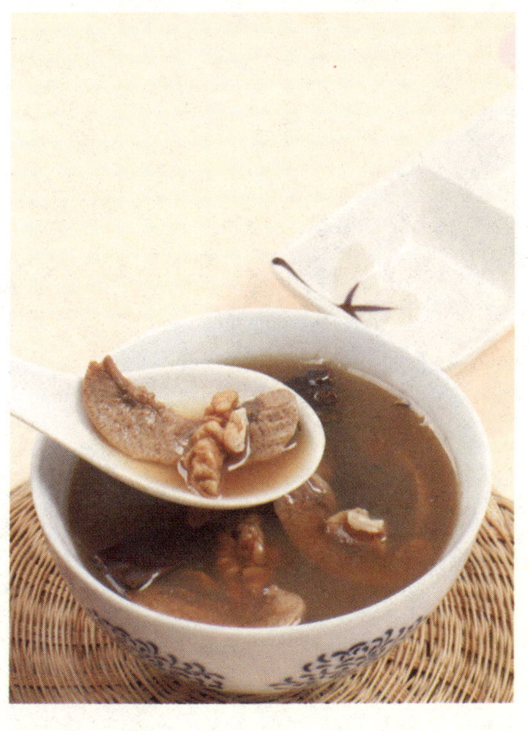

材料 猪腰1对，杜仲、核桃仁各30克。

调料 香油5克，盐3克，鸡精、胡椒粉各2克。

做法

❶ 猪腰洗净，从中间剖开，去掉脂膜，切成片。

❷ 将猪腰片和杜仲、核桃仁一起放入砂锅中，加入适量水，大火烧沸，转小火炖煮至熟，用鸡精、胡椒粉、盐、香油调味即可。

功效 缓解肾虚腰痛。

食用提醒

胆固醇高者、痛风患者慎食猪腰。

虾

补肾壮阳，抗早衰

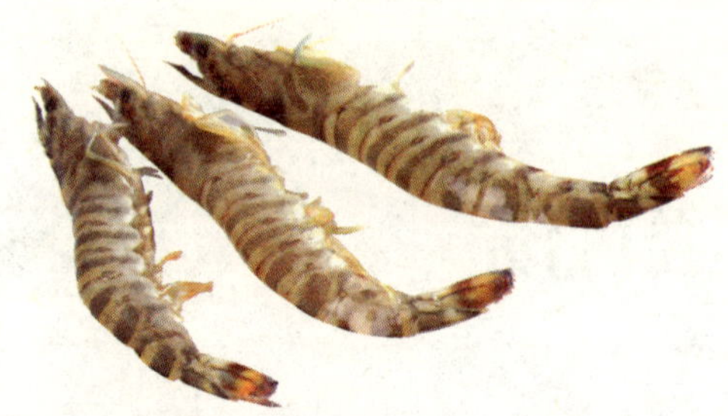

性味归经：性微温，味甘，归肝、肾经
推荐用量：每天30～50克

中医认为，虾具有补肾壮阳、滋补益气、抗早衰的功效，可改善阳痿体倦、腰痛、腿软、失眠不寐等病症。现代营养学认为，虾的营养价值极高，含有丰富的蛋白质及钙、磷、铁等多种矿物质，还含有大量的荷尔蒙，尤其适合男性食用。

· 虾与茴香同食养肾阳

虾有补肾壮阳、化痰开胃的功效。《食物中药与便方》中有一个治疗肾阳虚，腰脚痿弱无力的药方：小茴香30克，炒研末，生虾肉90～120克，捣和为丸，黄酒送服，每服3～6克，每日2次。

· 吃虾不注意会伤肠胃

虾背上的虾线是虾未排泄完的废物，食用时应去掉。食用海虾时，最好不要饮用大量啤酒，否则会产生过多的尿酸，从而引发痛风。另外，虾含钙较多，如果与含有鞣酸的水果，如葡萄、石榴、山楂、柿子等同食，不仅会降低蛋白质的营养价值，而且鞣酸和钙结合形成鞣酸钙后会刺激肠胃，引起人体不适。所以，吃海鲜应间隔2小时后再吃水果。

虾养肾二方

1. 虾300克，葱白、姜、盐、花椒、黄酒各适量，煮食，适用因肾虚所致的性欲减退、腰膝酸软、体虚乏力等病症。

2. 民间常用生虾60克放在半杯黄酒中，煮沸后吃虾喝酒，每日1次，连服半个月，用于肾虚阳痿。

· 抗衰老搭配

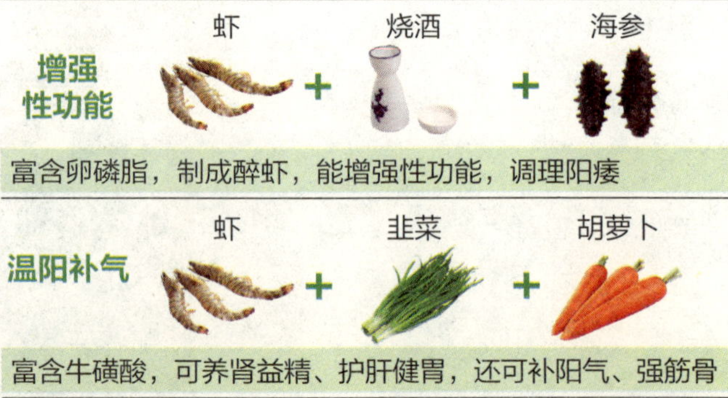

韭菜虾仁粥

材料 大米100克，虾仁50克，韭菜30克。

调料 鸡汤、盐各适量。

做法

❶ 韭菜洗净，切小段；虾仁去掉虾线，洗净、焯水、切碎；大米淘洗干净。

❷ 锅置火上，倒入鸡汤和适量清水烧开，加大米大火煮沸，转小火熬煮至黏稠。

❸ 把虾仁放入粥中，略煮片刻后倒入韭菜段，再加盐调味即可。

功效 韭菜能养肝护肝、补肾壮阳、散血解毒、保暖健胃；虾仁可补阳气、强筋骨。二者搭配一起煮粥食用，能养肝护肝、温补阳气，非常适合春季食用。

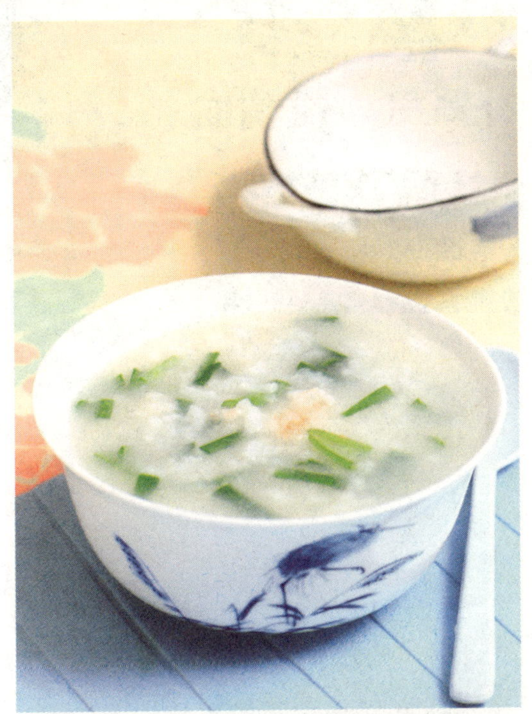

虾仁炒豆腐

材料 豆腐150克，虾仁100克。

调料 葱花、姜末、植物油、料酒、酱油、淀粉、盐、鸡精各适量。

做法

❶ 虾仁洗净，用料酒、姜末、酱油及淀粉腌渍；豆腐洗干净，切小方丁。

❷ 锅内倒油烧热，倒入虾仁，用大火快炒几下，将豆腐放入继续翻炒5分钟，加入盐、鸡精炒匀，撒上葱花即可。

功效 温肾壮阳，强筋健骨。

食用提醒

过敏性疾病、哮喘、咯血、急性炎症、高血压、痛风等患者以及对海鲜、鱼、虾有过敏史者不宜食用。

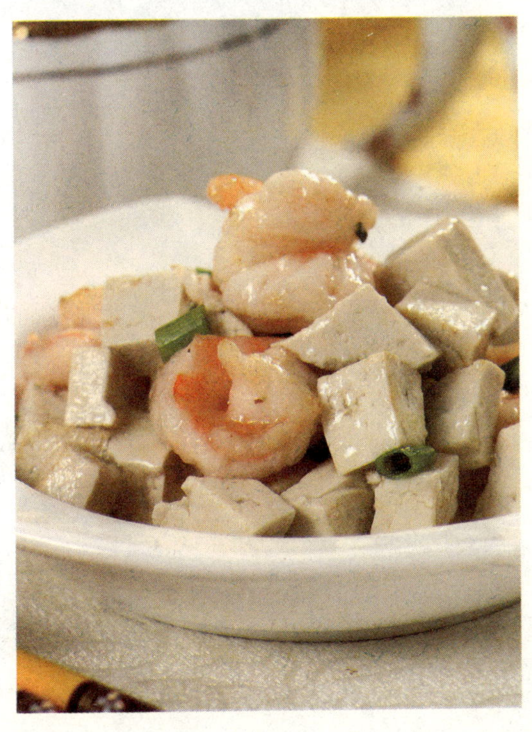

海参

补肾气，益精血

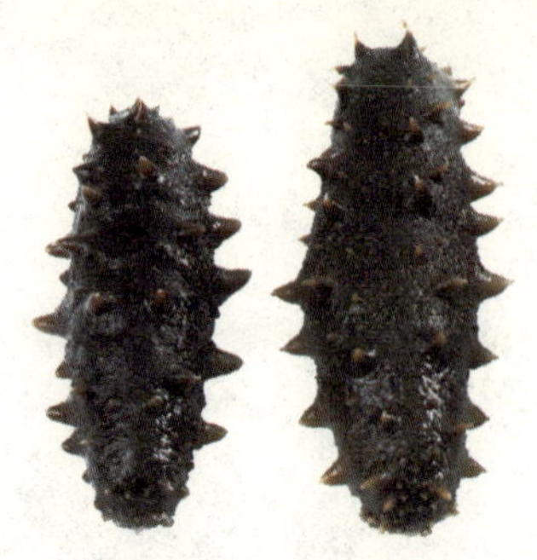

性味归经：性温，味甘、咸，归肝、肾经
推荐用量：每天75克（水发）

海参有补肾益精、除湿壮阳、养血润燥、通便利尿、美颜乌发的作用，为肾阴肾阳双补之品。《随息居饮食谱》中说："海参能滋阴补血，健阳润燥，调经养胎利产。"《本草从新》中述其"补肾益精，壮阳疗痿"。故凡肾虚之人，皆宜食之。

· 海参清炖、煮粥最补脑养肾

海参能改善脑、性腺神经传导功能，延缓性腺衰老，提高人体免疫力。常食可延缓衰老、消除疲劳，还可降低血液黏稠度及降低血脂，对高血压、血脂异常症和冠心病患者尤为适宜。海参常用来清炖或煮粥，这样最能保证海参中所含有的营养不易流失。

· 海参与水果同食会伤身

海参中含有丰富的蛋白质和钙等营养成分，而葡萄、柿子、山楂、石榴、青果等水果含有较多的鞣酸，如果同时食用，其中的鞣酸导致蛋白凝固，会影响消化吸收，引起腹部不适。因此，吃海参后不能立即食用水果，需要等待一段时间。

海参养肾方

小米海参粥：海参30克，小米60克，葱段、姜片各适量，同熬成粥，加盐调味即可。小米搭配海参一起煮粥，可滋养肾气、除湿壮阳、利小便，适合营养不良、精力不足、失眠的人食用。

· 抗衰老搭配

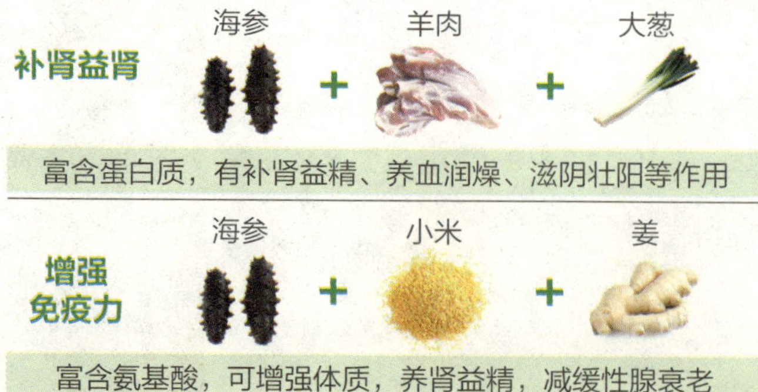

党参枸杞焖海参

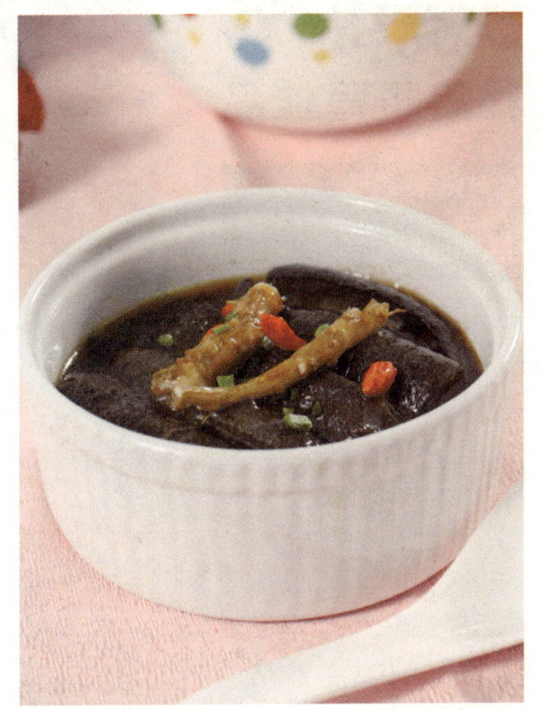

材料 水发海参300克，党参、枸杞各10克。

调料 植物油、葱段、酱油、料酒、盐、淀粉各适量。

做法

1. 将发好的海参顺直切，大的切3块，小的切两块，切好后用开水烫一下，捞出晾干待用。
2. 党参切片，水煎取浓缩药汁15毫升；枸杞洗净，放小碗内，蒸熟待用。
3. 锅内倒油，放入葱段炸香，放入海参，加料酒、盐、酱油拌炒片刻，放入蒸熟的党参和枸杞浓汁，调好口味，加入淀粉勾芡即可。

功效 滋阴补肾，益精髓，壮阳疗痿。

海参羊肉汤

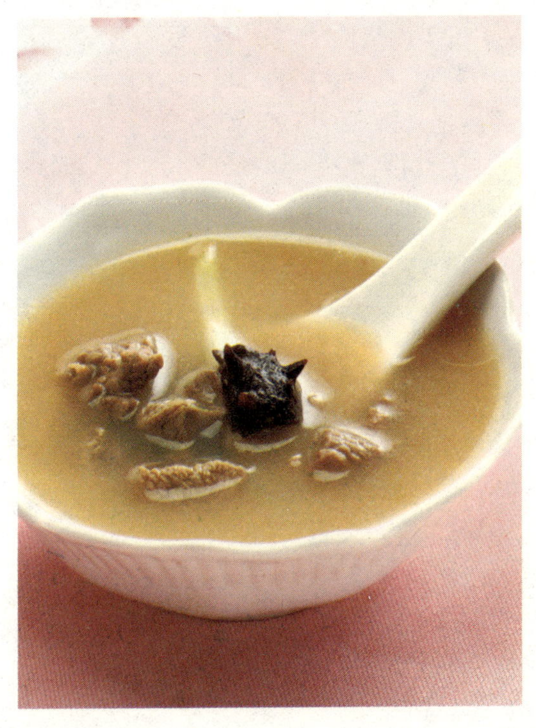

材料 水发海参20克，羊肉100克。

调料 生姜末、葱段、胡椒末、盐各适量。

做法

1. 海参用温水泡软后，剪开参体，除去内脏，洗净，再用开水煮10分钟左右，取出后连同水倒入碗内，泡3个小时；羊肉洗净，焯去血水，切成小块。
2. 将羊肉放入锅中，加适量水，小火炖煮，煮至将熟时，将海参切成小块放入同煮，再煮沸15分钟左右，加入生姜末、葱段、胡椒末、盐调味即可。

功效 补肾益精。

食用提醒

滋阴补肾，益精髓，壮阳疗痿。

羊肉
壮阳暖肾佳品

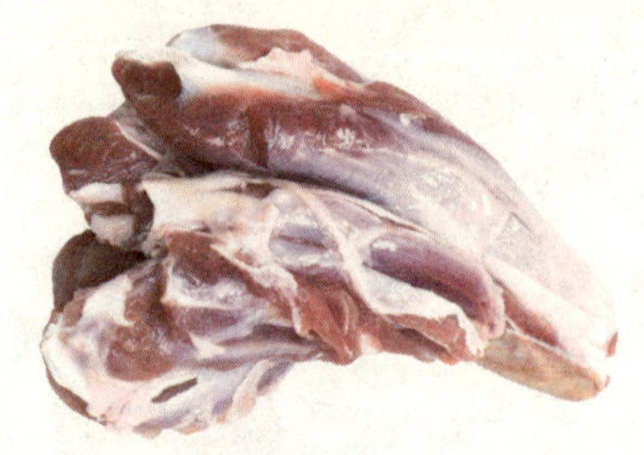

性味归经：性温，味甘，归脾、肾经
推荐用量：每天50克

《本草拾遗》中将羊肉与人参相提并论，认为它是温补、强身、壮体的肉类上品。现代营养学也证实，羊肉不仅营养丰富，还含有微量性激素，的确有壮阳作用。其实，羊肉有山羊肉、绵羊肉、野羊肉之分。山羊肉是凉性的，可以防止血管硬化；绵羊肉是热性的，可益气补虚、补血助阳、御寒生热，适合冬补。日常生活中我们吃得最多的是绵羊肉。

· 冬吃羊肉养肾补阳

羊肉性温，可谓是补元阳、益血气的温热补品，可去湿气、暖心胃。由于羊肉可促进血液循环，祛寒补暖，增强御寒能力，所以尤其适合冬季食用，可以提高身体素质，提高抗病能力。羊肉肉质很细嫩，容易消化，适合清炖、焖煮、煨汤，可放山楂去除羊肉的膻味。

· 与寒性食物同食会降低温补效果

羊肉忌与西瓜之类的寒性食物同食。因为羊肉性味甘温，而寒性食物属生冷之品，进食后不仅大大降低羊肉的温补作用，且有碍脾胃运化，不利于消化吸收。同时，羊肉忌与茶同食，羊肉的蛋白质与茶叶中的鞣酸结合会产生鞣酸蛋白质，使肠蠕动减弱，大便水分减少，诱发便秘。

羊肉养肾方

豆腐2块，羊肉50克，生姜25克，盐少许。将材料煮熟加食盐即可，饮汤食肉及豆腐。对女性肾虚、身体虚弱、月经不调很有帮助。

· 抗衰老搭配

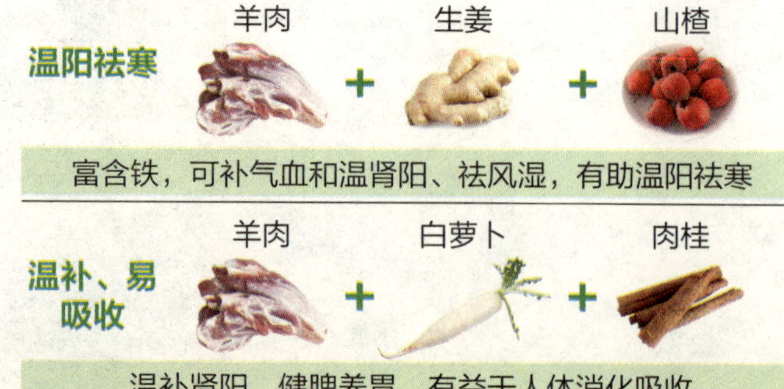

· 补肾食疗方

葱爆羊肉

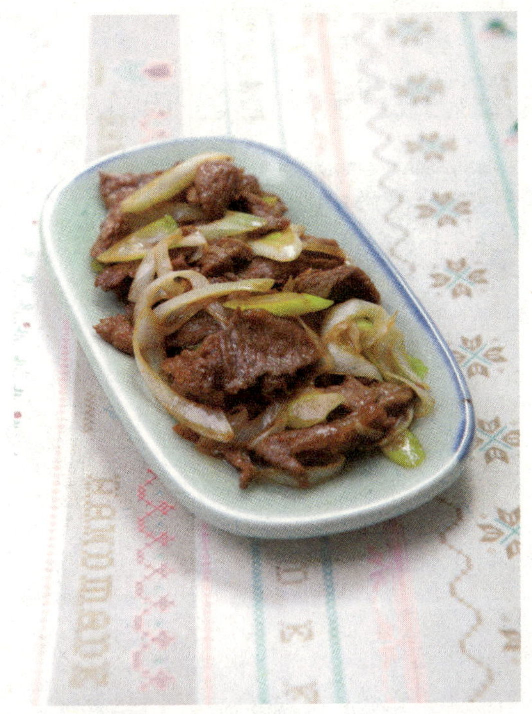

材料 羊肉片300克，大葱150克。

调料 腌肉料（酱油、料酒各10克，淀粉、花椒粉或胡椒粉少许），蒜片、料酒、酱油、醋各5克，香油少许。

做法

❶ 羊肉片洗净，将羊肉和腌料拌匀腌渍15分钟。大葱洗净，斜切成段。

❷ 油锅烧热，爆香蒜片，放入羊肉片大火翻炒；将葱段入锅，稍翻炒后先沿着锅边淋下料酒烹香；然后立刻加入酱油，翻炒一下；再沿锅边淋醋，滴香油，炒拌均匀，见大葱断生即可。

功效 羊肉可补体之虚，益肾之气，这道菜可补阳、强腰、健肾。

手抓羊肉

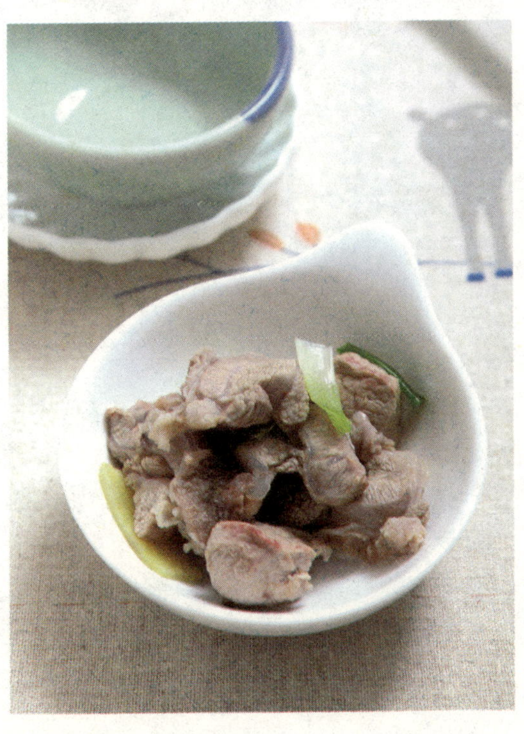

材料 羊肉500克。

调料 盐4克，姜片5克，葱段5克。

做法

❶ 羊肉切大块，用清水冲洗干净，冷水下锅，大火烧开，撇去浮沫，加入盐、姜片、葱段。

❷ 开小火慢炖，待葱快烂时用筷子夹出，煮至肉软烂后捞出装盘即可。

功效 这道菜鲜香不腻，是补肾温阳的好选择。

食用提醒

发热患者不宜食用，因为羊肉性温热，易加重病情。羊肉有温补作用，易上火人群不宜食用。

甲鱼

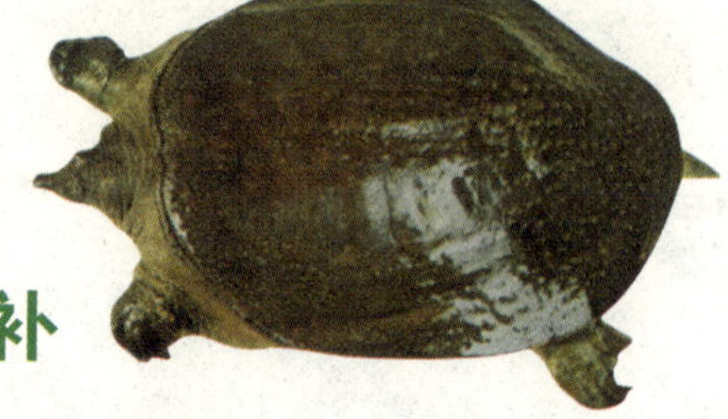

滋阴益肾，适合病人滋补

性味归经：味甘、咸，性平，归肝、肾经
推荐用量：每天120克

甲鱼学名叫鳖。中医认为，甲鱼味甘性平，入肝、脾经，具有滋阴凉血、清热散结、补肾益肾的作用，可防治身虚体弱、肝脾肿大、肺结核等病症。现代医学研究认为，甲鱼可以增强免疫力，并可预防癌症。因此，在结核病、肿瘤、心脑血管病、肝病等慢性消耗性疾病的食疗中，甲鱼都有一席之地。

· 冬吃甲鱼可补肾虚

肾虚的男性在冬季，可适量食用甲鱼，其性平、热量高、营养丰富，能够温补肾阳，帮助抵御寒邪，是补肾很好的选择。甲鱼还富含铁，有助于预防缺铁性贫血。另外，甲鱼能够抑制肿瘤细胞生长，提高机体免疫力，还可抗衰益寿，尤其适合久病初愈的人食用。

· 食用过量甲鱼当心伤身

甲鱼属于高蛋白质食物，特别是它的边缘肉裙部分还含有动物胶质，不容易消化吸收，故一次不宜吃得太多。

甲鱼养肾方

滋阴益气方：甲鱼1只约500克，去头及内脏，切块；与枸杞、沙苑子各50克，共煮至肉烂，吃肉喝汤。适用于气阴两虚、肝肾不足者。

· 抗衰老搭配

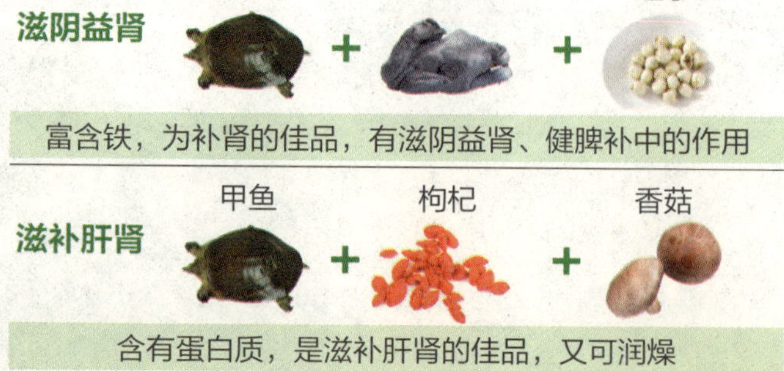

· 补肾食疗方

红烧甲鱼

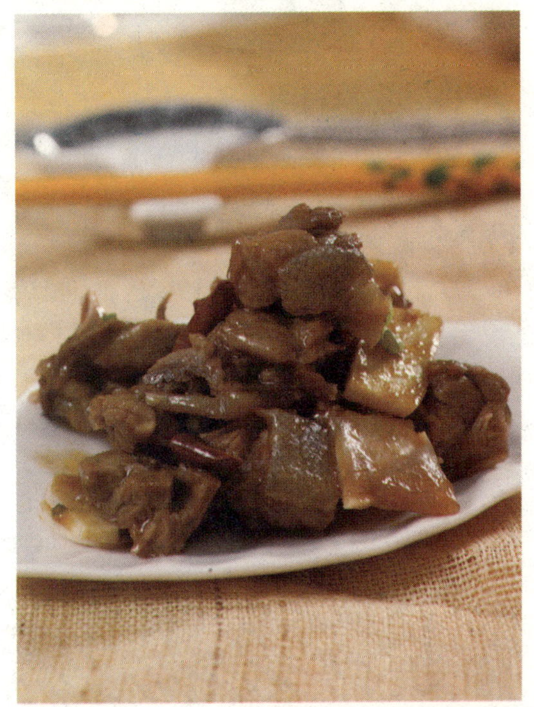

材料 甲鱼1只（约500克）。

调料 葱花、姜片、酱油、白糖、盐、鸡精、植物油各适量。

做法

1. 甲鱼宰杀，放净血，去除内脏，刮掉黑皮，斩掉爪尖，洗净，入沸水中焯透，捞出，揭下龟壳，剁块，用水洗净浮沫。
2. 炒锅置火上，倒入适量植物油，待油温烧至七成热，放葱花、姜片炒香，放入甲鱼块翻炒均匀。
3. 加酱油、白糖和适量清水烧至甲鱼熟透，待锅中留有少量汤汁并黏稠，用盐和鸡精调味即可。

功效 补劳伤，壮阳气。

枸杞甲鱼汤

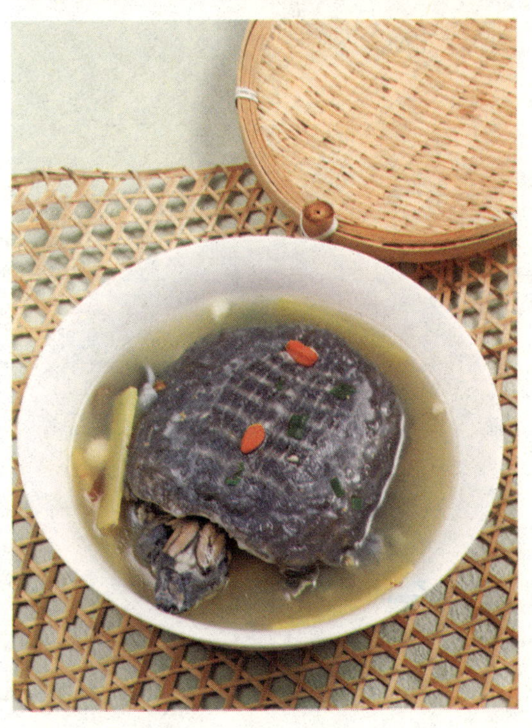

材料 甲鱼1只，枸杞15克。

调料 葱段、姜片各5克，料酒10克，盐3克，鸡汤400克，花椒少许。

做法

1. 将活甲鱼宰杀，沥净血水，去内脏，洗净，将其放入沸水中烫3分钟，刮去裙边上的黑膜，剁去爪和尾，去背板、背壳，切块。
2. 甲鱼肉放蒸盆中，加枸杞、盐、料酒、花椒、姜片、葱段、鸡汤，盖上背壳，入笼蒸1个小时取出，趁热服食。

功效 滋阴补血、壮阳气。

食用提醒

脾胃虚寒、腹泻、消化不良、肠胃炎、胃溃疡患者不宜多食。

墨鱼

养血滋阴调经

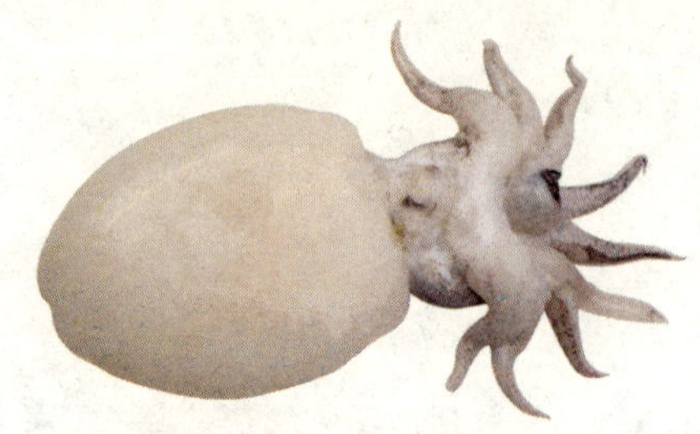

性味归经：味甘、咸，性平
推荐用量：一天50克

墨鱼亦称乌贼鱼、墨斗鱼、目鱼。中医认为，墨鱼肉性平味咸，有养血滋阴、益胃通气、祛瘀止痛、安胎、利产、通经等功效。李时珍称墨鱼为“血分药”，是改善女性贫血、血虚经闭的良药。其实，女人一生不论经、孕、产、乳各期，食用墨鱼都有好处。

墨鱼养肾二方

1. 墨鱼80克，鹌鹑蛋6个共煮汤食用。可滋阴养血、调补肝肾，适用于肝肾阴虚、阴液不足所致的月经量少、手足心热、头晕目眩、耳鸣心悸、失眠多梦等病症。

2. 墨鱼150克，冬瓜、大米各100克。煮粥食用，可补脾益胃，利水消肿。适用于肾炎、水肿、痔血等病症。

· 墨鱼有助于滋补肾阴

女人一生都需要好好养肾阴，尤其是经期、孕期、哺乳期，食用墨鱼都对于滋养肾阴有好处。如果妇女经血量少、闭经，可用墨鱼30克、核桃仁6克一起煮食，每日1次，至月经正常为止。但平素大便稀溏者不宜食用。

· 墨鱼有助于调理肾气虚

女性的肾气不足，下元亏损，容易导致白带过多，可用墨鱼与瘦肉切片，清炖熟食，每日1次，5日为1疗程，有利于调理肾气虚，养元止带。

· 抗衰老搭配

益气调经：墨鱼 + 香菇 + 红枣

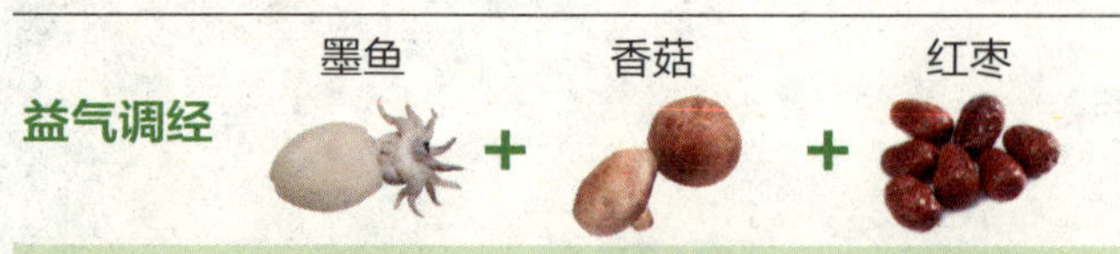

富含蛋白质和铁，有益于肾虚、血虚引起的月经失常等病症

有益女性健康：墨鱼 + 当归 + 猪肉

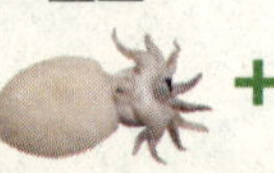

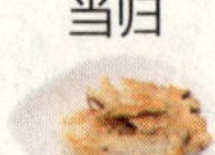

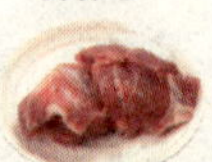

富含精氨酸，可调补肝肾，调理闭经、崩漏等

·补肾食疗方

芹菜拌墨鱼

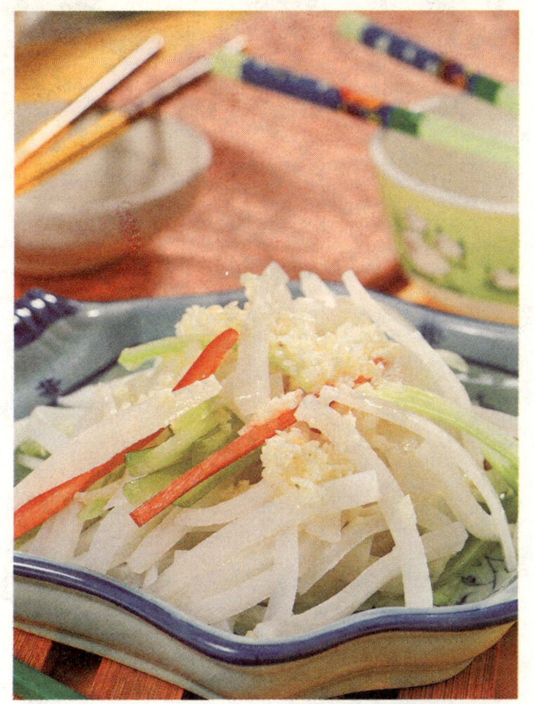

材料 墨鱼200克，芹菜80克，红椒半个。

调料 蒜末15克，盐、香油各5克，鸡精3克。

做法

❶ 墨鱼、芹菜、红椒分别洗净，然后切成长丝。

❷ 芹菜丝和鱿鱼丝分别放入沸水中焯熟，捞出，沥干，凉凉，和红椒丝一起备用。

❸ 取小碗，放入蒜末、盐、鸡精、香油搅拌均匀，做成调味汁。

❹ 取盘，放入墨鱼丝、芹菜段和红椒丝，淋入调味汁拌匀即可。

功效 养肝肾，滋阴补血，理气开胃。

韭菜炒墨鱼

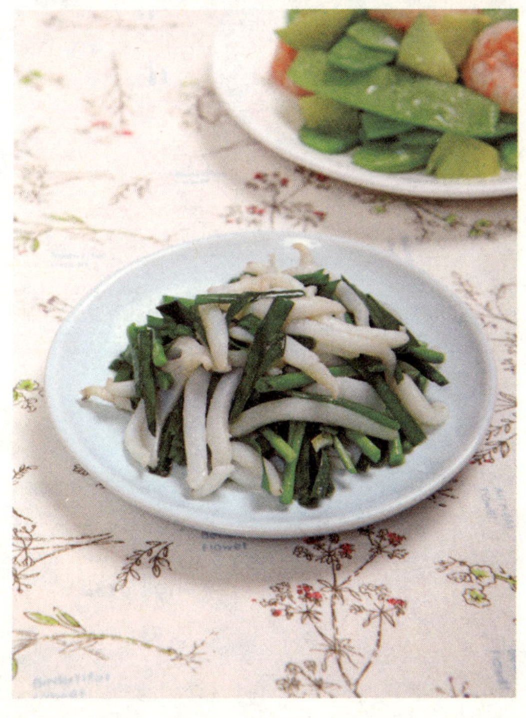

材料 韭菜少许，墨鱼肉适量。

调料 干辣椒、葱、姜、蒜各3克，盐、鸡汁各少许，料酒适量，蚝油1小勺。

做法

❶ 墨鱼肉切丝；锅中放水，水开了关火烫一下墨鱼肉；韭菜切寸段。

❷ 锅中油热下干辣椒和葱、姜、蒜爆香；下入烫好的墨鱼翻炒；再下入韭菜段及调料翻炒出锅。

食用提醒

痛风患者忌食墨鱼；高脂血症、高胆固醇血症、动脉粥样硬化等心血管病患者应慎食墨鱼。

小米

补元气，益丹田

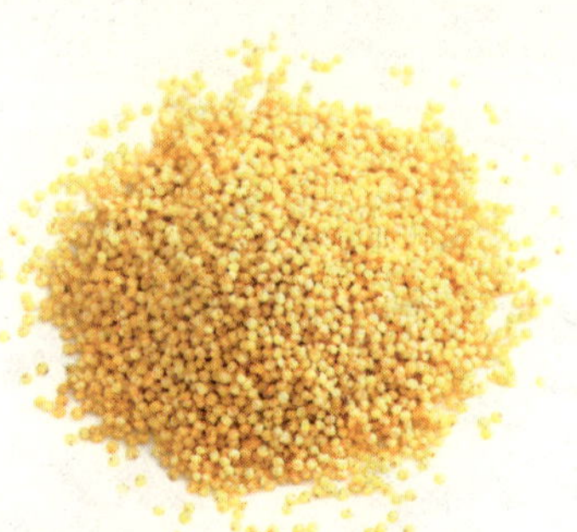

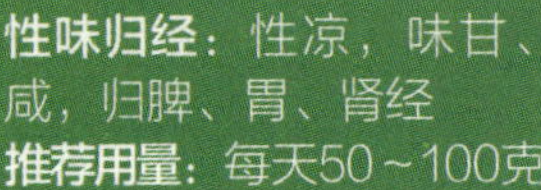

性味归经：性凉，味甘、咸，归脾、胃、肾经
推荐用量：每天50～100克

小米又称粟米、稞子，能补益肾气。明代李时珍说："粟，肾之谷也，肾病宜食之，煮粥食益丹田，补虚损。"小米既养先天之本——肾，又养后天之本——脾胃，诚为养生保健之佳品。现代营养学认为，小米中的氨基酸主要由谷氨酸、亮氨酸和天冬氨酸组成，消化率较高，民间常作为产妇或病人的滋补品。

· 小米熬粥食用最养肾

小米作为五谷之首，锌、硒、锰、铜、碘等微量元素很丰富，被称为"肾之谷"，略带咸味，尤其是熬粥食用，更有利于吸收。能养先天之本的肾脏，具有益肾气、补元气、益肾安眠的作用，对下焦湿热导致的小便淋漓不尽等有很好的辅助疗效。

· 虚寒体质吃小米，加块姜

虚寒体质最典型的特征就是怕冷，尤其是气温寒冷的冬季，容易手脚冰凉，背部发冷，这类人群不适合吃小米粥，如果要吃小米粥，记得加上1块生姜一起熬粥食用，可有效温补身体，驱寒保暖。

小米养肾二方

1. 小米100克，红糖适量煮粥食用，可健脾益肾、补中益气。

2. 小米100克，红枣30克，红豆15克。煮至烂熟成粥即可，可有效补肾、消肿、利水。

· 抗衰老搭配

强肾固精	小米	+	牡蛎	+	韭菜
富含锌，滋养肾气效果佳，可强肾固精					
滋阴养血	小米	+	红糖	+	红枣
富含铁，能健脾胃、补虚损、益肾虚、养血分					

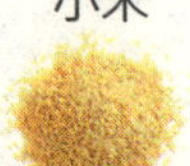

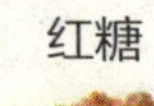

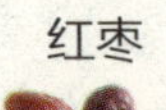

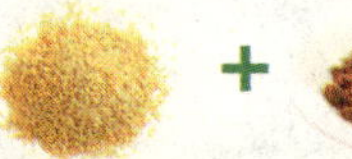

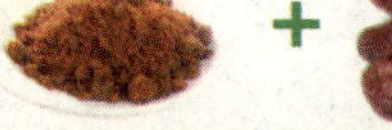

· 补肾食疗方

花生小米粥

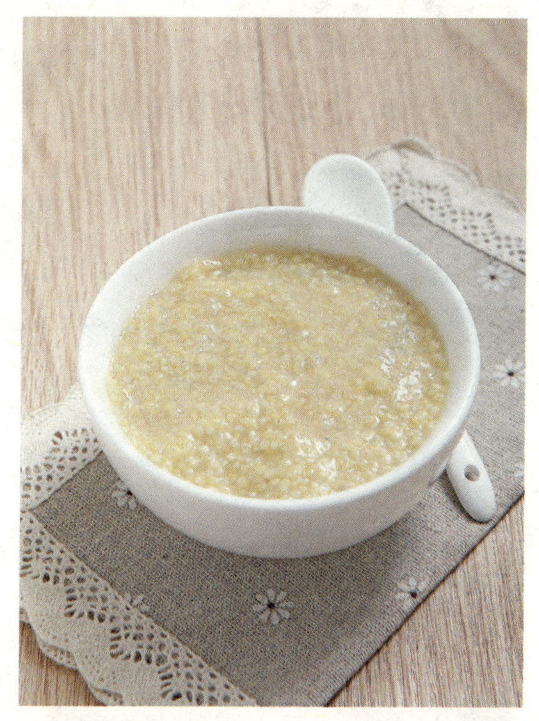

材料 小米100克，花生米30克。

做法

❶ 花生米洗净，用水浸泡4小时；小米淘洗干净。

❷ 锅置火上，加适量清水烧沸，把小米、花生米一同放入锅中，大火煮沸，转小火继续熬煮至粥黏稠即可。

功效 小米可健脾补肾，常吃花生有养血补血、补脾润肺、滋润肌肤的效果。二者搭配食用，能健脾和胃，补肾。

小米牡蛎粥

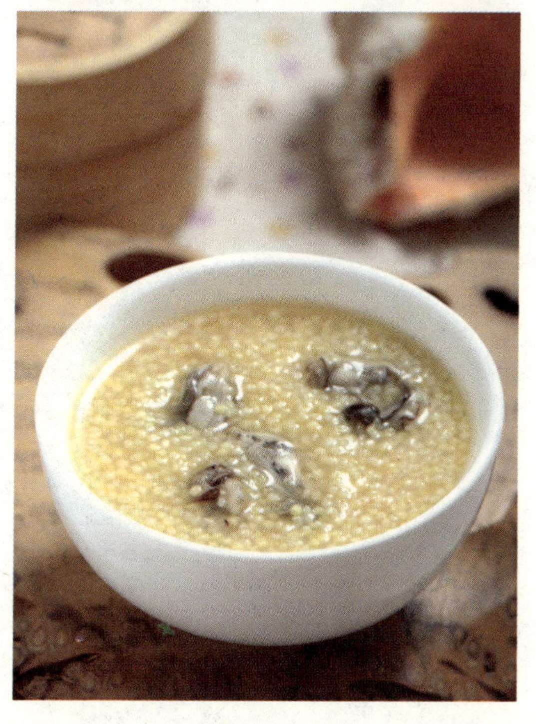

材料 小米100克，牡蛎肉50克。

调料 盐1克。

做法

❶ 先将小米洗净；牡蛎肉洗净，用盐水浸泡20分钟，捞出备用。

❷ 锅中倒入清水，将小米倒入水中煮粥。

❸ 将牡蛎放入小米粥中，继续熬煮，用小火熬一会儿即可。

功效 小米滋养肾气效果佳，牡蛎富含能强肾固精的锌。二者搭配能起到很好的养肾护肾作用。

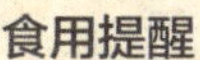

食用提醒

小米微寒，胃寒呕吐者不宜多食。

淡菜

补虚养肾的鲜品

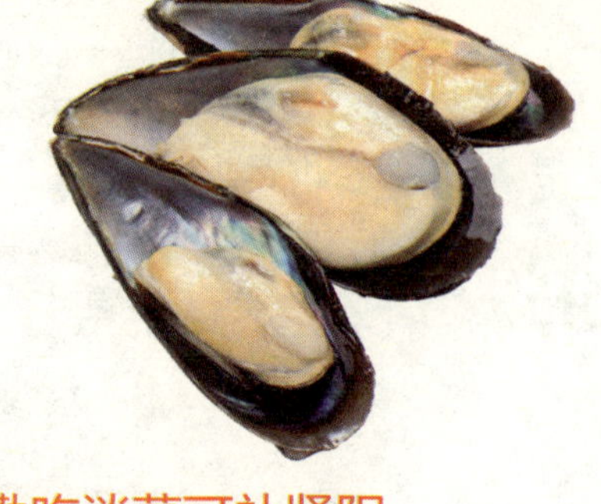

性味归经：性温，味咸，归肝、肾经

推荐用量：每天80克

鲜活贻贝是大众化的海鲜品，淡菜是其煮熟后加工成的干品。淡菜营养价值很高，并有一定的药用价值。淡菜“煮熟食之，能补五脏，益阳事，理腰脚气”，可以煮汤食之，也可和其他青菜混炒，味均鲜美。

· 勤吃淡菜可补肾阳

淡菜是补虚养肾的佳品，既可以作为一种食材，也可以作为一味药物。体质虚弱，营养不良，气血不足的中老年人可以吃；有高血压、动脉粥样硬化的人也可以吃；肾虚腰痛，阳痿盗汗的人也可以吃。经常吃可缓解体虚盗汗、肾虚腰痛、小便余沥、肾虚多尿等病症，有补肾助阳之功。

· 寒露多吃淡菜，让男性更年轻

由于工作压力以及不健康的生活方式，使得有些男性更年期提前。淡菜有“海中鸡蛋”之称，营养价值高，含有大量的碘和不饱和脂肪酸，可缓解男性荷尔蒙分泌减少引起的雄性激素水平的下降，骨密度值降低等病症，让男人越活越年轻。

淡菜养肾二方

1. 猪腰2个，淡菜30克，煮汤食用，可调理肾阴不足所引起的肾病、梦遗等病症。

2. 淡菜20克，泡软洗净后与韭菜60克炒食。可用于肝肾不足，精血虚亏，眩晕，盗汗，腰痛，阳痿，小便余沥。

· 抗衰老搭配

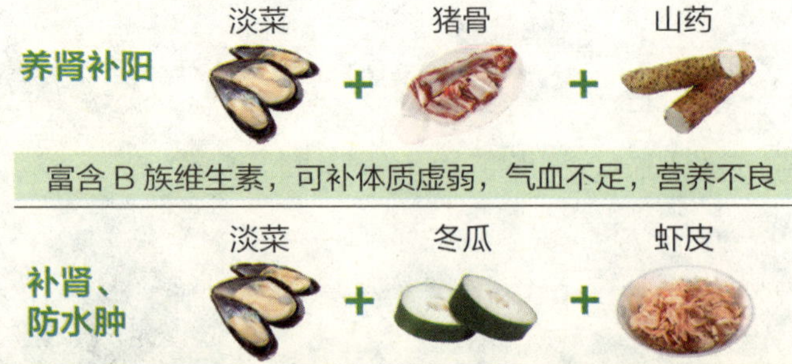

· 补肾食疗方

淡菜炖猪肉

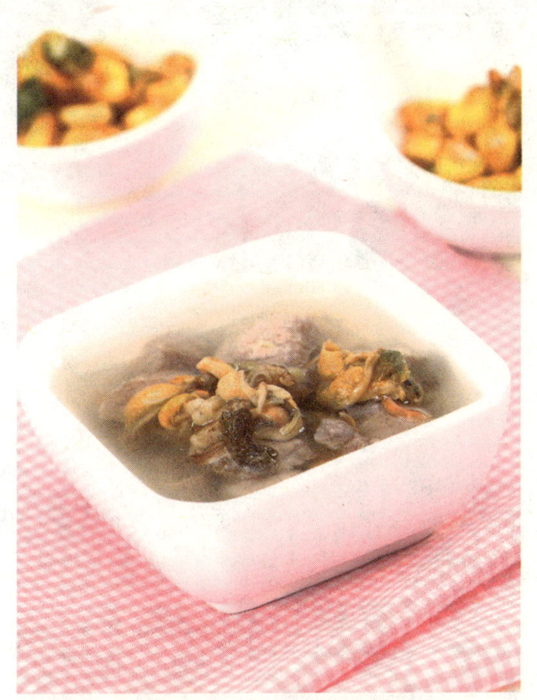

材料 淡菜（干）50克，猪肉150克。

调料 姜片10克，胡椒1克，黄酒10克，盐2克。

做法

❶ 淡菜用清水浸泡1个小时后去除杂质，洗净；将猪肉洗净，切成块。

❷ 油锅烧热，下入姜片、猪肉块一起翻炒片刻。

❸ 将油锅中的材料倒入砂锅中，加淡菜、黄酒、清水适量，用大火煮沸后，改用小火慢炖至肉熟，加盐、胡椒调味即可。

功效 补肾填精，益精血，止崩漏。

猪胰淡菜汤

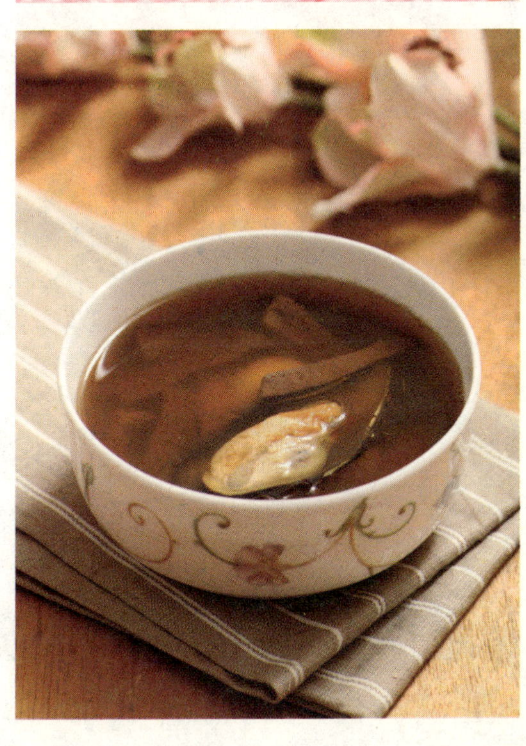

材料 猪胰半个，淡菜60克。

调料 姜片、盐各适量。

做法

❶ 将猪胰洗净，切条；淡菜洗净，用清水浸泡20分钟。

❷ 锅置火上，加入适量清水和淡菜，大火煮开，然后加入猪胰条、姜片，煮至猪胰熟后，加盐调味即可。

功效 补肝肾，益肺，补脾，润燥，有益于糖尿病患者。对甲状腺肿大、毛发枯少也有疗效。

食用提醒

有海鲜过敏现象的人，还是少吃为妙，以免发生过敏现象。

黑米

补血养肾

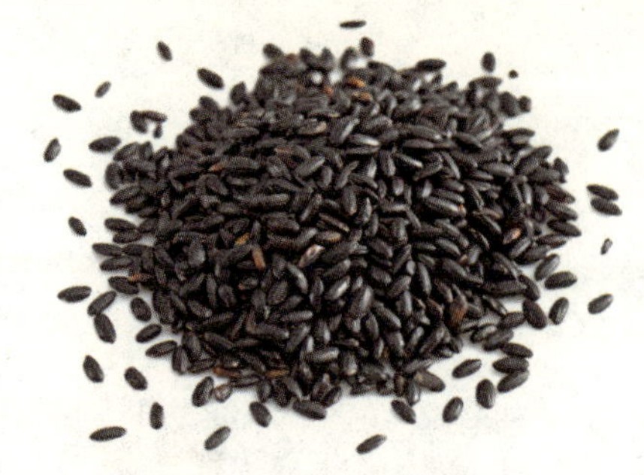

性味归经：性温，味甘，归脾、胃经
推荐用量：每天50克

黑米是一种药食两用的大米，是中国古老而名贵的水稻品种，黑米外表墨黑，营养丰富。有“黑珍珠”和“世界米中之王”的美誉。用黑米熬制的米粥清香油亮，软糯适口，营养丰富，具有很好的滋补作用，因此被称为“补血米”“长寿米”等。

· 黑米煮烂后食用更营养

黑米不易煮烂，用黑米煮粥一定要煮至软烂再食用，这样大多数的营养素才能溶出。黑米烹调前用水浸泡 4 小时后会很容易煮烂。泡前用冷水淘米，不要揉搓，且泡米水要与米同煮，以保存其中的营养成分。

· 黑米滋补身体很有效

黑米具有滋阴补肾、益气强身、养精固涩等功效，是抗衰美容、补肾壮阳的滋补佳品。经常食用黑米，对慢性病人、康复期病人病体康复作用明显；能显著提高人体红细胞和血红蛋白的含量，有利于心血管系统的保健；有利于儿童骨骼和大脑的发育。

韭菜子养肾二方

1. 取黑米 300 克，淘净，沥干，炒至米粒露出白心，凉凉，密闭存放。食用时，取适量冲入开水，闷 15 分钟，趁温热饮用，有扶正固本的作用，适合肾虚患者服用。

2. 黑米 50 克，桂圆肉 12 克，红糖适量，黑米与桂圆肉煮成稠粥，调入红糖，即成。可养心安神，补肾益精。

· 抗衰老搭配

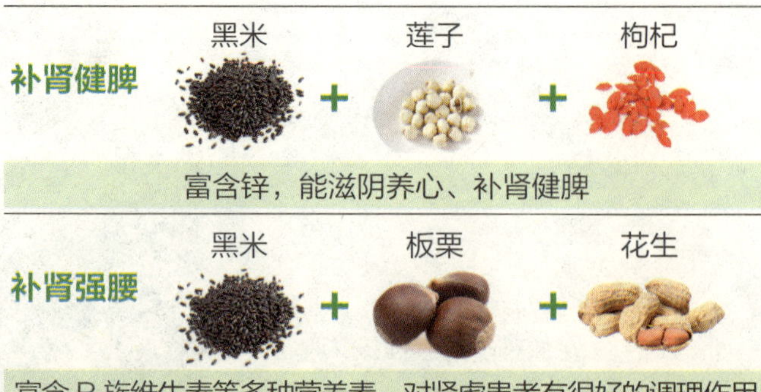

· 补肾食疗方

黑米面馒头

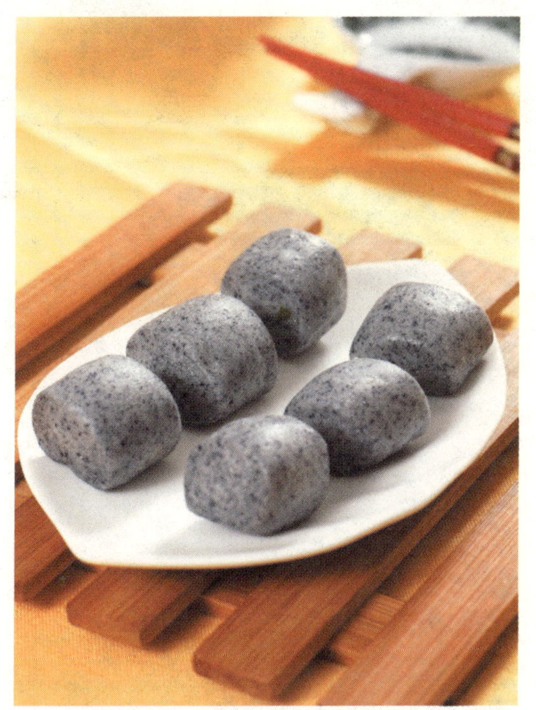

材料 面粉200克，黑米粉60克。

调料 酵母粉5克，水150克。

做法

❶ 面粉和黑米粉拌匀；将酵母溶解在水中，然后慢慢倒入面粉中，直至揉成面团，发酵至原体积的两倍。

❷ 面团放至案板上揉匀，待内部无明显气孔后，搓成长条，切成数份，每份分别搓圆，制成馒头生坯。

❸ 将馒头生坯放在打湿后拧干的屉布上，入蒸锅中，盖盖发酵约 20 分钟，开大火，上气后，转中小火蒸 15 分钟关火，3 分钟后取出即可。

功效 黑米面做成的馒头可滋阴、补肾、养精固涩。

黑米莲子粥

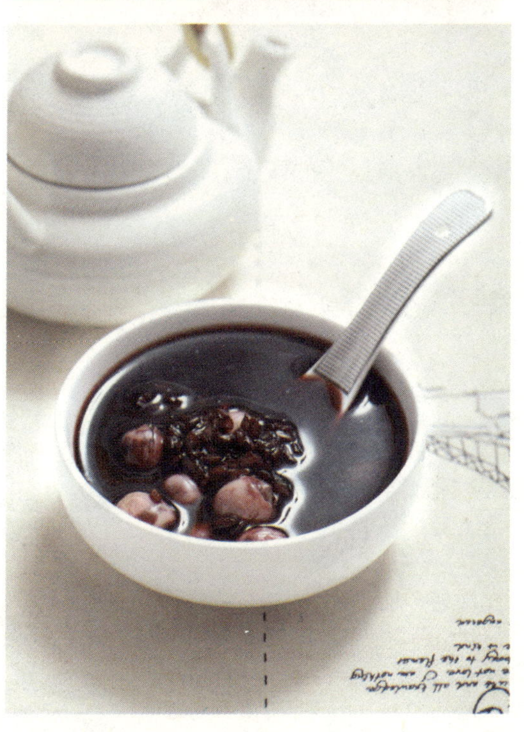

材料 黑米100克，莲子20克。

调料 冰糖适量。

做法

❶ 黑米、莲子洗净后浸泡 4 小时。

❷ 锅中放水，将黑米放入水中，大火烧开后再转小火慢煮 30 分钟。

❸ 加入莲子煮至黑米和莲子都软烂后，加入适量冰糖即可。

功效 黑米有补肾健脾等功效，肾虚患者可以经常适量食用。

食用提醒

不要吃未煮熟的黑米，因为易造成消化不良；黑米不易消化，脾胃虚弱的儿童及老人不宜多食。

黑芝麻

补益精血，防衰老

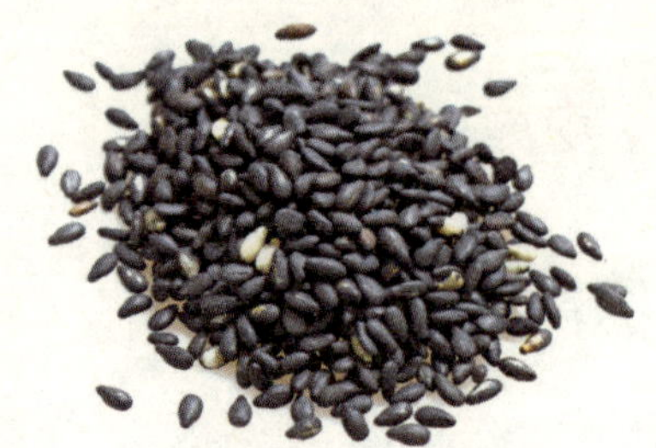

性味归经：性平，味甘，归肝、肾、大肠经
推荐用量：每天10克

芝麻又叫胡麻、脂麻、油麻、乌麻等，芝麻分为黑芝麻和白芝麻两种，补益药用多以黑芝麻为主。古代养生学家陶弘景对它的评价是“八谷之中，唯此为良”。黑芝麻富含的维生素E有抗氧化作用，有利于维持肾脏健康；所含的镁能提高精子的活力，增强男性生育能力；具有填精益髓的功效，可以有效补充人体精血，还具有良好的抗衰老作用。

· 每日补充黑芝麻养肾

黑芝麻有填精益髓的功效，可有效补充人体精血；所含的镁能提高精子的活力，增强男性生育能力。黑芝麻应该每日补充，可在做凉菜时或者吃早餐时吃一小把黑芝麻。

· 黑芝麻食用也有禁忌

服用黑芝麻时应炒熟研碎，有利于消化和吸收。患有慢性肠炎者最好不要食用黑芝麻，因为容易致泄。黑芝麻不能多吃，每天小半勺即可，吃多会导致内分泌紊乱，也会引起发质下降。

黑芝麻养肾方

取黑芝麻10克，莲子20克（泡4小时），猪心50克（洗净切块），盐1克。把除盐外的所有材料用小火一起炖，炖好后加盐即可食用。可以辅治体虚引起的头晕耳鸣、腰膝酸软、失眠健忘等病症。

· 抗衰老搭配

补肾益精，润脏腑	黑芝麻	+ 蜂蜜	+ 黄芪
富含锌，可补血补气、补肾益精，润脏腑，乌须发			
保护血管	黑芝麻	+ 杏仁	+ 核桃
富含维生素E、不饱和脂肪酸，可保护心脑血管			

枸杞黑芝麻粥

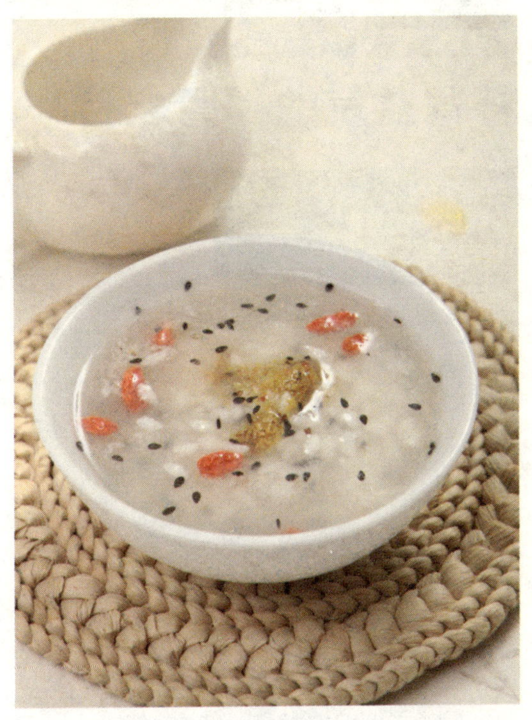

材料 黑芝麻30克，枸杞10克，大米100克。

调料 糖桂花、冰糖各适量。

做法

1. 枸杞泡软，洗净。
2. 锅中加适量水，煮开后，放入大米、黑芝麻。
3. 用小火将粥煮得黏稠后，放入冰糖和枸杞，再煮15分钟即可。
4. 食用时，浇上1勺糖桂花。

功效 黑芝麻具有补肝肾、润五脏、填脑髓的作用，可用于食疗肝肾精血不足所致的须发早白、脱发；和滋阴补肾的枸杞搭配，可以补肝肾、益气血，适用于头发早白、脱发等病症。

黑芝麻瓜子仁汤圆

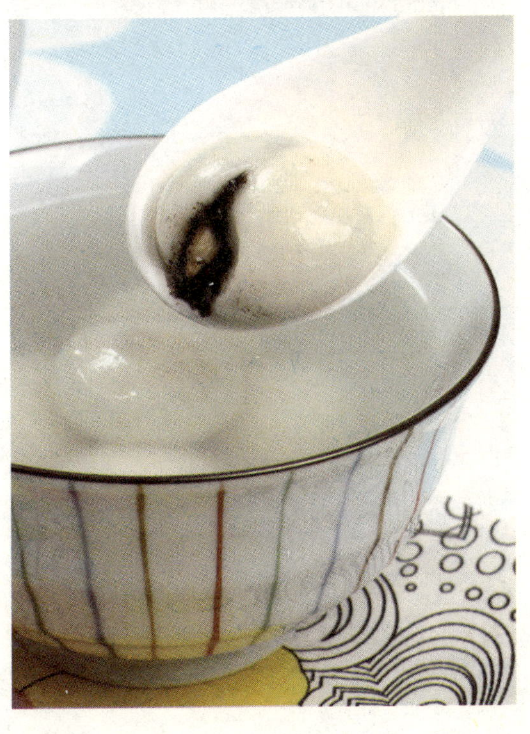

材料 糯米粉300克，黑芝麻粉50克，瓜子仁30克。

调料 猪板油、白糖、麦芽糖各适量。

做法

1. 猪板油切末，加入瓜子仁、黑芝麻粉、白糖、麦芽糖制成馅料。
2. 糯米粉加水和成面团，制成剂子，包入馅料，制成球形。
3. 锅中倒适量清水烧沸，将汤圆放入沸水锅中，煮至熟透即可。

功效 益肾补精，温胃健脾，益气止泻。

食用提醒

黑芝麻有滑肠作用，患有慢性肠炎、便溏腹泻者忌食；体虚怕冷者不宜大量进补黑芝麻，否则可能会引起腹泻、厌食等不适。

黑豆

补肾益气的“肾之谷”

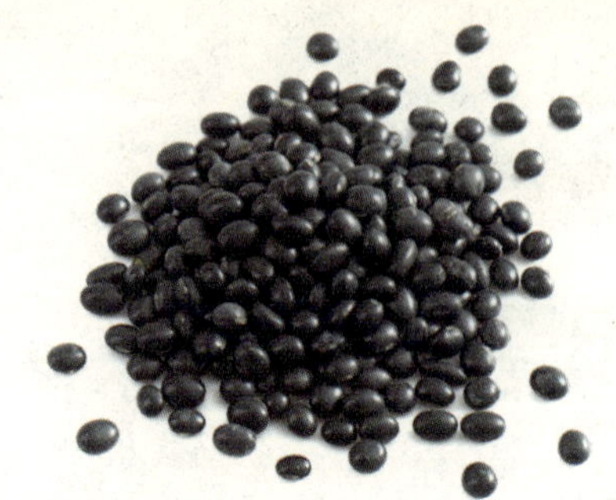

性味归经：性平，味甘，归脾、肾经
推荐用量：每天60克

中医认为，黑色属水，水走肾，所以肾虚的人食用黑豆可以祛风除热、调中下气、解毒利尿，有效缓解尿频、腰酸，女性白带异常及下腹部阴冷等症状。《本草纲目》中说：“黑豆入肾功多，故能治水、消胀、下气、制风热而活血解毒。”

黑豆养肾二方

1. 黑豆米醋糊：乌发。黑豆200克，米醋450毫升。黑豆用醋煎煮成糊状。用这种糊染发，每天1次，对调理白发效果良好。

2. 黑豆牡蛎粥：牡蛎20个，葱末、黑豆、大米各适量，食盐、香油各少许，熬粥食用，具有滋润皮肤、抗衰老、乌发及强肾补精的功效。

· 黑豆与中药同煮健肝肾

中医认为“肝肾同源”，男人养肝先补肾，补肾也能增强肝的生理功能。补肝肾最常用的食物就是黑豆。黑豆的食疗方很多。不过在宫廷秘方里有一种方法叫煮料豆，补肝肾效果很好，即将黑豆和各种滋补肝肾的中药放在一起煮，可以加强柔肝补肾的功效。

· 醋泡黑豆乌发降压

醋泡黑豆做法很简单。首先准备一个平底锅，不放油，直接放入黑豆，用中火炒5分钟左右，等黑豆皮迸开后，改为小火，再炒5分钟，注意不要炒煳了。将炒好的黑豆凉15分钟后，放入干净的容器中，然后加入陈醋浸没黑豆，盖好，浸泡2小时左右，陈醋被黑豆吸收后，就可以食用了。每次吃个5～6粒，一天3次，细细嚼碎咽下；高血压患者如能将泡过豆的醋喝掉，效果更佳。醋泡黑豆不仅能乌发、降血压，而且对慢性疲劳、视力下降、头晕目眩、肩膀酸痛等也有效。上班族和老年人都可以经常吃。

· 抗衰老搭配

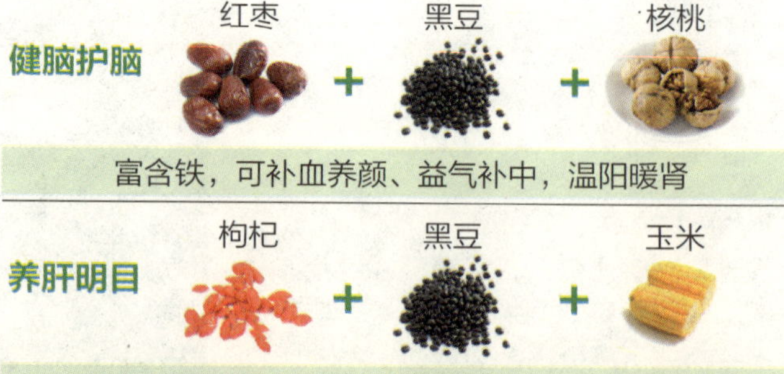

· 补肾食疗方

黑豆红枣乌鸡汤

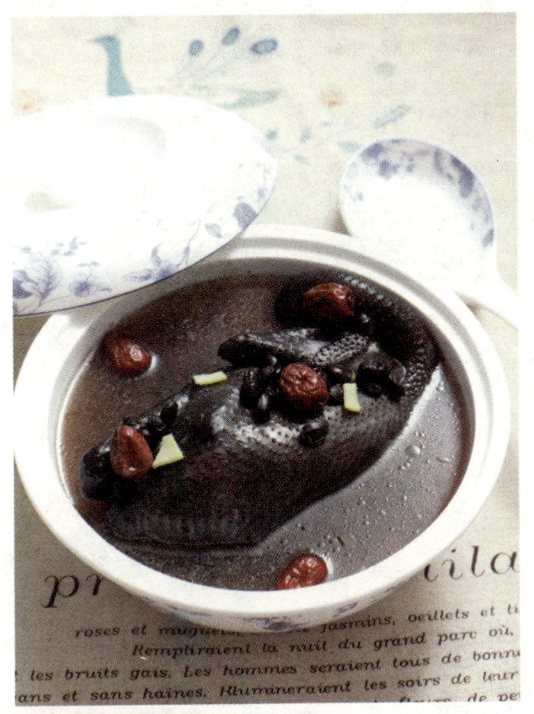

材料 乌鸡1只，黑豆150克，红枣10枚。

调料 盐、姜片各适量。

做法

❶ 乌鸡去杂、洗净，用沸水焯烫，捞起；黑豆用锅炒至裂开，洗净、晾干；红枣洗净。

❷ 锅置火上，加清水，大火烧开，加入上 3 味及姜片，煮沸后用中火煲至汤好，最后加入适量盐调味即可。

功效 黑豆能够滋肝补肾、活血补血，搭配乌鸡一起煲汤，能起到补血益肾、养心安神、乌发养颜的良好效果。

黑芝麻黑米豆浆

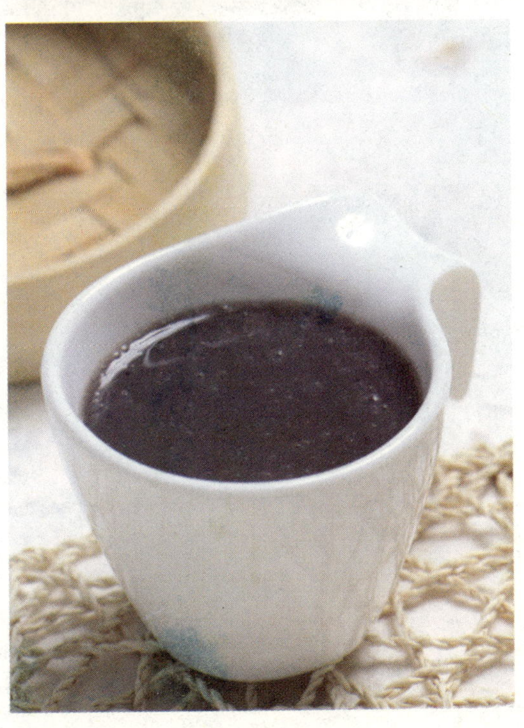

材料 黑豆60克，黑米20克，花生仁、黑芝麻碎各10克。

调料 白糖15克。

做法

❶ 黑豆泡 4 小时，洗净；黑米洗净，泡 4 小时；花生仁洗净。

❷ 将全部材料一同倒入全自动豆浆机中，加水至上、下水位线之间，煮至豆浆机提示豆浆做好，加白糖调味即可。

功效 养肾、乌发，防治须发早白。

食用提醒

黑豆不易消化，消化功能不佳、食积腹胀者要少食或不食。
黑豆嘌呤含量较高，有肝、肾等疾病的患者要少食或不食。

香菇

补 肾 养 肝

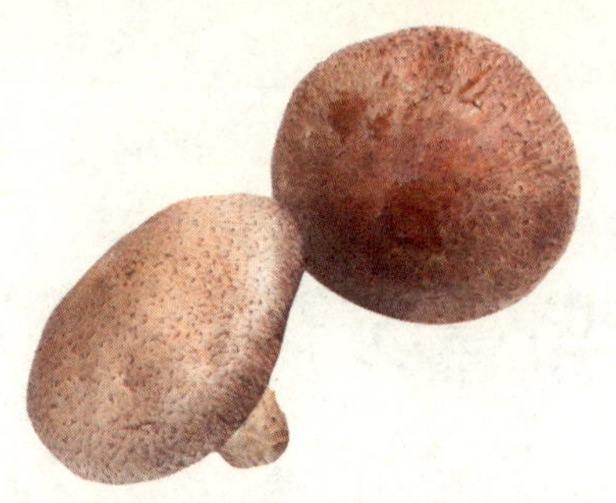

性味归经：性平，味甘，归脾、胃、肝经
推荐用量：每天25克

香菇，又名香蕈、香菌、冬菇等，味道独特鲜美，香气沁人，营养丰富，为食用菌中的佼佼者，享有“菌中皇后”的美称，为“山珍”之一。经科学测定，香菇的营养价值超过所有的蔬菜，是四季可食的美味佳肴，也是中外医疗保健界公认的“健康食品”之一，在美国被誉为“上帝食品”。

香菇养肾二方

1. 取300克干香菇洗净，放入盛器内，倒入适量的醋，放入冰箱冷藏1个月后取出食用，每日3~4朵。可以降低血液中胆固醇的含量，减轻肾的负担。

2. 香菇15克，红枣3枚，大米50克，熬成粥，每天早、晚各吃1次。可以补肾虚、调理尿频。

· 备孕期男性应多食香菇

香菇富含钙，钙元素对精子的运动、获能、维持透明质酸酶的活性及受精起着举足轻重的作用，若机体缺钙，会使精子运动迟缓，精子顶体蛋白酶的活性降低。备孕期的男士应多摄食香菇等富含钙的食物。

· 泡发干香菇的水不宜倒掉

浸泡干香菇的时候，最好用20～35℃的温水。而且干香菇浸泡后的水含有较高的香菇嘌呤（可以降血脂，保护心血管系统，还能有效防止动脉粥样硬化），所以，最好不要倒掉水，可以一同放到锅里炖煮食用。

· 肝脏不好常吃香菇

对于抽烟者或早上起床后口苦，以及肝脏功能衰弱者，可以常喝香菇做成的汤。乙肝患者若经常食用香菇，可防止病情进一步发展。若将香菇与鸡肉一起炖汤食用，还能增强免疫力，帮助人体赶走感冒病毒，防治流感。

· 抗衰老搭配

调理气血不足

香菇 + 鸡腿 + 山药

可调理气血阴精不足所致疲劳乏力、腰膝酸软等病症

滋肝益肾，补血明目

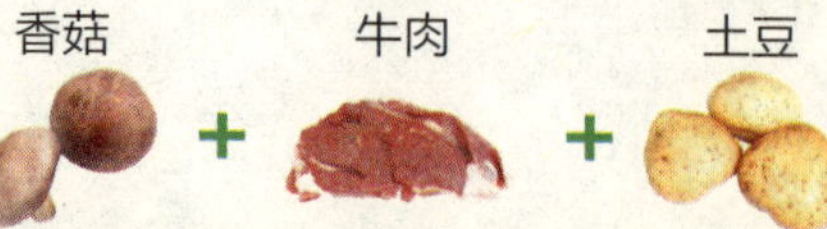

富含胡萝卜素，可滋肝益肾、补血明目、补虚乌发

· 补肾食疗方

香菇西蓝花

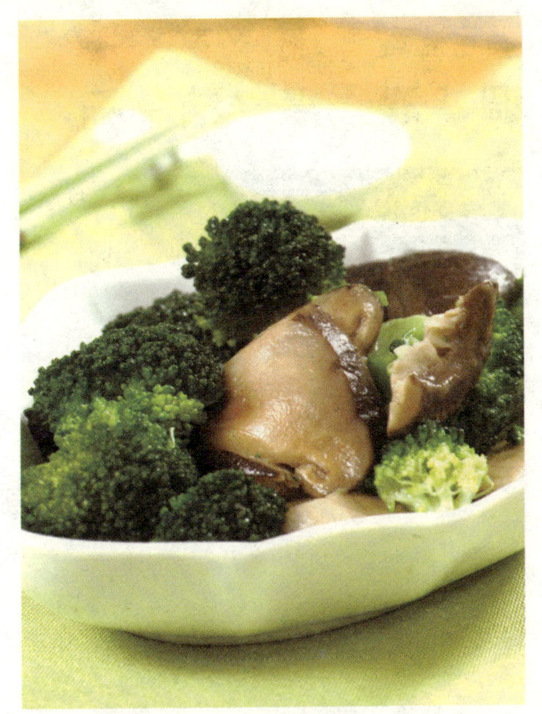

材料 鲜香菇、西蓝花各150克。

调料 葱花、盐各适量。

做法

❶ 鲜香菇去蒂，洗净，入沸水中焯透，捞出，凉凉，切片；西蓝花洗干净，掰成小朵，入沸水中焯1分钟，捞出。

❷ 炒锅置火上，倒入适量植物油，待油温烧至七成热，放葱花炒出香味，放入香菇片和西蓝花翻炒均匀，用盐调味即可。

功效 西蓝花含有特殊的芥子油及靛基质等物质，有预防动脉粥样硬化的作用，所含的吲哚能减轻肾脏负担，而且其膳食纤维的含量也很丰富，可以降低胆固醇。

香菇豆腐汤

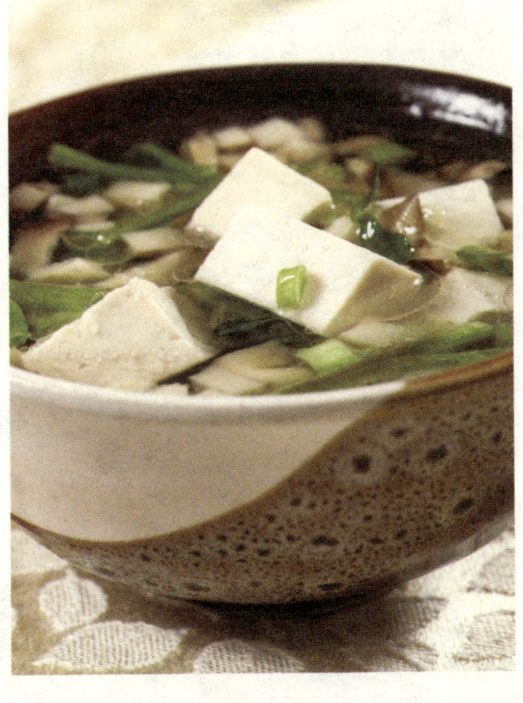

材料 干香菇、黑木耳各25克，豆腐块400克，鲜笋100克。

调料 盐、香油、胡椒粉、淀粉、葱花、植物油各适量。

做法

❶ 将鲜笋去皮洗净，切丝；干香菇、黑木耳泡发，洗净，切丝待用。

❷ 炒锅置火上，倒植物油烧热，放入香菇丝、笋丝略炒，加入豆腐块、木耳丝和适量水同煮5分钟，再加盐调味，淀粉勾芡起锅，撒上胡椒粉、葱花，淋入香油即可。

功效 温中补肾，清热解毒，强筋健骨。

食用提醒

痛风患者慎食香菇。

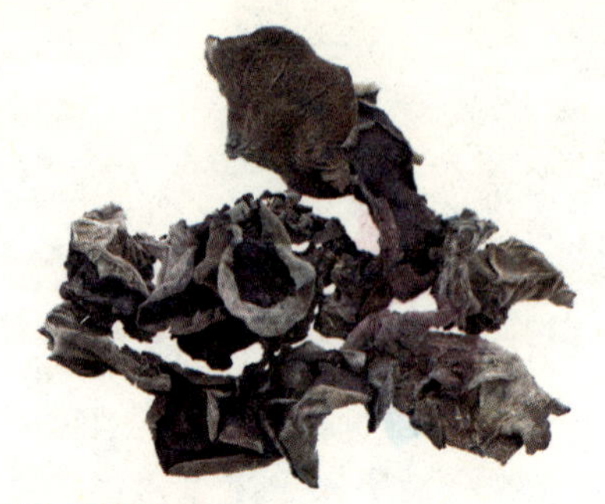

黑木耳

调理肾结石

性味归经：性平，味甘，归肺、胃、肝经
推荐用量：每天50克（水发）

黑木耳含有糖、蛋白质、脂肪、氨基酸、维生素等，还含有丰富的铁，可养颜美容、预防贫血；其所含的丰富胶质能滋阴润肤，帮助人体排出废物；其所含维生素K，可抑制血液凝结，预防血栓的发生；含的磷脂成分能分解胆固醇和甘油三酯，使血液循环顺畅。黑木耳能帮助肾脏保证新陈代谢正常，减少肾脏内多余水分的积存，有健肾、改善膀胱的作用。

· 木耳有助于调理肾结石

黑木耳含有能酵素和生物碱，能促进消化道与泌尿道各种腺体分泌，并协助这些分泌物质催化结石，润滑管道，使结石排出。黑木耳还含有多种矿物质，能对各种结石产生强烈的化学反应，剥脱、分化、侵蚀结石，使结石不断脱屑缩小，然后经输尿管排出。

· 泡发木耳有讲究

泡发黑木耳时，当室内温度在20℃以上，尤其是夏季，木耳变质的速度非常快，当泡发时间超过8小时，变质导致的细菌数量会增长数十倍，生成的毒素影响人体健康。因此泡发黑木耳最好用热水，这样可以缩短泡发的时间，减少黑木耳被细菌污染的机会。

黑木耳养肾方

用黑木耳30克，红枣50克，红皮花生30克，一起放入锅中加水用小火炖烂，有健脾、补血、止血的功效，十分适合肾炎血尿及脾虚者食用。

· 抗衰老搭配

提升肾功能

黑木耳 + 草鱼 + 红枣

活血抗凝，有利于促进血液循环，提高肾功能

养血益肾

黑木耳 + 银耳 + 枸杞

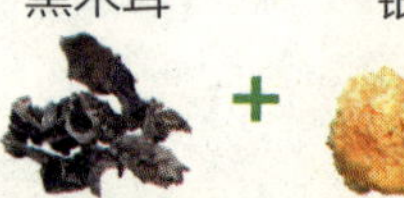
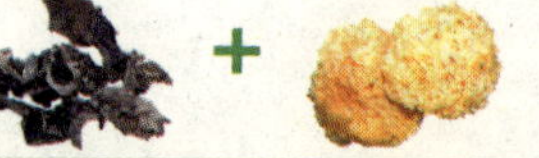
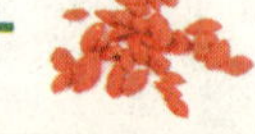

富含胶质，有养血益肾、润肺生津的效果

木耳海参虾仁汤

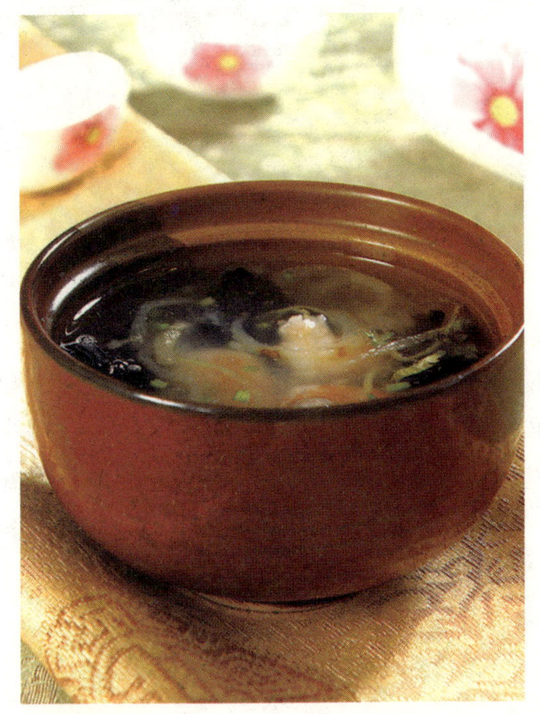

材料 水发黑木耳25克，水发海参、鲜虾仁各150克。

调料 香菜末、葱花、姜丝、花椒粉、盐、水淀粉、植物油各适量。

做法

❶ 水发黑木耳择洗干净，撕成小朵；水发海参去内脏，洗净，切丝；鲜虾仁洗净。

❷ 锅内倒油烧至七成热，放入葱花、姜丝和花椒粉炒香，倒入木耳、海参丝和鲜虾仁翻炒均匀。

❸ 向锅中加适量清水大火烧沸，转小火煮 10 分钟，用盐调味，水淀粉勾芡，撒上香菜末即可。

功效 有强肾补虚、防老抗衰的作用。

木耳炖猪肚

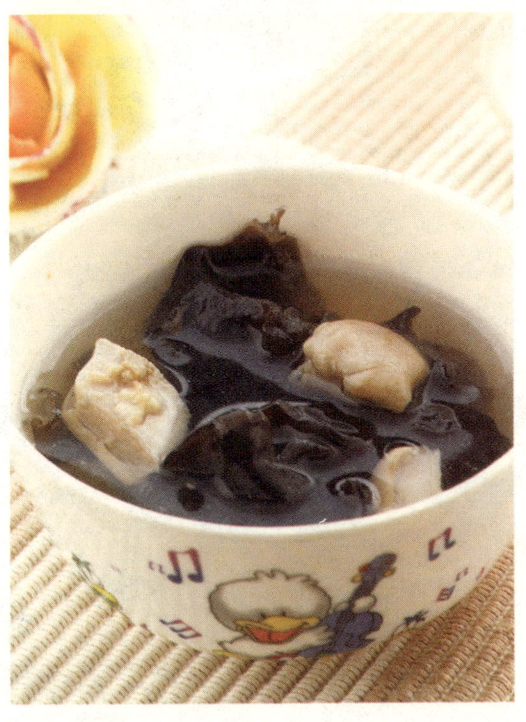

材料 水发木耳50克，净猪肚1个。

调料 葱段、姜片各5克，盐3克。

做法

❶ 水发木耳择洗干净，撕成小朵；猪肚洗净，切成小块。

❷ 锅置火上，倒入适量油烧热，炒香葱段和姜片，放入猪肚翻炒均匀，淋入适量清水，大火烧开后转小火煮至猪肚九成熟，下入木耳煮至猪肚熟透，加少许盐调味即可。

功效 可辅助治疗肾虚腰痛、尿频。

食用提醒

黑木耳有活血抗凝的作用，有出血性疾病的人和孕妇不宜食用；黑木耳易滑肠，患有慢性腹泻的人应慎食。

乌骨鸡

补 虚 劳

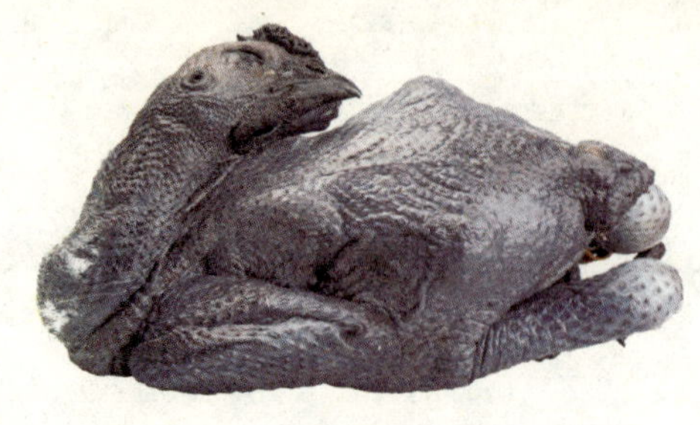

性味归经：性平，味甘，归肝、脾、肾经

推荐用量：每天100克

乌骨鸡又称乌鸡、其营养价值远远高于普通鸡，吃起来的口感也非常细嫩。乌鸡有补肝益肾、益气补血、滋阴清热、健脾止泻的作用。《本草纲目》中记载："乌骨鸡甘平，无毒。补虚劳羸弱，治消渴中恶，鬼击心腹痛，益产妇，治妇人崩中带下，虚损诸病，大人小儿下痢噤口。"

· 冬吃乌鸡补肾养血

与一般鸡肉相比，乌鸡肉中的蛋白质、维生素 B_2、烟酸、维生素 E、磷、铁、钾、钠的含量更高，可以补虚劳、养身体。乌鸡中含有的黑色素，能使人体内的红细胞和血色素增生，改善贫血症状，冬季食用乌鸡肉，对防止骨质疏松、佝偻病、女性缺铁性贫血等有明显功效。乌鸡连骨熬汤滋补效果最佳，可将其骨头砸碎，与肉一起熬炖。

· 乌鸡食多易上火

乌鸡会生热助火，因此有发热、咳嗽等症状的感冒患者最好不要食用，尤其是乌鸡的鸡头、翅膀、鸡脚均可动风、生痰、助火，所以不宜多食。

乌骨鸡养肾方

虫草15克，去毛去内脏乌鸡300克。将乌鸡焯一下，将虫草一半置鸡腹内，另一半放鸡肉上，倒入高汤，加生姜、葱段、大蒜、胡椒、盐上笼蒸熟即可食用。有益肝肾、补气血、调经止带的功效。

· 抗衰老搭配

益气养阴

乌鸡 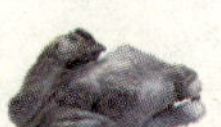 + 猴头菇 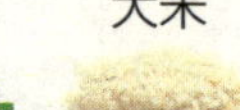 + 红枣 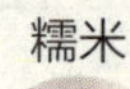

富含磷、钾，可补脾养阴、益气健脾，提高免疫力

养阴补中

乌鸡 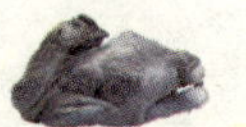 + 大米 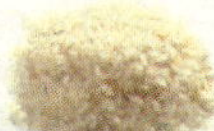 + 糯米 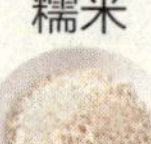

富含维生素 B_2，有补中益气、益精养阴作用

· 补肾食疗方

山药乌鸡汤

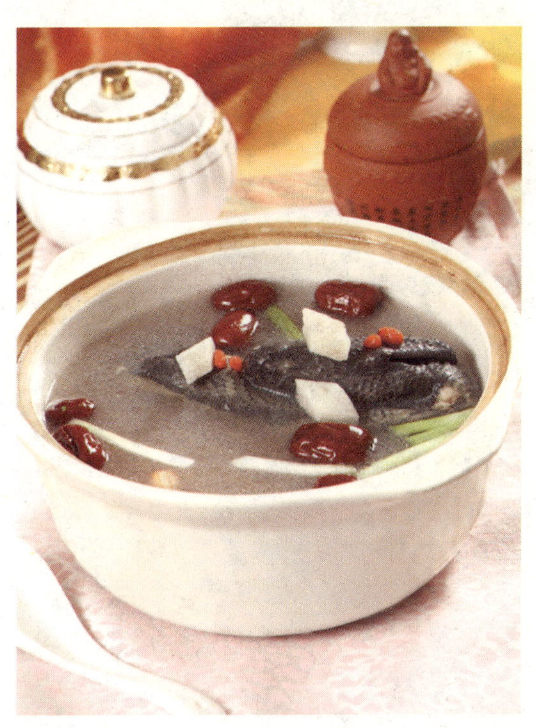

材料 乌鸡1只，明参、当归、黄芪、党参、莲子、山药、百合、薏苡仁、红枣、枸杞各适量。

调料 盐适量。

做法

❶ 将乌鸡清理干净，用沸水焯烫，捞起；其他配料全部洗净。

❷ 炖锅中放入乌鸡，加入适量清水大火煮沸，放入明参、当归、黄芪、党参、莲子炖煮，煮沸后打去浮沫，加盖改小火煲 30 分钟；放入山药、百合、薏苡仁，加盖继续煲 1 个小时。

❸ 加入适量盐，再加入红枣、枸杞，加盖再煲 30 分钟，煲至乌鸡软烂即可。

功效 这道汤有补中止痛、滋补肝肾、益气补血等功效。

黑豆红枣乌鸡汤

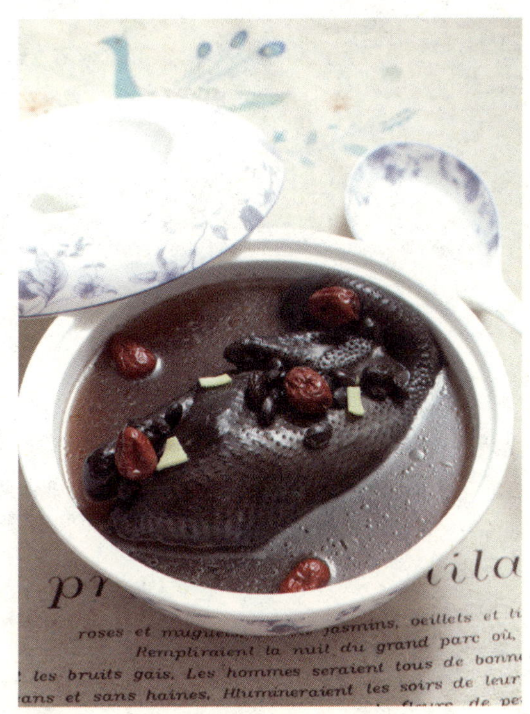

材料 乌鸡1只，黑豆150克，红枣10枚。

调料 盐、姜片各适量。

做法

❶ 乌鸡去杂、洗净，用沸水焯烫，捞起；黑豆用锅炒至裂开，洗净，晾干；红枣洗净。

❷ 锅置火上，加清水，大火烧开，加入准备好的材料和姜片，煮沸后用中火煲至汤好，最后加入适量盐调味即可。

功效 补血益肾、养心安神、乌发养颜。

食用提醒

感冒患者、高血压、高脂血症、头晕眼花等患者，应少食或忌食，以免生热动风。

鸽肉

补肝强肾，补血益气

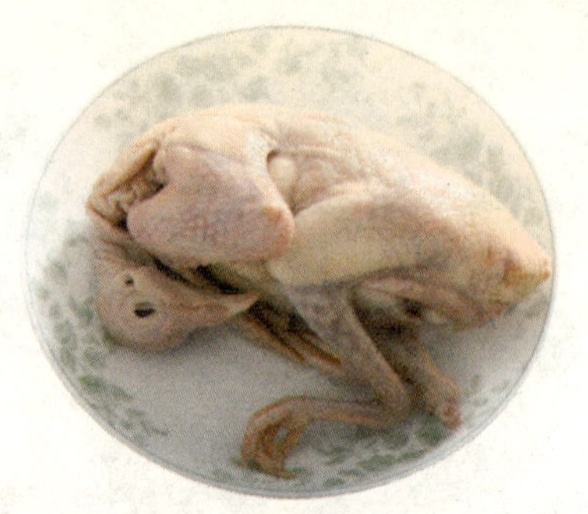

性味归经：性平，味咸，归肝、肾经
推荐用量：每天60克

《本草纲目》中记载，鸽肉能够补肝强肾，补血益气、清热解毒、生津止渴。《本草再新》中记载："鸽肉，滋肾补阴。"现代医学研究表明鸽肉有多重功效。俗语说"一鸽胜九鸡"，尤其是春、夏二季，吃鸽肉有壮体补肾、健脑益智、提高记忆力、降低血压、养颜美容、使皮肤洁白细腻等功效，且容易消化。

· 春、夏吃鸽肉营养好

鸽肉四季均可食用，但以春天、夏初时最为肥美。鸽肉中含有许多人体必需的氨基酸，且易于被人体消化，还可以改善皮肤细胞活力，增强皮肤弹性，改善血液循环，使面色红润、有光泽。鸽肉中含有丰富的泛酸，对脱发、白发和未老先衰等有很好的疗效。

· 女性吃鸽肉容易引发痛经

女性要注意少食用鸽肉，因为鸽肉会导致心气下陷，沉入子宫，心气壅于胞宫，从而引发痛经。所以月经期间忌食所有壅气与引气下行的食物。

鸽肉养肾方

党参30克，黑胡椒10克（布包），白鸽1只（去毛及内脏），加清水适量，稍加盐，以小火炖熟，食肉喝汤，连服5~7天。本方适用于肾阳虚、中气下陷所引起的耳鸣。

· 抗衰老搭配

补益肝肾
鸽肉 + 山药 + 黑木耳
含有蛋白质，有补肾涩精、补脾养胃、生津益肺的功效
补肾壮阳
鸽肉 + 枸杞 + 海参
含有维生素E、锌、硒等，有补肾壮阳的功效

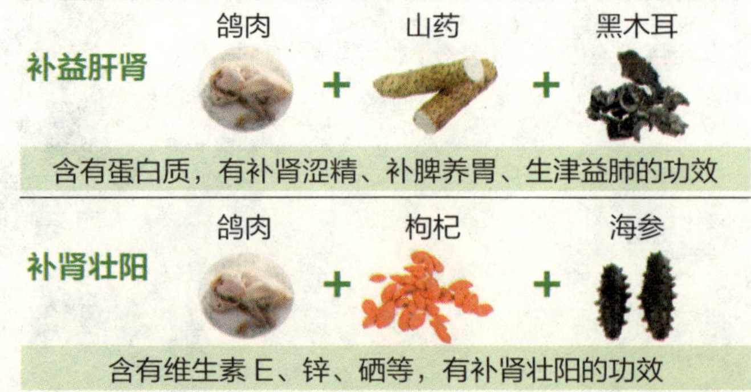

· 补肾食疗方

平菇炖乳鸽

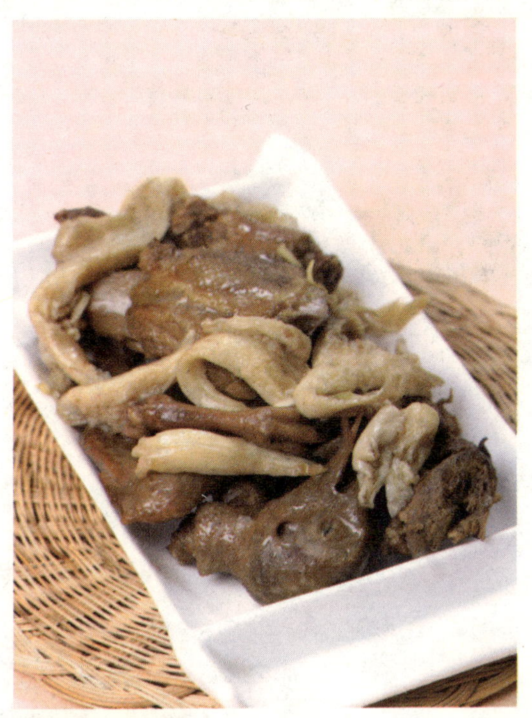

材料 平菇250克，乳鸽400克。

调料 料酒、酱油、盐、葱花、姜末各适量。

做法

1. 平菇去蒂，洗净，切块；乳鸽洗净，切块。
2. 锅置火上，加油烧热，下葱花、姜末煸出香味，加入乳鸽块，略炒后烹入料酒、适量水。
3. 待乳鸽七成熟后加入平菇块，加盐、酱油，煮沸后改小火炖至熟烂即可。

功效 平菇富含多种维生素及矿物质，对改善人体新陈代谢、增强体质有很好的作用，搭配鸽肉一同食用，是补肾滋阴的优质选择。

鳖甲炖白鸽

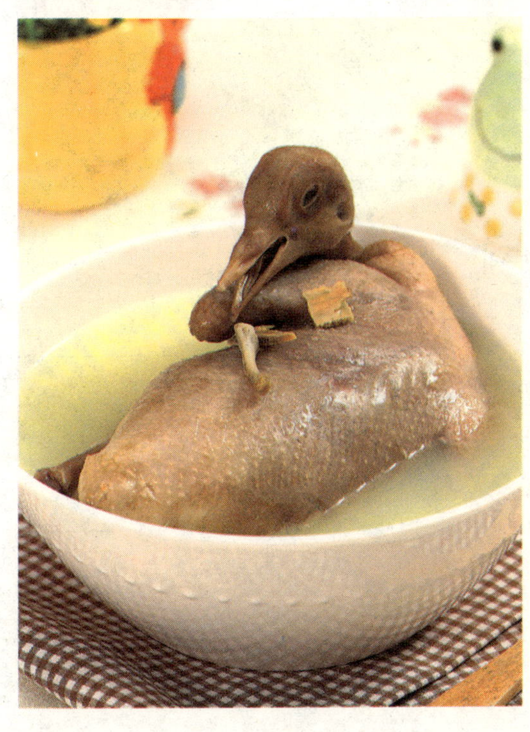

材料 鳖甲30克，白鸽1只。

调料 生姜3片，米酒少许。

做法

1. 将鳖甲打碎放入白鸽腹内，与生姜一起放进锅里。
2. 加冷开水300毫升、少量米酒，炖3小时。

功效 鳖甲可以养阴清热、平肝息风；白鸽可以补肾益气，常用于调治女性肾虚引起的痛经。

食用提醒

孕妇不宜食用鸽肉。
先兆流产、尿毒症、发热、热病初愈、肥胖等患者不宜多食鸽肉。

蚕蛹

强腰膝，壮肾阳

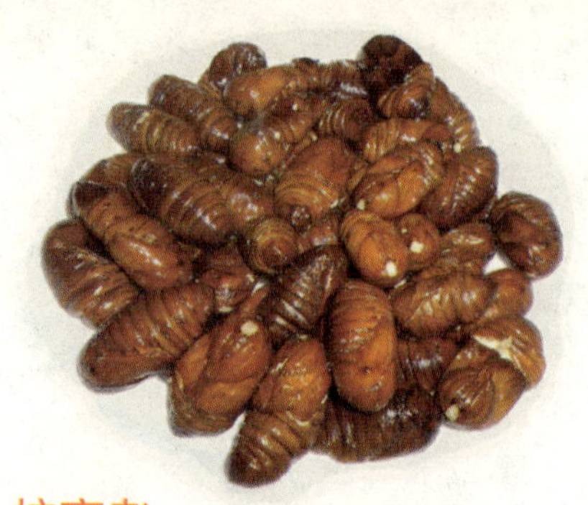

性味归经：性温，味甘、辛、咸，归脾、胃、肾经
推荐用量：每次不超过50克

《备急千金要方》中说蚕蛹能“益精气，强男子阳道，治泄精”。现代医学表明，蚕蛹可刺激肾腺分泌，生精壮骨、补肾壮阳，改善腰膝酸软、尿频。蚕蛹中含有丰富的蛋白质、硒及维生素，对中老年人腰膝酸软、尿频等病症有不错功效。

· 蚕蛹养肾、抗衰老

蚕蛹含有丰富的蛋白质和多种氨基酸，有七个蚕蛹一个蛋的说法，是体弱、病后、老人及妇女产后的高级营养补品。蚕蛹对机体糖和脂肪代谢能起到一定的调节作用，蚕蛹油可以很好地降血脂、降胆固醇。蚕蛹能产生具有药理学活性的产物，有效提高人体内的白细胞水平，提高人体免疫功能，有效延缓人体衰老进程。

· 过敏者食用后果很严重

蚕蛹体内含有异体蛋白，过敏体质的人食用以后，极易引发过敏反应。医生介绍说，过敏轻者引起荨麻疹，重者会出现过敏性休克、呼吸困难、胸闷、血压下降甚至死亡。所以，食用前要确定自己是否过敏。

蚕蛹养肾二方

1. 核桃仁50克，蚕蛹50克（略炒），加调料，隔水炖服。适用于肾虚遗精。

2. 蚕蛹100克，米酒500毫升。蚕蛹洗净控干水分，泡入米酒罐内，浸泡1个月即可饮用。每日1次，每次2匙。适用于阳痿遗精、脾胃虚弱者。

· 抗衰老搭配

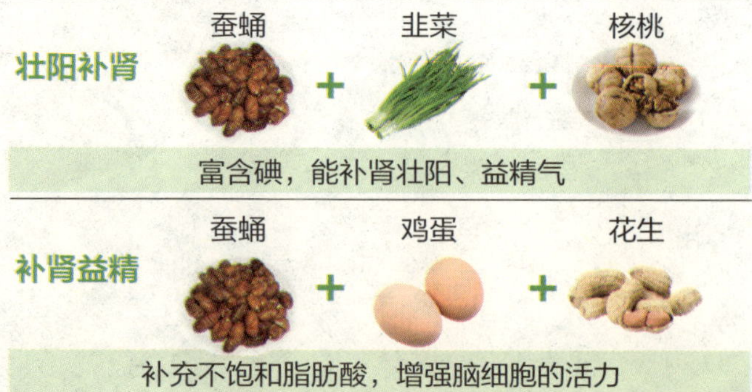

五香蚕蛹

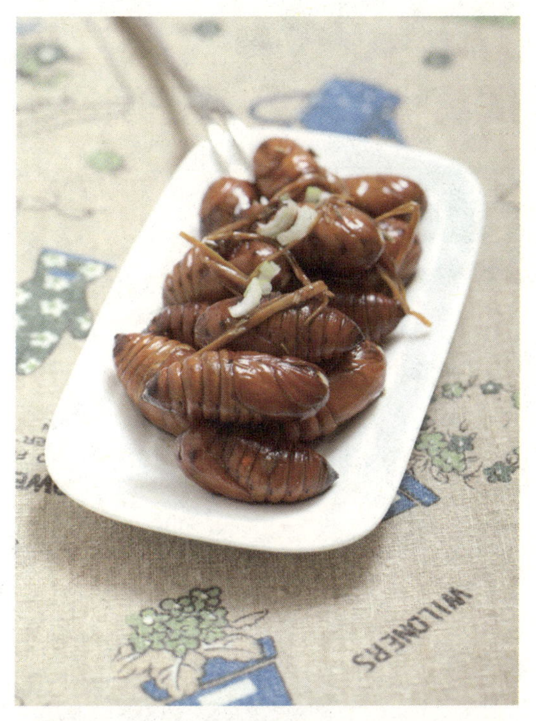

材料 蚕蛹200克。

调料 葱花、姜丝、料酒、酱油、五香粉、孜然各适量。

做法

❶ 蚕蛹洗净，上锅蒸6分钟。

❷ 锅中倒油，油热后爆香葱花和姜丝。

❸ 加入蒸好的蚕蛹，大火快炒，加入剩余调料，炒至蚕蛹水分收干、入味即可。

功效 蚕蛹含有丰富的蛋白质，能有效提高人体免疫功能、延缓衰老、补肾温阳，对调理高胆固醇血症和改善肝功能也有很好的作用。

蚕蛹炒韭菜

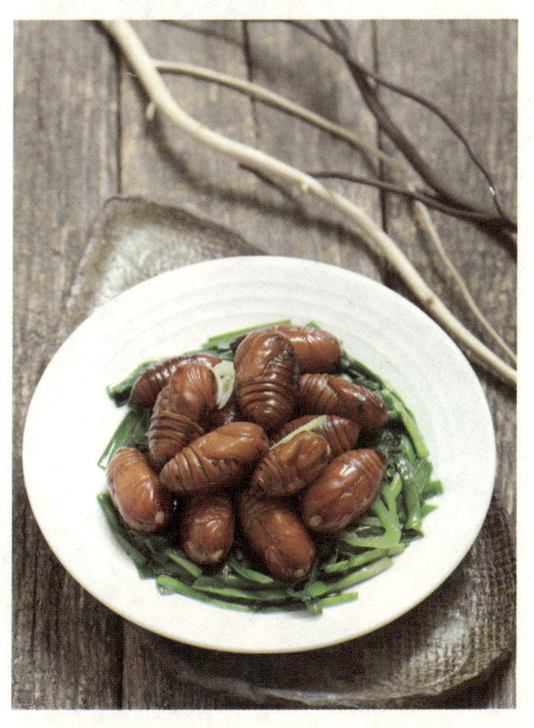

材料 蚕蛹、韭菜各100克，尖椒2个。

调料 姜片、蒜片、胡椒粉、盐各适量。

做法

❶ 蚕蛹洗净；韭菜择洗干净、切段；尖椒洗净，切成圈。

❷ 锅置火上，爆香姜片、蒜片和青椒，放入蚕蛹煸炒。

❸ 加入韭菜炒熟，加盐、胡椒粉调味即可。

功效 韭菜能温阳补肾，蚕蛹也是温阳补肾、祛风除湿、健脾消积的食材，两者搭配，能提高人体免疫力，有显著的补肾壮阳效果。

食用提醒

有脚气的人不宜食，因为易加重不适。

牡蛎

提高性功能及精子质量

性味归经：性平，味甘、咸，归肝经
推荐用量：每天50克

牡蛎（粤港澳俗称蚝）肉味甘咸，性微寒，既是食物，也可入药。中医认为，牡蛎具有养阴潜阳、滋补虚损、镇惊安神、散结软坚、涩精敛汗等作用。现代营养学认为，牡蛎含有丰富的锌元素及铁、磷、钙、优质蛋白质、糖类等多种营养成分。

· 春吃牡蛎可壮阳

春季阳气上升的季节，男子常食牡蛎可提高性功能及精子质量。牡蛎可以和山药、芡实、莲子、猪肉一起煮，能治疗肾亏。还可以将牡蛎和甲鱼一起炖，或者做韭菜炒牡蛎肉，放一点牛肉或羊肉，达到蛋白互补，能使补肾壮阳的效果加倍。

· 牡蛎可增进气血、美容养颜

牡蛎含有铁与铜，对女性特有的缺铁性贫血很有效果。牡蛎含有大量、大多数人体内都缺乏的亚铅，因此食用牡蛎可以防止皮肤干燥，促进皮肤的新陈代谢，分解皮下黑色素，产生白里透红的娇嫩皮肤。此外，牡蛎含有一种叫泛酸的物质，能使毛发致密、乌黑、亮泽，并防止早生白发。

牡蛎养肾二方

1. 牡蛎200克，小米100克，加入姜丝、葱末、料酒、白胡椒粉、植物油、盐各适量熬粥食用，可补肾壮阳。

2. 牡蛎20个，葱末、黑豆、白米各适量，食盐、香油各少许。煮成粥食用，具有滋润皮肤、抗衰老、乌发及强肾补精的功效。

· 抗衰老搭配

补钙壮阳	牡蛎	鸡蛋	鸡腿菇
	补充钙、锌等，促进骨骼生长		
提高精子质量	牡蛎	南瓜子	牛里脊
	富含锌，可以提高精子活性		

第 七 章

男女养肾秘招，恢复身体活力

肾好的男人干劲足，精力充沛

《黄帝内经》提示男人肾不衰的秘密

40岁，是人生的一道坎。在事业方面，40岁往往是厚积薄发、渐入佳境的时候；生理上，却难以避免地开始走下坡路了。对此，古人早有阐述，孔子说“四十不惑”，说的是人的心智达到成熟；《黄帝内经》却告诉我们，“人过四十，阴气自半”。40岁开始，不管你乐意不乐意，都要开始注重养生了。

人过四十，阴气自半

“人过四十，阴气自半”这句话，出自《黄帝内经·素问·阴阳应象大论》，原文是：“年四十，而阴气自半也，起居衰矣。”意思是说，人到40岁左右，肾中精气就衰减一半了，这里的“阴气”指的是肾气。中医认为，肾是先天之本、生命之根，就是说一个人出生时的肾气有多足，基本决定着他五脏的盛衰和寿命的长短。

另外，“四十”是一个虚数，男性在40岁左右肾气衰落，女性则多在35岁前后肾气开始由盛转衰，表现为掉头发、牙齿枯槁、面色枯焦等。

肾气衰退会推迟吗

有人问，现代人生活条件好，肾气衰退的时间会不会比古人推迟呢？根据多年的临床观察，不是这样的。现代人如果说外表比古人显得年轻，更多在服饰和美容方面，内在的衰老速度没有太大区别。相反，很多现代人的生活方式在加速肾气的损耗，如沉溺酒色、纵欲无度、暴饮暴食、长期熬夜、用脑过度等。有的人为了“留住青春”，采取一些错误的做法，如男性滥用壮阳药，女性涂抹含激素的化妆品，对身体的损害更大，甚至增加患癌的风险。

保肾固本，延缓衰老

要想益寿延年、推迟衰老，必须保肾固本。首先要防止过度劳累、用脑过度；其次要节欲，古人说“年四十者，十六日一泄”，就是说40岁以后性生活要两周一次，不可过频，以免损伤肾精；最后，要积极治疗慢性病，高血压、糖尿病多为肝肾阴虚，会加速肾气的损耗，因此必须注意。

肾要藏，房事勿太勤

精是人体赖以生存的高级精微物质，精充则体健寿长，精耗则体衰而不能尽其天年。俗话说：“饱暖思淫欲”，一些人手上有了钱，就去花天酒地，过着糜烂无度的生活，不知节戒色欲，珍惜自己的精气。尽管有很好的营养来调补，有优越的生活环境，也只是金玉其外，败絮其中，是不会健康长寿的。

珍惜精气，节戒色欲

据说，清代乾隆皇帝之所以长寿，活到89岁，全因御医教他“远房帏，习武备”之故。

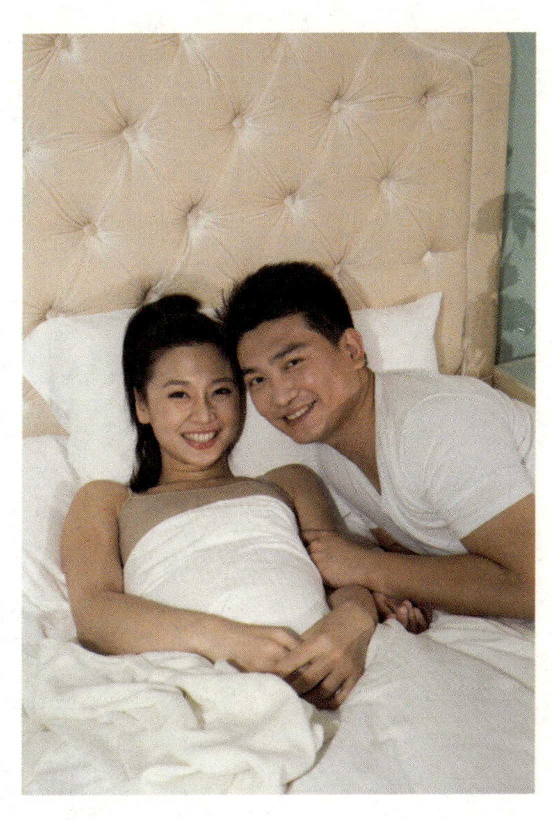

所以，房事请千万注意“度”，夫妻间的性生活，最好能根据两个人的身心状态，摸索到适合的规律和方式进行。如果长期沉溺于性生活，往往会出现精神不振、头晕目眩、失眠健忘、腰酸背痛、耳鸣耳聋等肾虚现象。

另外，中青年人冬三月要减少合房，因为冬天主肾，肾是主藏的，主要是藏肾气。春三月可以泻，冬三月不泻。中青年人还要注意夫妻房事只能阳出不能死出，这一点很重要。什么叫阳出，夫妻房事后，男性应该在勃起的状态下就分开，这样第二天肾气还在，不会疲倦；如果不是这种状态，第二天早晨会疲惫不堪，因为肾气已泻。

食疗防“泄”

中医认为，房事不当有“七损”，其中有一损叫“泄”，指房事中大汗淋漓。此种情况除了性生活过程中有汗多的表现外，房事后还会出现四肢发冷、心慌气短，咽喉干燥、关节酸痛、全身乏力等症状。这是因为阳气外泄、伤阴伤阳所致，在体质虚弱者或中老年人中比较常见。这时需要额外补充一些补气补血的食物，如桂圆、大枣、莲子、鸡、鸽等食物，以补气滋阴，止汗固精。

“勿过劳”，保护好肾气

长期熬夜、工作压力大，很容易耗损肾气。什么是“肾气”？肾气就是肾中的精气，简称精气。如果把人体比做一个小天地、小宇宙，那么肾中精气就好比这个宇宙中的能量、能力，就是我们全身的细胞，包括生殖系统以及与机体各个系统相关的内分泌系统。肾气贵为先天之本，也需要后天的保护，怎样保护呢？要想保肾气，勿过劳是必须的。

保肾气从“勿过劳”做起

肾气要精心地保护才能保持充盛。怎样保护呢？最重要的就是“勿过劳”。何谓“勿过劳”，就是指不要过度的劳作与劳累，因为过度的劳作劳累，长期超负荷的运转，会大量损耗肾气，使肾中精气亏损，那样必然会导致提前衰老，严重的还会影响其他脏腑的功能，出现器质性病变。《黄帝内经》说“久立伤骨”，意思是说，站立太久或经常长时间站立，就会造成骨骼损伤，这就是过劳时肾气损伤导致骨骼损伤的一个例子。

保肾气，饮食也是重要的一环

在“勿过劳”的基础上，保护肾气还可以通过饮食来达到。比如多食用一些黑色食品，黑芝麻、黑木耳、黑米、黑豆、黑瓜子、核桃；海产品，比如深海鱼类；一些植物，比如枸杞、黄精。这些东西都可以很好地保护肾气，及时补充肾中精气，帮助你增进脑力、恢复体力。

按摩，让肾气充盈起来

男性按摩中极和神阙两个穴位。保健方法是：每晚睡觉前空腹，将双手搓热，男子左手在下，右手在上（女子则相反，右手在下，左手在上）放在穴位上，男子顺时针（女子逆时针）方向揉动，每次 180 下。

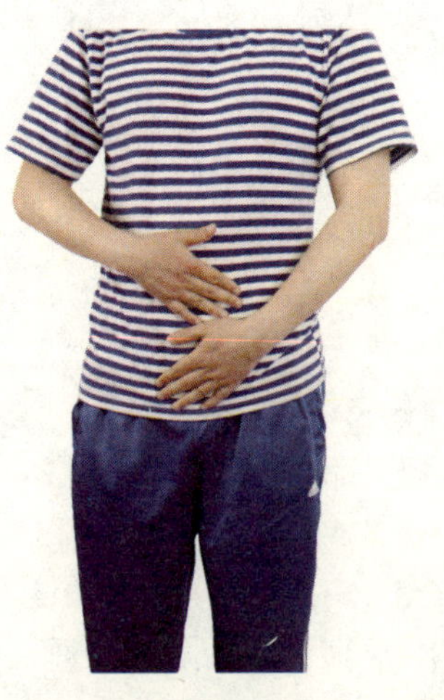
按摩中极

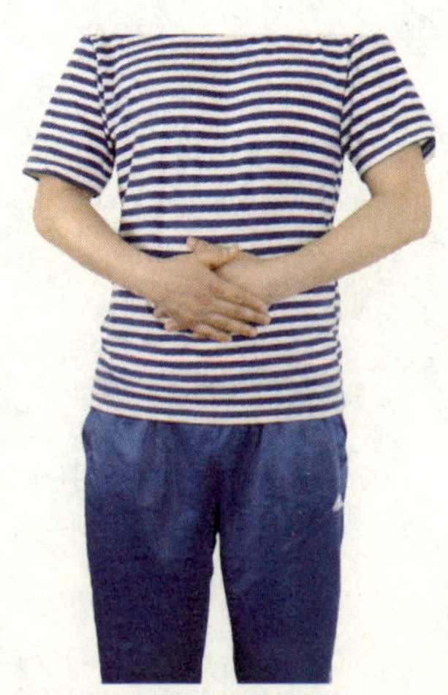
按摩神阙

多食植物种子，可补肾壮阳

吃植物种子可壮阳

种子能为一个即将萌发的生命贮备能量，是植物中能量最集中的部分，所以吃种子具有增加能量、补肾助阳的作用。尤其是对于素食主义者，可以通过多吃花生、榛子、核桃等，来激发生命的活力。建议每天在早餐中加点坚果，或每天吃一两个核桃、六七个杏仁，就可以收到极佳的补肾效果。中医认为脑肾相通，因此肾补好了，也能延缓衰老。

老人常食“五子”

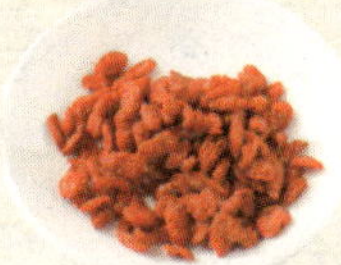

枸杞：能补气、补血、降火祛风湿，久服可轻身不老、耐寒暑。用枸杞清炖牛鞭，既是名菜，又是壮骨益精的良药，可治疗阳痿、遗精等病症。

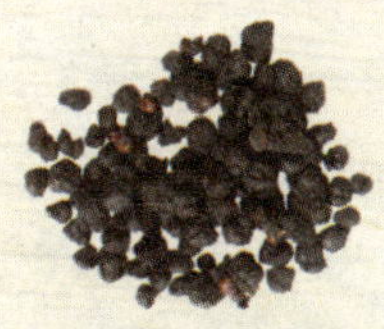

五味子：能敛肺滋肾、涩精止泻。特别对肾气不足，精关不固，遗精，滑精；脾肾虚寒，五更泄泻；热伤气阴，汗出体倦，心烦口渴；心肾阴虚，心失所养，虚烦不眠，心悸多梦；自汗，盗汗的老年患者更有好处。

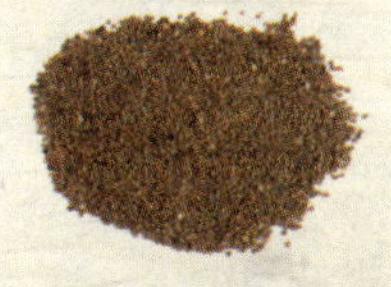

菟丝子：补阳益阴、固精缩尿、养肝明目、补脾止泻。对患有肾虚不固，遗精滑精，阳痿早泄，腰酸腿软，肝肾不足，目暗不明，脾虚便溏，消渴的老年人尤为适宜。

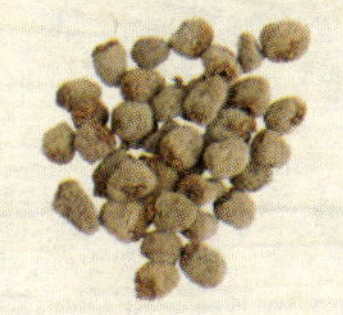

覆盆子：可益肾固精缩尿，助阳，明目，适用于肾虚不固，遗精滑精，遗尿尿频，肾虚阳痿，肝肾不足之目暗不明。

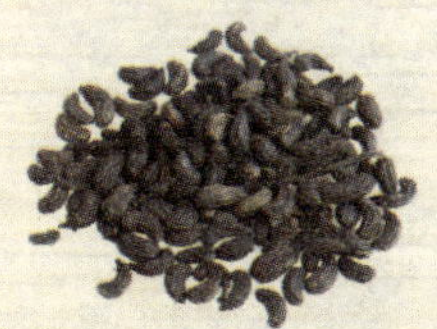

女贞子：可滋补肝肾、清退虚热，适用于肝肾阴虚，腰酸腿软，头晕目眩，视力减退，须发早白以及阴虚阳亢，耳鸣，头痛，烦躁不眠等。

摩腹提肛，提高性能力

我国古代长寿秘方《养生十六宜》中提到“谷道宜常提”（谷道指肛门），孙思邈也提出“谷道宜常撮”（撮，即提缩也）。意思都是说，经常随呼吸做提肛运动，有利于体内气机的升降，促进体内气血的运行。

揉腹的方法

腹部按揉的具体方法是：早上起床前或者晚上临睡前，排空小便，取仰卧位，双腿屈曲，先做几次深呼吸，放松全身，排除杂念；然后用左手心对着肚脐，右手叠放在左手背上，以脐部为中心，稍稍用力，作顺时针方向按揉，按摩的范围由小到大，再由大到小，连续按摩 50 次；再两手上下互换一下位置，作逆时针方向连续按揉 50 次。按揉时用力要柔和均匀，要有一定的深透力，精力要集中，呼吸要自然。按摩结束后，可以将发热的双手放在丹田处（脐下 3 寸或 10 厘米处），使揉动时的热量充分被身体利用。

提肛的方法

中医认为，肛门这个地方，不仅有气的变化，而且气一足还能化成精。把肛门往上提，精就不容易跑了。因此，养生学中很重视“气道内提”，收提肛门以保元真之气内藏。

经常提肛门有助于升提阳气、通经活络、温煦五脏而延年益寿，并能防治脱肛、痔疮、阳痿、早泄、尿失禁、尿频等疾病。

提肛在坐、站、行中均可进行。具体方法是：全身放松，自然呼吸，做时将肛门连同会阴一起上提，同时吸气，然后呼气时放松。一提一松为 1 次，反复进行 30 次左右。

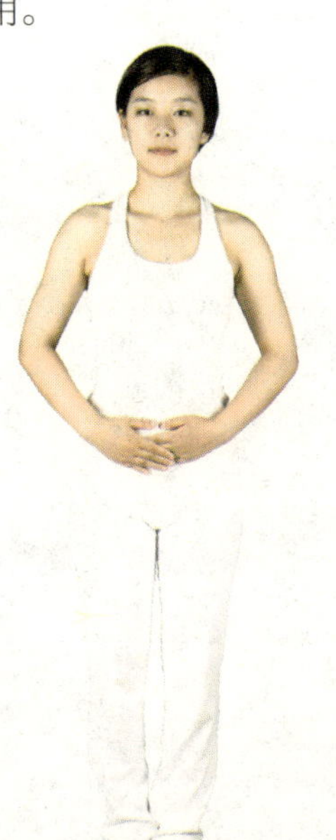

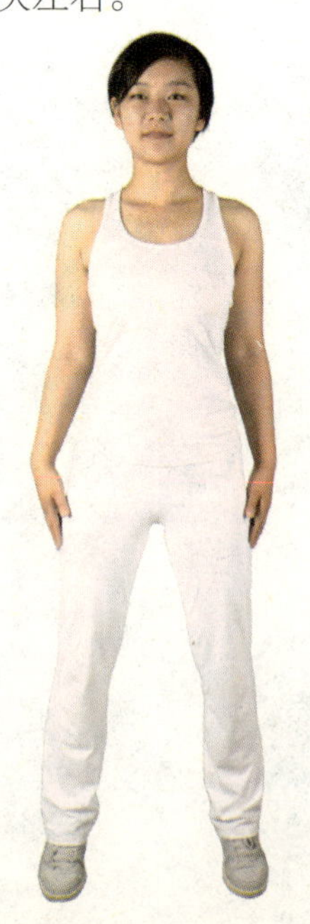

温补肾阳，轻松告别阳痿

男人缺乏阳刚之气，即是中医所说的“阳虚表现”。肾阳虚一般多见于中老年人，它主要体现在功能上，比如说男人如果肾阳虚，阴茎的勃起就会无力，精液也会稀薄。另外，光下巴、胡子少、“兰花指”、“太监腔”也是缺乏阳刚之气的表现。

少喝碳酸饮料、冰镇饮品

碳酸饮料多含有糖，冰镇啤酒或饮料不利于男人体内阳气的升发。男女在性生活前后 8 小时内，切不可喝冰镇饮料或冰啤酒，否则，男人很容易导致阳事不举、举而不坚、坚而不久等一系列肾阳虚症状。而今的男人都喜欢喝冰啤或冰饮，殊不知，冰镇饮料是扼杀体内阳气的利器。

多晒晒太阳

为什么人在太阳底下走一圈，就会感觉到浑身的气非常足、精神旺呢？这是因为人体的阳气上来了，精神就足了。正午的时候，红日高照，可以到户外庭院里晒晒太阳，注意时间不要太长。

按摩商阳穴强精壮阳

商阳穴虽然没有“涌泉”“肾俞”“关元”等穴位那么有名气，但是你可别小看这个穴位，它跟阳气的关系非常密切。中医认为，该穴具有明显的强精壮阳之功效，可延缓性衰老。

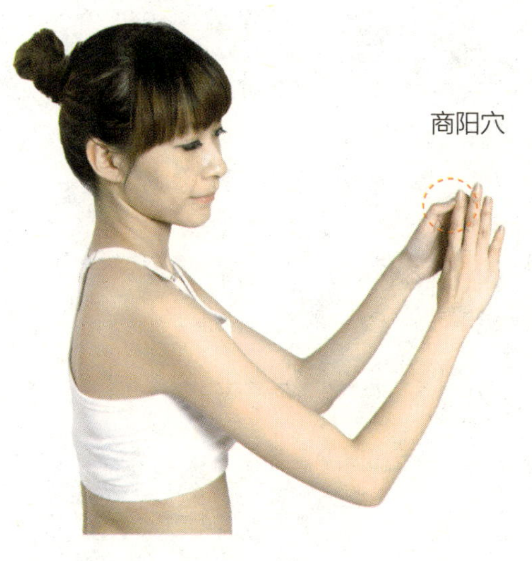

商阳穴位于人体双手食指末节桡侧，距指甲角 0.1 寸。按摩时，可以用左手的拇指和食指捏压右手食指指腹 64 下，左右手交换捏压为 1 次。按摩时要注意快速擦动，以手指感到发热为宜，这样能最大程度地刺激商阳穴。

多运动助阳气

“动则生阳”，多运动可以助养阳气。傍晚的时候，晚霞升起，可以到户外去散步，边走边手握半拳叩击命门穴。17 时到 19 时，正好是肾经当令，可以在肾值班的时候，把太阳的最后一点阳气吸收到肾里面。

意守丹田改善遗精

“丹”是丹药，“田”是田地，所以丹田就是人体内能产生丹药（指精、气、神三宝）的地方。只要进入正常的气功态，意守部位的生理功能就能得到改善，即所谓“意到气到，气到力到”。从现代解剖生理学观点看，几个丹田的位置恰好是重要神经中枢和内分泌腺体的所在地。内丹术之所以能延年益寿，可能与激发和调整神经—体液系统的功能有关。

如何意守丹田

初学静坐功的人，对这种功夫极难下手，人们的妄念一起一伏没有一秒钟停止。“心猿意马”说的就是这个意思。调伏这些胡思乱想，到静坐的时候把一切杂念放下，精神集中在小腹（下丹田）。如果妄念又起，就再放下。这样反复练习，久而久之，妄念自然会逐渐减少，以达到无念的境界。这是最上乘的功法。如初学气功者，觉得这种意守的根基不够，可以轻闭两眼，微露一线之光，而且观鼻准，这叫做“目若垂帘”。静静地以鼻呼吸，不闻不觉，口也须自然闭合，舌抵上腭，遇有口津多的时候，可缓缓分小口咽下。最要紧的仍在意守下丹田。

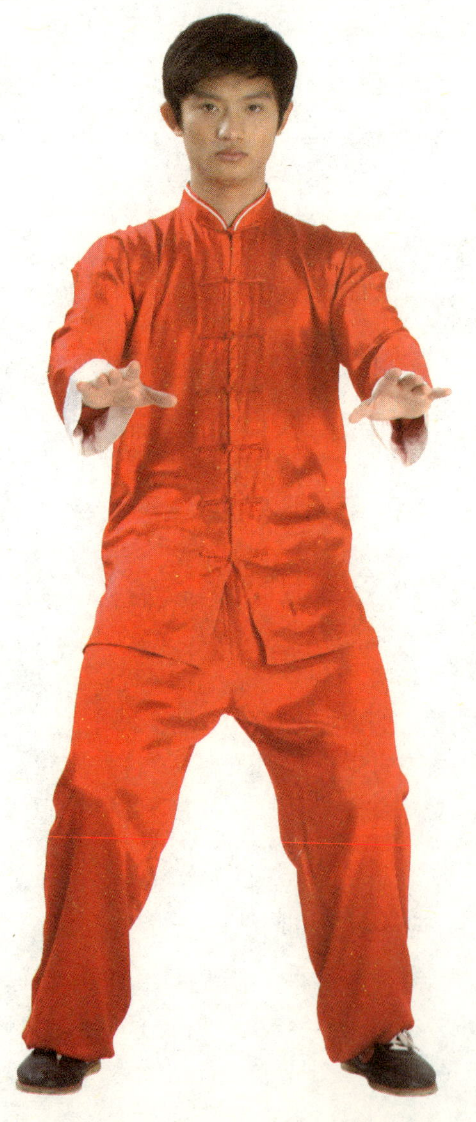

意守主要在于守神

意守主要在于守神，把握住生命最初的功能，那就是神，在这里也可以理解为守住肾中精气。静坐，放松，闭目，去除杂念，意念只专注于神阙和丹田的部位，放松呼气，尽量使呼吸平稳而深缓，每次 30 分钟，直至感觉神阙和丹田部位气守在内。这两种方法长期坚持必然会收到很好的效果。

前列腺炎重在滋阴补肾

中医认为，前列腺炎属于“精浊”的范畴，认为本病的发生与湿热的关系尤为密切，所以它的初始表现以尿路症状最为多见，如尿频、尿急、尿痛、小便灼烧感、尿道刺痒、尿前或尿后或大便用力时尿道有白色分泌物排出。

保持清洁

男性的阴囊伸缩性大，分泌汗液较多，且会阴部位通风差，容易藏污纳垢，局部细菌常会乘虚而入，导致前列腺炎、前列腺肥大、性功能下降。因此，坚持清洗会阴部是预防前列腺炎的重要环节。

按摩保健

可以在临睡前做按摩，方法如下：仰卧，左脚伸直，左手放在神阙穴（肚脐）上，用中指、食指、无名指三指旋转，同时再用右手三指放在会阴穴部旋转按摩，一共100次。完毕换手做同样动作。肚脐的周围有气海、关元、中极各穴，中医认为是丹田所在，这种按摩有利于膀胱功能恢复。

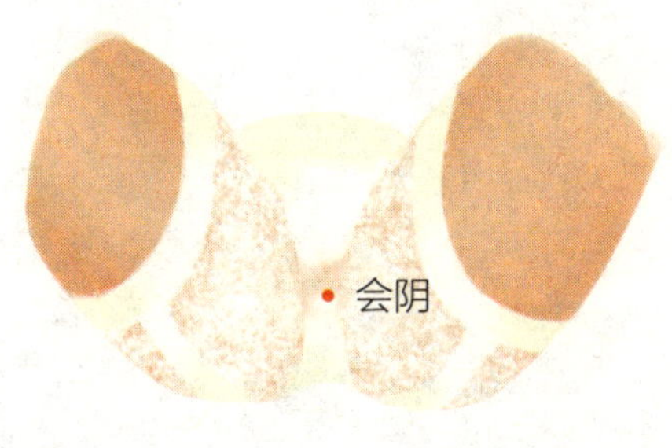

另外，也可以按摩会阴穴，以促进会阴处血液循环，起到消炎、止痛和消肿的作用。小便后稍加按摩，还可以促使膀胱排空，减少残余尿量。

加强体育锻炼

加强下肢运动，对预防前列腺炎有着非常重要的作用，每天慢跑或者快走20～30分钟对前列腺有保健作用。

避免受到过多性刺激

对于慢性前列腺炎患者来说，性生活尤其不能过于频繁，也不能过少甚至长期禁欲。保持适度、规律的性生活是促进身体健康的有效办法。一般来说，男性每7～10天有1～2次性生活为宜。对于未婚或夫妻两地分居的男性，应尽量避免性刺激，减少性冲动，减轻前列腺充血，必要时也可适当自慰排精，使前列腺保持正常的新陈代谢，促进炎症的消除。

前列腺增生，着重在于通

病位在下，论治在上。良性前列腺增生属于一种常见的前列腺疾病，多见于50岁以上的中老年男性，且随着年龄增大，发病率逐渐上升，可引起尿潴留甚至慢性肾衰。前列腺增生属于中医的“癃闭”范畴，治疗是根据“腑以通为用”的原则，着重于通。

脚尖站立排尿

每当解小便时，取脚尖站立姿势排尿，或排尿时打开厕所中排水管而兼听流水声。此可提高肾之气化开合功能，增强排尿中枢神经的敏感性。

按摩两穴护肾气

将耻骨与肚脐间距离分成5等份，在脐下至耻骨2/5处为关元穴，由关元再往下1/5处为中极穴，由中极穴左右平移一指宽是大赫穴。用拇指按压揉上述穴位，另一手拇指按压后背的第3、第4腰椎，形成一种刺激，对增强肾脏的气化开合功能有良好作用。

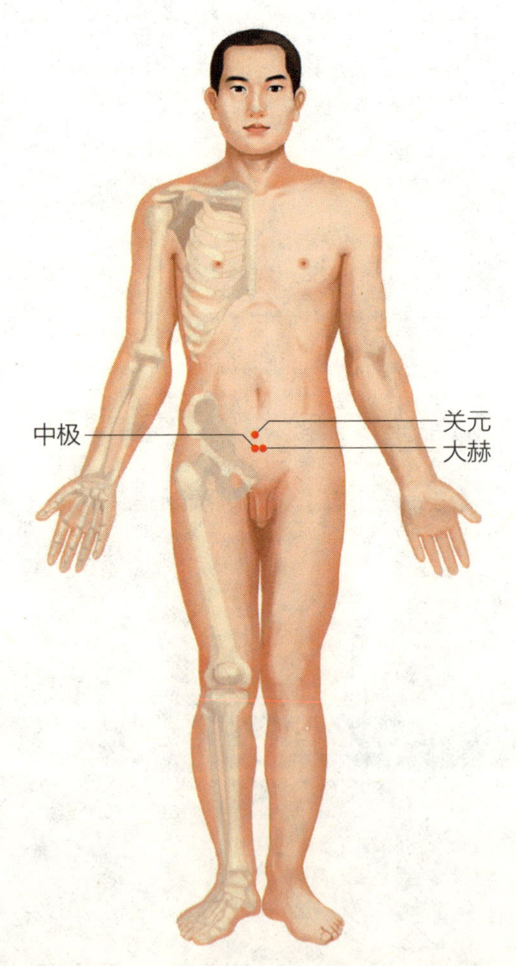

炒盐热熨

取食盐500克，小茴香100克，炒热用布包好，置脐部、小腹部热熨，烫时加垫毛巾，每日2~3次。若配合局部按摩，疗效更佳。

药液坐浴

取皂角60克，泽泻60克，生大黄50克，连须大葱2根，加水2000毫升，煎煮20分钟，趁热熏蒸会阴部，待药液温度40℃左右时坐浴为宜。每次20~30分钟，每日2次，治疗尿闭效果明显。

肾好的女人容颜美，魅力长存

《黄帝内经》提示女人养肾的奥秘

从中医角度来说，女性衰老主要有 3 个方面的原因：受寒、血虚和肾亏。远离这 3 点，让你风采依旧。除了以上 3 点，对于女性来说，养心也非常关键。心情不好会让自己衰老得更快，会使皮肤细胞缺乏营养，脸上干枯无华，甚至出现皱纹。情绪稳定对于内分泌平衡十分重要，只有想开了、放平和，女人才能“由内而外地美丽”。

养肾

中医认为“肾为先天之本”，也是女人美丽与健康的发源地。不少女性都会受困于“黄而晦黯的脸色、早起后浮肿的眼睛以及日渐脱落的秀发”等一系列衰老的问题，这通常是由肾气不足引起的。此外，肾气不足大多是因为太过疲劳引起的，如果你突然觉得疲惫劳累、胃口不好，就应该检查一下是否肾虚。平时可以多吃一些补肾食物，像黑芝麻糊、栗子等，还可在医生的指导下服用六味地黄丸

补血

血虚是造成女性衰老的原因之一，通常表现为舌苔比较薄、白，而且在平常会感到疲倦、头晕。这时可以食用一些有保健功效的天然食品，如大枣、枸杞、龙眼肉等改善这一情况

保暖

俗话说：“十病九寒”。在中医临床中，寒是导致生病的重要原因之一。天凉时，不注重腰腹部和足部的保暖，导致寒气侵入体内，加重肾的负荷，进而加快衰老的步伐。因此女性要特别注意身体的保暖工作。可在睡前 2 小时进行 20 ~ 50 分钟的热身运动，如慢跑、快速走、一般性体操，使身体发热；睡前用热水泡脚，并按摩，使双脚的淋巴液流量及脚部毛细血管的开放量加大

长期黑眼圈可能肾不好

中医学理论提示，肾主水，其色为黑，肾虚导致水代谢障碍，肾气不足日久导致气血运行不畅，目失所养，则出现黑眼圈，多表现在下眼睑。

恢复正常睡眠

要想去除眼袋和黑眼圈，就要调节作息，恢复正常睡眠。减少熬夜，每天平均睡够7小时

注意饮食营养

可多吃芝麻、花生、黄豆、胡萝卜、鸡肝、猪肝等富含维生素A的食物，有助于消除黑眼圈

适当的中药调理

进行适当的中医药调理，也可以加快眼袋的恢复。比如补气养血、健脾养胃的大枣、当归、阿胶、薏苡仁、白术、茯苓、党参等。除黑眼圈当以活血化瘀、补肾益气为主，可选丹参、丹皮、山药、党参、黄芪、山药等代茶饮

“花猫扭腰功”补肝肾

适时调整紧张情绪，可选择一些简单的动作，如“花猫扭腰功”。这个动作非常简单：先站在地上，两手叉腰，然后调整一下气息，注意腰上要运气，然后就要像猫咪们学习啦。像猫咪一样扭着腰向前走5步，然后转身再扭腰走5步，重复3次就OK。在办公室里休息时，在家听音乐时，都可以变成“猫女”。这套“花猫扭腰功”来自于经典的仿生功法——“十禽戏”，是一套强健肝肾的养生功法。

其他调理方法

建议有黑眼圈或眼袋的患者进行眼部按摩，轻轻沿一定的方向在眼周进行按摩，每天数次，可以促进局部血液循环，促进新陈代谢。还可将用过的绿茶用纱布包裹后直接敷在眼睛周围5～10分钟，或用生土豆皮直接敷在眼眶上，都有缓解黑眼圈的作用。

舒肝补肾活血法治疗黄褐斑

黄褐斑，中医又称“肝斑”“黧黑斑”，是一种后天性黑色素沉着过度性皮肤病。本病病因病机较复杂，多与肝、脾、肾功能失调、胞宫失常及冲任损伤，导致气血不调、精血不能上荣于面（虚证）或痰浊瘀滞凝聚于面（实证）而发病。临床治疗除辨证施治内服中药外，辅以中药面膜外治，疗效颇佳。

辨证治疗巧祛斑

黄褐斑的治疗多从肝、脾、肾三脏及气血失和进行论治，尤以疏理肝气、活血化瘀、补益肝肾为目前治疗黄褐斑的常用方法。治疗黄褐斑的疗程长，至少需要 3 个月以上，若汤剂服用不便，可在医师的指导下辨证选用逍遥丸、六味地黄丸、杞菊地黄丸等长期服用。外用药包括传统的七白膏、杏仁霜、玉容散等，药味较多，有些不易找到，可选择使用。

双手搓面（干洗脸）祛除黄褐斑

双手搓面（干洗脸）就是面部按摩，此法有疏通经络、活血散瘀的作用，可加速气血运行，使面部血液充盈，促进炎症和黑色素的吸收。具体方法如下：洗净面部，涂搽祛斑药膏，用手指指腹沿皮肤纹理按摩，先两侧面颊，再揉眼周、口周，最后轻轻拍打整个颜面。每次 5～10 分钟，每晚做 1 次。

消除黄褐斑的桃花白芷酒

农历三月三或清明节前后，采集桃树东南方向枝条上含苞待放及初开的桃花 250 克；去中药店购白芷 30 克切成薄片；将桃花、白芷片泡入白酒 1000 毫升中，密封瓶口，不时摇动，1 个月后即成。每日早、晚饮桃花白芷酒 10～30 毫升，同时倒少许于手掌心，两手对擦，待手擦热后，来回揉搓面部。连续饮用 1 个月以上，即可消除面部黄褐斑。宋代药物学家苏颂说：“酒渍桃花饮之，除百疾，益颜色。”

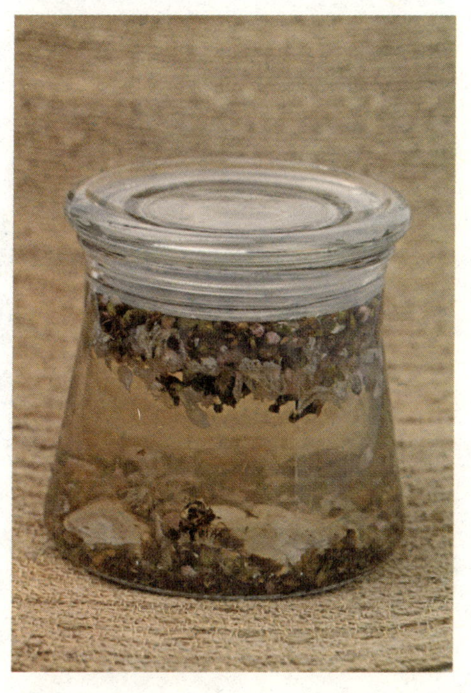

补肾调治顽固性皮肤病

肾与皮毛在生理上有密切关系，在病理上也相互联系。在皮肤病的治疗过程中，我们应当注重皮毛与肾的关系，不忘补肾，这样可以有效缩短疾病的病程，收获良效。

皮毛与肾的关系

肾与皮毛的关系还在于皮毛与其他脏器的关系。中医思想的核心就是整体观，皮毛与五脏皆有联系，肾通过与五脏的联系亦与皮毛有着密不可分的关系。

首先，“心布于表”“心主血脉”，心与肾水火既济，心肾相交，则人身水火、阴阳、精神达到动态平衡。脾胃为气血生化之源、后天之本，肾为先天之本，两者表现为互促互助的关系，同时还能共同调节水液代谢。肝主藏血，能够调畅气机和调控血量，气血不足或气滞血瘀，最终会血液运行不畅而出现皮毛色泽的改变，甚至是皮肤的干枯或坏死，而肾主藏精，精血同源，两者相互资生。

从肾治疗皮肤病

银屑病：治疗大法不外凉血活血，祛风止痒，或用消风散加减，或用四物汤加减，间或有效，但是银屑病的治疗并非朝夕之功，常常是反反复复，几年甚至几十年难以治愈，瘙痒难忍，白屑如雪，层层堆积，此乃久病及肾，肾阴亏虚，内燥为甚，所以崔应珉治疗此病加入熟地等大补肾阴之品。

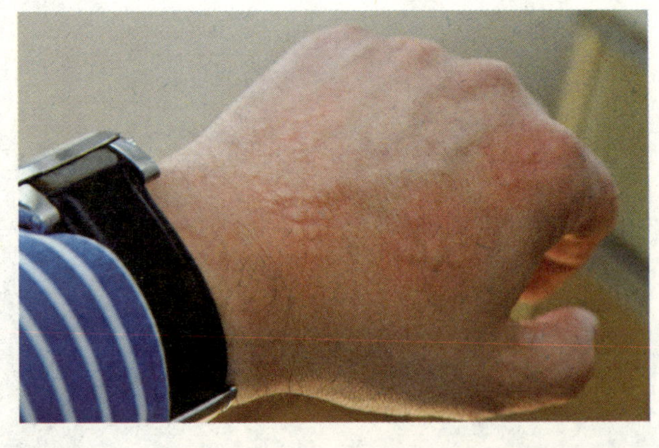

荨麻疹：本病多因禀赋不耐，气血虚弱，腠理空虚，卫气失固，或胃肠积热，复感风寒、风热、风湿之邪，郁于皮毛腠理之间，使内不得疏泄，外不得通发，亦有因某些食物、药物、异味、虫积、感染等因素诱发者。过敏性疾病的发生多与自身免疫功能的低下有关，本病反复缠绵，因此我们在治疗时除了汤药中加用补肾抗过敏之品外，应注重改变患者的体质。可以嘱咐患者平时服用冬虫夏草，以补肺肾之气，提高免疫力。若因经济条件有限，可改服胎宝胶囊，其主要成分就是紫河车，此乃血肉有情之品，补肾纳气，大补精血，久服可改善体质。

辨证补肾，远离白带烦恼

在正常情况下，阴道和外阴经常有少量分泌物以保持湿润，称为白带；是由阴道黏膜渗出物、宫颈腺体及子宫内膜分泌物组成，且含阴道上皮脱落细胞、白细胞。正常白带呈白色、无气味，其量、质与身体生理状况变化有关。

肾虚型带下病的特点

- 白带稀薄色淡；
- 腰酸肢软；
- 畏寒便溏；
- 舌质淡白。

肾虚型带下病用药

可选用中药生地、山萸肉、丹皮、山药、茯苓、牡蛎等组方，遵照医嘱剂量加水煎服，每日1剂。对于经久不愈的肾虚型带下者，也可以长期服用六味地黄丸，每日剂量15克，分2次服用，具有补虚健体的辅助治疗功效。

肾虚型带下病食疗方

山药配莲子具有健脾益气、固涩止带的功效，可用于脾虚有湿或肾虚不固所引起的带下病。选鲜山药250克、莲子50克煮粥，一天分3次食完。

异常白带需警惕

正常白带呈白色透明的鸡蛋清样，既无气味，又无刺激性。如白带分泌过多，且发生气味、色泽、性质的变化，就是异常的白带了。常见的有以下5种。

1.无色浆糊样白带：像浆糊发黏，量多，常浸染于内裤。

2.豆渣样白带：量多，状如豆渣状。

3.泡沫样的白带：呈泡沫状，量多。

4.脓性白带：呈黄色或绿色。

5.水样白带：白带清澈如水，常湿透内裤，有一股臭味。

发现上述5种变化，应及时到妇科检查和治疗。

女人手脚冰凉，暖肾阳可调理

从中医的观点来看，手脚冰冷是由于阳气外虚、阴气内弱所致。某些女性一年四季手脚总是凉冰冰的，即便是在炎热的盛夏，她们的手脚还是凉的，就可以判断她们的气血不足、不通畅。女性容易出现气血不足，特别是生理期的女性和分娩后的女性，由于气血丢失，容易出现手脚冰凉的现象。

防止手脚冰凉的办法

- 入睡前用热水洗脚，然后对自己的双脚进行揉搓、拍打等。这种方法可使双脚的淋巴液流量加大，毛细血管的开放量加大。
- 睡前 2 小时进行 30 分钟的健身活动。如慢跑、快速走、做一般性体操，使全身发热，这样手脚也会发热。
- 多从事“温和运动”。比如参加慢跑、快走、爬山等有氧运动，都有消除手脚冰凉的效果。因为过多的静态式工作方式直接影响人体的血流状态，过低流速会使手脚冰凉。

多按阳池穴，身体变暖和

人们感到手、脚、身体发冷时，用两个手背互相摩擦就能暖和起来。

为什么？因为手背上的阳池穴是三焦经主要穴位。而三焦经有上焦、中焦、下焦这三组人身上的“发热系统”，其中，上焦支配心脏和肺；中焦支配消化器官；下焦支配泌尿器官。此外，为什么运动或吃饭后体温会升高？这是因为上焦和中焦发挥了功能。

阳池穴的位置在哪里？它在手背间骨的集合部位。寻找的方法是：先将手背往上翘，在手腕上会出现几道皱褶，在靠近手背那一端的皱褶上按压，在中心处会找到一个压痛点，这个点就是阳池穴的所在。

治疗方法是：两手齐用，先以一只手的中指按压另一只手的阳池穴，再换过来用另一只手的中指按压这只手上的阳池穴。

消除手脚冰凉除了按摩阳池穴外，还可以将气冲、命门两穴以及“手心劳宫穴”配合起来加以刺激，更能收到好的效果。

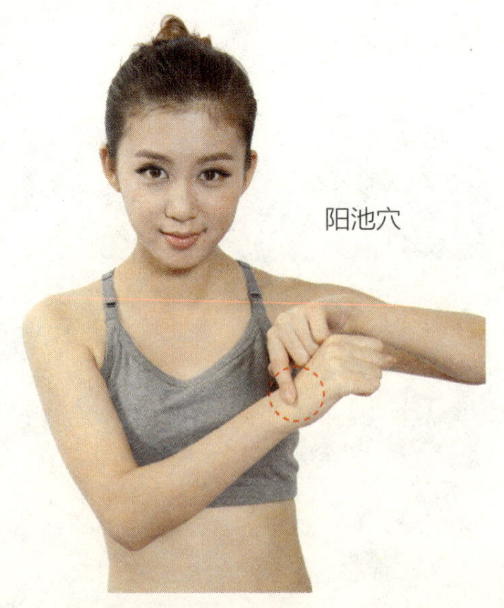

女人养肾阴，阴道不干涩

阴，对于女人来说，就是体内的津液，包括精、血、阴道分泌物等。阴道分泌物是一种营养物质，对人体具有濡润滋养的作用，如果肾阴亏虚，阴道分泌物分泌得少，就会造成阴道干涩。

导致肾阴虚的生活习惯

一是先天不足或久病不愈，如慢性消耗性疾病；二是长期营养不良及经常熬夜，比如，经常熬夜就会严重伤阴，导致眼睛干涩；三是体内过度失水，如长期使用发汗或泻药；四是外邪伤害，如长期在高热、高温环境中工作生活；五是思虑过多或经常愤怒气郁，会导致机体内分泌失调。

改善肾阴虚的绝招

首先，多吃带皮谷物，给私处“保湿”。若除了阴道干涩之外，还伴有口角发炎、皮肤干燥、脱屑等情况，则提示阴道干涩是由于缺乏维生素 B_2 引起的。可多吃五谷杂粮和带皮谷物，补充 B 族维生素，以增加皮肤黏膜的弹性和水分含量。

第二，尽量少吃烤炸、辛辣或燥烈的食物，多吃含有雌激素的食物，如豆类、葛根、枸杞等。对于缺乏雌激素引起的阴道干涩，尤其要多喝豆浆，因为豆浆含有大量的植物雌激素，对改善女性阴虚体质效果非常好。

第三，静则养阴。阴虚的人平时以静养为主，一定要保持充足的睡眠，特别要睡好子午觉，避免熬夜，不要做剧烈运动，以太极、瑜伽、散步等舒缓运动为宜。

第四，注重保护津液。避免出汗过多而损耗津液，保持室内环境湿润。

第五，保持心情平和。多听舒缓音乐，妥善安排工作和生活，做到有条不紊，避免着急，越着急则越是伤阴。

第六，平时多吃有助滋阴的食物，如百合、银耳、黑木耳、山药、芡实、桑葚、海参、乌鸡、鸡蛋、豆腐、紫菜、鱼汤、鸭、藕、黑芝麻、蜂蜜等。

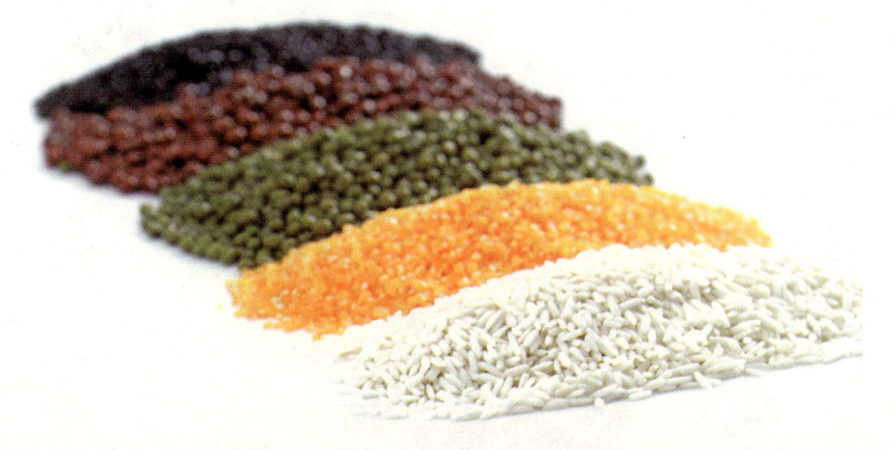

猫步改善阴道松弛

别以为走 T 型台是时装模特的专利，对于普通人来说，它不仅是塑身秘籍，更有着增强性功能的作用。

走猫步健身很简单

T 型台步，俗称“猫步”，其特点是双脚脚掌呈“1”字形走在一条线上，形成一定幅度的扭胯，这么走能对会阴部起到挤压和按摩作用，十分有益于塑身。因此，把 T 型台步称为“健美步”一点也不过分。

走猫步的好处不止一点点

中医认为，人体会阴部有个会阴穴，男子位于阴囊与肛门之间，女子位于阴唇与肛门之间。会阴穴属任脉，是任、督二脉的交汇之点。按摩刺激此穴不仅有利于泌尿系统的保健，而且有利于整个机体的祛病强身。

女性生孩子以后，阴道肌肉常会变得松弛，40 岁以后，则更缺乏弹性。但如果经常走 T 型台步，可使阴部肌肉保持张力，有利于提高性生活质量。

男性走 T 型台步，不断按摩阴囊，也有利于补肾填精。所以，无论男女，经常走走 T 型台步，不仅能增强性能力，还可缓解紧张情绪，感受时代气息，有利于心理健康。

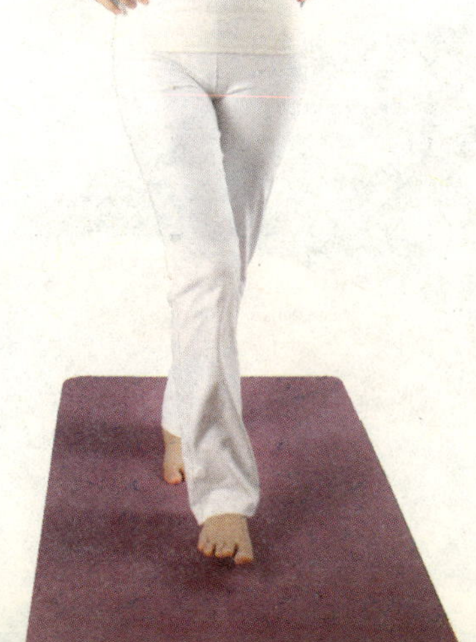

常按三阴交穴，魅力长存

中医认为，女人以血为本，血在女性一生中的地位是不言而喻的。你想，女性的月经、白带、怀孕、生产、哺乳一直到绝经，都离不开大量血的支持。五脏六腑中，脾为气血生化的源泉，肝主藏血，肾主生殖。女性的很多疾病都因肝、脾、肾三经有问题，而三阴交穴可以通调这三条经。难怪，人称“妇科三阴交”。顾名思义，此穴对妇科病甚有疗效，凡经期不顺，白带、月经过多或过少，经前综合征，更年期综合征等，皆可治疗。

按摩三阴交穴

按摩三阴交穴的方法为：按摩时一只手的四根手指握住小腿下端，大拇指屈曲垂直按在三阴交穴上，以拇指端有节奏地一紧一松用力按压，适当配合按揉动作，使之有阵阵酸胀麻感，且麻感放射至膝盖和足跟部位。做完一侧换另一侧，每天早晚各按摩 1 次，每次约 3 分钟。

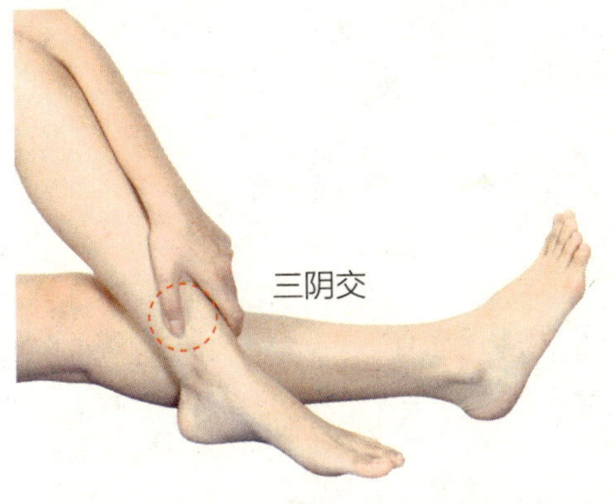

简便取穴方法
三阴交在脚内踝尖上 3 寸，胫骨内侧缘后方

艾灸三阴交穴可治疗盆腔炎

艾灸阿是穴（腹部压痛明显处）、三阴交穴可治疗盆腔炎。

方法为：艾灸条每次 1 支，艾灸至局部有温热舒服的感觉，皮肤出现红晕，每次灸 20 ~ 30 分钟，7 天为 1 疗程，休息2天后，再进行第2疗程，一般灸1 ~ 2 个疗程。

灸局部疼痛处的阿是穴，可流通气血，促进炎症的吸收与消散，达到通则不痛的疗效；灸三阴交穴能补脾肾、助运化、通经络。又因三阴经循行至小腹部，故灸三阴交穴也可直达病所。此外，肾绞痛是泌尿系统结石所引起的外科急症。可用大拇指点压揉按三阴交穴，反复按摩 3 ~ 5 分钟，肾绞痛即可缓解。

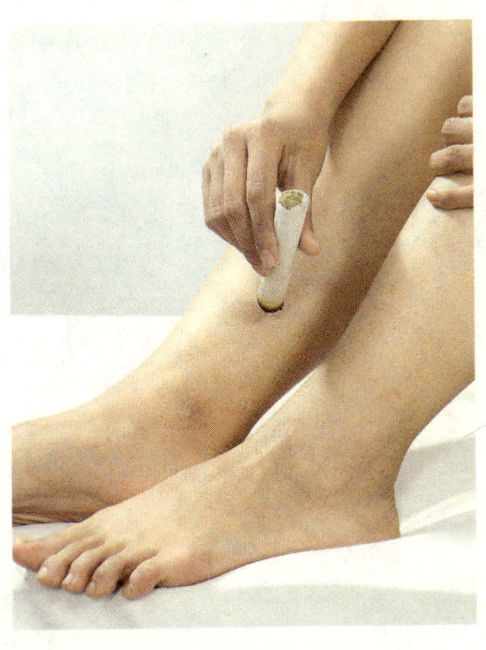

月经不调，补肝肾的养血方法可尝试

肝脏具有贮藏血液和调节血量的功能，就像人体的“血库”一样，当人体需血量增加时，肝脏就把贮藏的血液排出来，以满足机体的需要。如果肝脏有病，不能充盈血海，则妇女月经量少，甚至闭经；若是肝失疏泄，就像“血库”漏水一样，则藏血不固，易引起出血病变，如衄血、妇女月经过多或崩漏等。

乌鸡山药红枣汤调月经

李时珍说：“鸡属木而骨反乌者，巽变坎也，受水木之精气，故肝肾血分之病宜用之。”可见乌鸡是女性补肝血的佳品。中医学认为，乌鸡入肝、肾经，具有补肝肾、益气血、退虚热、调月经、止白带等功效。用乌鸡与红枣、山药一起配合，具有非常好的补气益血作用。

乌鸡山药红枣汤的做法是：准备乌骨鸡1只，山药、枸杞、红枣、当归、生姜、盐各适量。将乌鸡去毛与内脏，洗净后切成块，山药去皮洗净，也切成块，将生姜拍碎，三者同入砂锅内，加入清水，水量以淹没食材为宜。用大火烧开后，加入红枣、当归，转小火炖煮90分钟左右，再加入枸杞煮5分钟，最后加盐调味即可。

需提醒的是，好多女性不是不来月经，是月经老提前，甚至1个月来2次，这是肝气肝血太旺了。你如果还天天一只老母鸡，就会适得其反，使病情变得严重。

自我按摩防治月经不调

按揉关元穴：右手半握拳，拇指伸直，将拇指指腹放在关元穴，适当用力按揉0.5～1分钟。可滋养肝肾，调经止痛。

揉按肾俞穴：两手叉腰，将拇指按在同侧肾俞穴，其余四指附在腰部，适当用力揉按0.5～1分钟。可温补肾阳，强腰壮骨。

掌揉血海穴：将双手掌心放在同侧血海穴上，适当用力揉按0.5～1分钟。双下肢交替进行。可活血化瘀，通络止痛。

月经期间应停止按摩。注意经期卫生，忌房事、坐浴、游泳等。保证充足的睡眠，保持精神愉快。

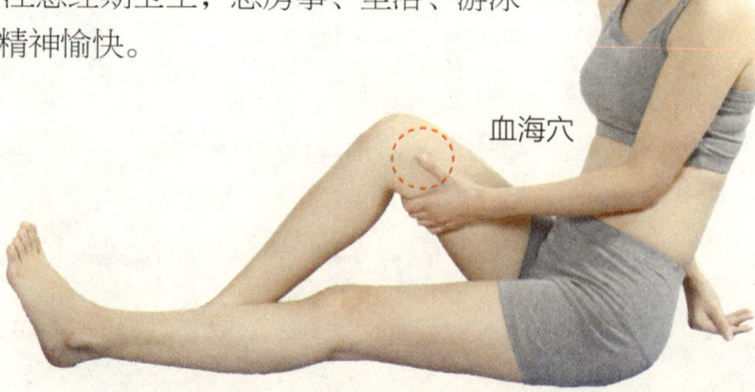

女性不孕，找中医师试着从肾治

不孕症指的是育龄夫妇双方同居 2 年以上，有正常性生活，没有采用任何避孕措施的情况下，未能成功怀孕。中医认为，不孕的原因有肾气不足、肝气郁结、脾胃虚弱等。

温暖的子宫更易受孕

中医所说的子宫，不仅是孕育宝宝的那个房间，还包括妇科生殖系统和相关的功能。宫寒，全称是子宫寒冷，并不是说子宫腔内的温度低，而是指子宫及其相关功能呈现一种严重低下的状态。这种状态在自然界看来，相当于天空中没有了太阳。

女性千万不要吃过多的冷饮、瓜果等寒凉之物，从冰箱里取出的食物最好放置一段时间再吃。吃冷食之前，先吃一些热的东西垫底。民间有“冬吃萝卜夏吃姜”的说法，生姜性温，能温中散寒，另外可多吃黑芝麻、核桃、枣、花生等益气暖宫的食物。

自我按摩穴位固护肾气

女性可经常按摩涌泉穴，对固护阳气、预防宫寒大有益处。除此之外，每隔 3~5 天，用刮痧板刮拭腰骶部、腹部及小腹至局部发红发热，也是治疗宫寒的好办法。

多参加运动暖宫

“宫寒”的人还应适当加强运动。一般来说，宫寒的人偏于安静沉稳。中医认为“动则生阳”，寒性体质者需要通过运动来增加阳气，尤其要参加有氧运动，如快走、游泳、慢跑等。

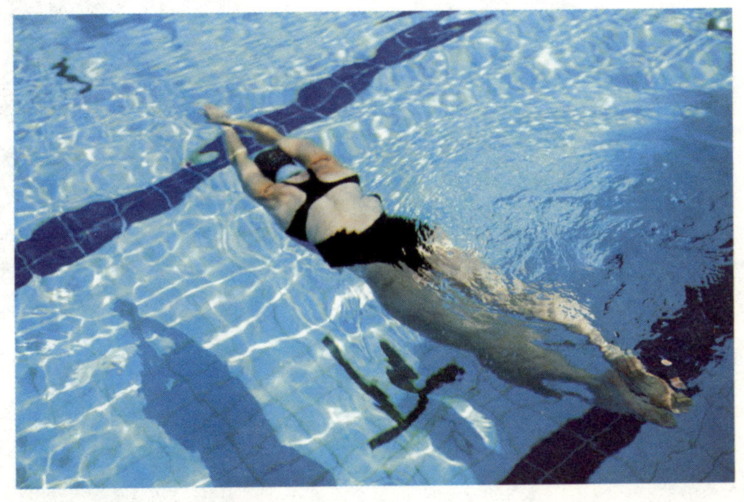

每周游泳 2 小时，可使宫缩能力提高一成以上。宫缩能力提高了，就能保持子宫内温度

更年期综合征，试试花草茶的补肾调理法

一般女性到了 40～50 岁时，开始进入更年期。由于卵巢功能逐渐衰退，内分泌变化较大，女性会出现一系列的生理和心理方面的变化，如阵发性烘热、出汗、胸闷气短、眩晕、情绪多变等。下面介绍两款调节内分泌、滋阴补肾的花草茶。

葛根茶

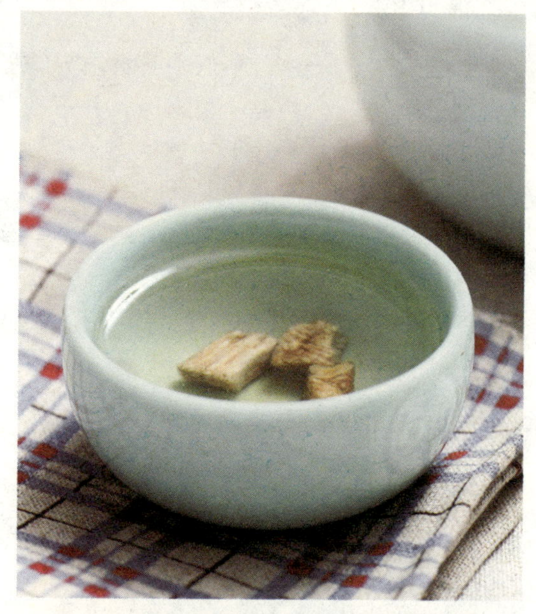

材料 葛根干品5～10克。

泡法 将葛根干品放入杯中，冲入沸水，盖盖子闷泡约10分钟后饮用。

功效 葛根富含高活性的植物化合物异黄酮、大豆苷元、葛根素等物质，具有显著的调节内分泌、双向平衡体内雌激素的功效。

枸杞杜仲茶

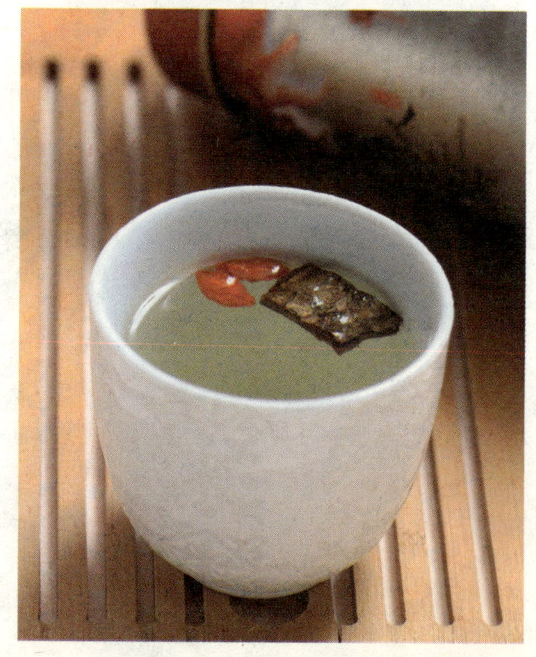

材料 枸杞10粒，杜仲8克。

泡法 将枸杞、杜仲一起放入杯中，冲入沸水，盖盖子闷泡约10分钟后饮用。

功效 这款茶饮可补肾养肝，缓解更年期烦躁情绪及眩晕，对预防骨质疏松也有益。

第八章

强壮肾经，
唤醒本能的自愈力

肾经是强壮一生的经络

酉时肾经当令，饭后散步，长寿百年

17 点～19 点为酉时，肾经最旺，是肾虚者补肾的最好时机。这个时候服用补肾的中药效果最好。肾是先天之根，内藏“人活一口气”的元气。人体经过申时的泻火排毒，在酉时进入贮藏精华的阶段，此时要再喝 1 杯水，保护肾和膀胱。

饭后别急着散步

从消化的生理功能来说，刚吃完饭后，胃部正处于充盈状态，这时须保证胃肠道有充足的血液供应，以进行初步消化。所以，人吃饭后，血液会大量流向胃肠帮助消化，但如果饭后立即散步，会使胃肠道的血液流向肢体，不利于食物消化和营养吸收。尤其是老年人，由于供血器官心脏和血管都会发生退行性改变，更易造成供血功能降低。

当胃肠及下肢都需大量的血液供应时，势必会加重心脏的负担，给健康带来不利的影响。因此，最好饭后休息一段时间后再走。

那么，具体要休息多久呢？一般休息 20～30 分钟。如果在吃七分饱的情况下，可在饭后 30 分钟开始散步；如果吃得很饱，建议休息 1 个小时再运动。

散步的正确姿势

散步时的身体姿势是：身体正直，抬头挺胸，收紧小腹，臀部后突，行走后蹬着力点侧重在跖趾关节内侧，双臂协同双腿迈步，动作自然前后摆动，步伐适中，呼吸自然，两脚落地有节奏感。

肾与膀胱如夫妻，膀胱经也是养肾药

足太阳膀胱经起于内眼角的睛明穴，止于足小趾尖的至阴穴，循行经过头、颈、背部、腿、足部，左右对称，每侧67个穴位，是十四经中穴位最多的一条经，可谓是人体的大药房。

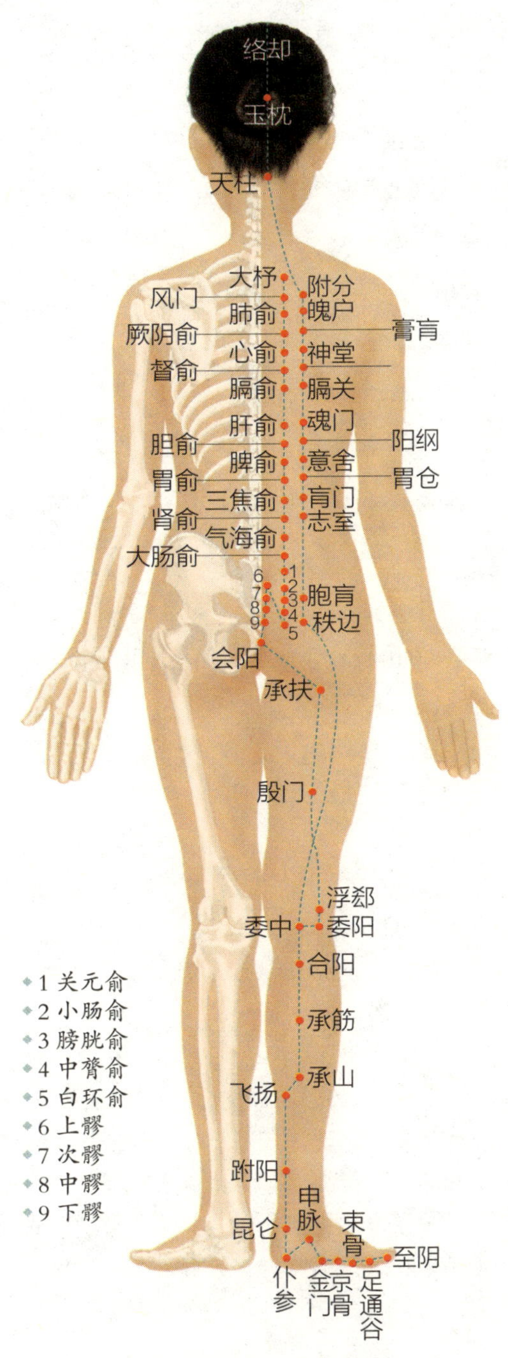

足太阳膀胱经示意图

打通膀胱经的作用非常大

按摩膀胱经的作用非常大。比如每天早上用10个手指肚从前往后梳头上的膀胱经，一直梳到后脖颈上，使点劲梳50次，可以通鼻窍，治眼疾、头痛、头昏脑涨、癫痫等。

疏通背部膀胱经可促进背部及脏腑气血流畅，消除背、腰疼痛，防治脏腑疾病。背部施艾灸保健法还能消除体内积气，从而使腹腔压力、血压降低，使消化系统与血液循环系统正常。

打通膀胱经还可以排毒减肥，方法主要是拉抻或敲打从承扶到委中一段。具体方法是：在床上把腿伸直，腰向下弯一弯，抻完后，再多敲打一下大腿后边，主要是承扶到委中这一段，疼痛处多敲打一会儿。

打通背部膀胱经的方法

疏通膀胱经的方法有刮痧、走罐、拍打法，能出痧最好。也可以沿膀胱经从上到下用敲打法，敲击的工具可以是医用橡胶叩诊器，或者长柄橡胶榔头。

打通背部膀胱经，一个简单的做法是：找一个类似擀面杖的东西放在背部，上下滚动以刺激腧穴，疏通经气，同时还能起到放松整个背部肌肉的作用，让人睡眠良好。

打通任脉肾气强

任脉起于胞中，联系手三阴、足三阴，为“阴脉之海”“阴脉之总纲”“任主胞胎”，任脉受脏腑之精血，与冲脉相资，得督脉相配，乃能通盛，只有任脉通盛，才能促使月经的来潮和孕育的正常。

任脉主生殖

冲任二脉在女性生理中所具有的特殊作用皆受肾主导，王冰注《黄帝内经素问》说：“任脉冲脉，奇经脉也。肾气全盛，冲任流通，经血渐盈，应时而下……故肾为冲任之本。”

《黄帝内经素问·上古天真论》云：“女子……二七而天癸至，任脉通，太冲脉盛，月事以时下，故有子……七七，任脉虚，太冲脉衰少，天癸竭，地道不通，故形坏而无子也。”大意是说女子的生殖功能从“二七”十四岁开始“任脉通”，到“七七”四十九岁“地道不通”，月经就没有了，进入更年期和老年期。所以，作为一个健康女性，在这段生殖期里月经一定要通畅。

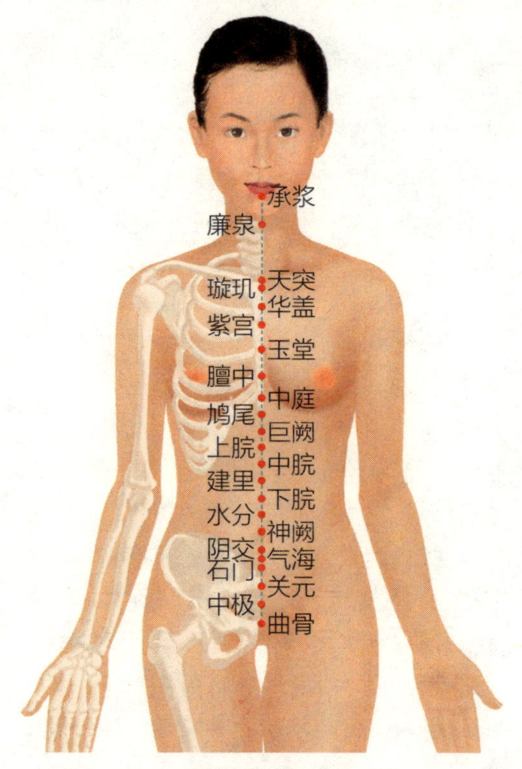

任脉示意图

打通任脉的方法

1. 推任脉

按摩方法：紧贴腹部，自胸骨下至中极穴用力推擦 2 分钟左右，中极穴的位置在肚脐下方一横掌处。

2. 横推腹

按摩方法：用手掌的掌根沿一侧侧腰部用力推擦至对侧侧腰部，然后改用五指指腹勾擦回远处，按摩 3 分钟左右。

3. 抱颤腹部

按摩方法：双手自然交叉，两个手掌的掌根按在双侧大横穴上，大横穴位于肚脐两侧的一个横掌处，双手小拇指按在关元穴上，关元穴的位置在肚脐下方 4 个手指处，双手拇指抵住中脘穴，中脘穴的位置在肚脐上方一横掌处，找好位置后，轻轻下压腹部 5 分钟左右。

按按肾经大穴，顿觉活力四射

涌泉穴——肾经的首穴

涌泉，顾名思义就是水如泉涌。《黄帝内经》中说：“肾出于涌泉，涌泉者足心也。”意思是说，肾经之气犹如源泉之水，来源于足下，涌出灌溉周身四肢各处。现代人体科学研究表明，涌泉穴能给人体形成一个强大的气场，维护着人体的生命活动。

涌泉穴是保健养生的要穴

涌泉穴在人体养生、防病、治病、保健等各个方面显示出它的重要作用。据统计，推搓涌泉穴疗法可以防治哮喘、腰腿酸软无力、失眠多梦、神经衰弱、头晕、头痛、高血压、耳聋、耳鸣、大便秘结等五十余种疾病。

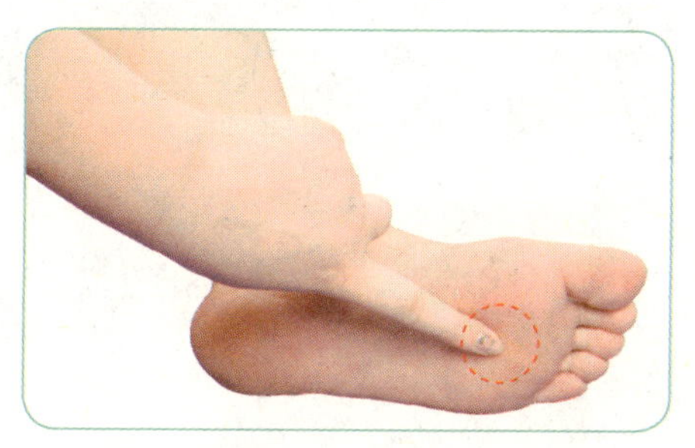

涌泉穴的保健手法

涌泉穴位于足底前部凹陷处第 2、第 3 趾趾缝纹头端与足跟连线的前 1/3 处，为全身腧穴的最下部，乃是肾经的首穴。

涌泉穴的保健手法有搓、摩、敲、踩等。其中最简单、最易操作的手法是踩；也可坐在椅子上，用脚底转动网球，按摩脚底穴位；或穿用根据人体脚部穴位设计的按摩鞋、拖鞋，尤其是在涌泉穴处放置药片的保健鞋，可在行走、办公、做家务的同时起按摩和保健的作用。

按摩涌泉穴缓解疾病

中医病症	肾虚引起的腰酸、遗精、阳痿、小便频数、头晕、耳鸣、脱发、牙齿松动、哮喘、手脚冰凉等
西医病症	慢性肾炎、慢性肾功能不全、糖尿病肾病、高血压、习惯性流产、月经不调等

太溪穴——汇聚元气，人体第一补

肾是人体元气之源。太溪穴是肾经的原穴，是汇聚肾经元气的“长江”，所以古人称太溪穴为“回阳九穴之一”，认为它具有极高的回阳救逆之功。古代很多医家面对垂危的病人，多用这个穴“补肾气、断生死”。如果在这个穴位上能摸到跳动的动脉，说明病人肾气未竭，还可救治；如果没有跳动，就说明病人阴气缠身，比较危险了。

慢性肾病的“良药”

绝大多数慢性肾脏疾病，如慢性肾炎、慢性肾功能不全、糖尿病肾病等，表现为浮肿、腰酸腿冷、浑身乏力等，应多揉太溪穴。

对于肾炎病人，按揉后可使高血压有一定程度的降低，尿蛋白明显减少。按摩虽然有很好的效果，但是仍然需要配合药物治疗。

按揉太溪穴的方法

按摩的时间有讲究，每天下午的17点～19点是按摩效果最佳的时间段。用对侧手的拇指按揉，也可以使用按摩棒或光滑的木棒按揉，注意力量柔和，以感觉酸胀为度。一般每次按5分钟。

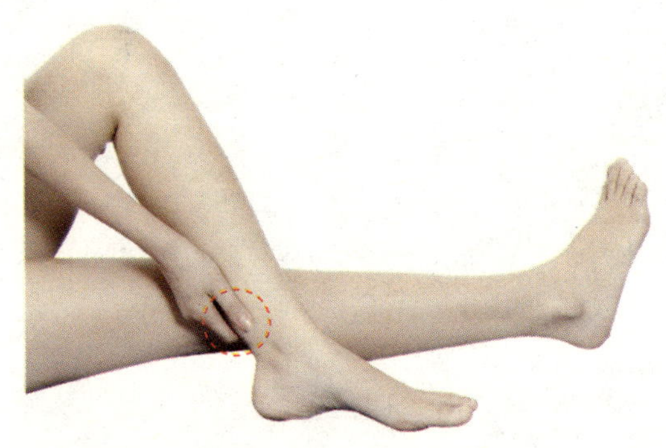

简便取穴方法
在足内侧，内脚踝后方，内踝尖与跟腱之间的凹陷处。左右各一

按摩太溪穴缓解疾病

中医病症	头痛目眩，咽喉肿痛，月经不调，失眠，健忘，遗精，阳痿，小便频数，腰脊痛，下肢厥冷等
西医病症	慢性肾炎，慢性肾功能不全，慢性肾炎，糖尿病肾病，高血压等

照海穴——滋肾清热、通调三焦

照海，照即光照，海即海洋、大水之意。照海穴意为肾中真阳光照全身，肾经经水在此大量蒸发。此穴既补益又清热，不仅对肩周炎、失眠、急慢性扁桃体炎有辅助治疗作用，还能缓解胸闷、嗓子干痛、声音嘶哑、慢性咽炎等症状。

照海穴用途广

为什么嗓子痛要点揉照海穴呢？因为照海穴通于阴跷脉，是八脉交会穴，点揉这个穴位既可以调理阴跷脉，又可以调理肾经。孙思邈在《备急千金要方》里称此穴为“漏阴”，就是说这个穴位出了问题，人的肾水就减少了，会造成肾阴亏虚、虚火上炎之象。所以，当我们上火，感到胸闷难受、嗓子干痛、声音嘶哑，甚至得了慢性咽炎，都可以用这个穴位来泻火。

按摩照海穴的方法

坐在床上，屈膝，脚底平踏在床面，用双手拇指分别揉按两侧内踝下的照海穴，以局部产生酸胀感为宜，每天坚持按揉1～3次。

有一点要特别注意，在按揉照海穴的时候，口要闭，不能说话，如果感觉到嘴里有唾液了，也一定要咽到肚子里去。因为，唾为肾之液，唾液也有滋补肾精的作用。肾精充足了，火自然降下去了。

如果你有失眠证，在睡前揉几分钟照海穴，就可以舒舒服服地睡个好觉了，不信可以试试看。当然，如果配合按摩膀胱经上的申脉穴（位于足外侧，足踝直下的凹陷内），两穴一阴一阳，治疗失眠和神经衰弱的效果会更好。因为申脉也是八脉交会穴之一，通阳跷脉。所以，按揉申脉与照海可协调阴阳，治疗失眠和嗜睡。

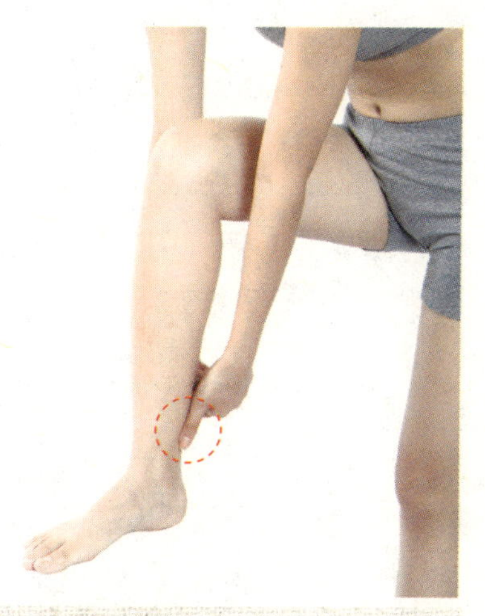

简便取穴方法
在足内侧，内踝尖下方凹陷处

按摩照海穴缓解疾病

中医病症	咽喉干燥，目赤肿痛，失眠，月经不调，痛经，赤白带下，疝气，小便频数等
西医病症	尿道炎，肾炎，神经衰弱，癫痫，功能性子宫出血等

然谷穴——专治阴虚火旺

然谷穴是肾经的荥穴。荥穴有蒸发水气的作用，属火，肾经属水，然谷穴既要散热又要冷降，其作用就是平衡水火，专治阴虚火旺之证，有“升清降浊”之功效。

然谷穴的保健原理

“然者，燃也；谷者，粮也”，所以“然谷”即是“燃谷”，燃烧谷物的意思，谷物是指我们吃进胃里的食物，通过燃烧进行消化。然谷穴意为它能将生米做成熟饭后变成营养之水气供应所需。所以，然谷穴是增强脾胃功能和促进食物消化的一个要穴。

糖尿病患者晚上睡觉时往往会觉得口干舌燥、内心烦乱，其实，只要在睡前按摩一下然谷穴就可以改善了。这是因为，然谷穴有一个功效，那就是在按摩以后，不一会儿就会感觉嘴里有了好多唾液。唾液分泌得多了，就不口渴了，也就不用那么麻烦总是跑起来喝水了。

还有，糖尿病患者之所以会感到心烦，是因为心火较旺。那么，就拿体内的水来浇一浇，使身体不致太热也不致太冷。一揉然谷穴，就可以将肾水引上来，把心火降下去。把心火浇灭，心里自然也就不会烦乱、着急了，晚上睡觉也就会踏实许多。

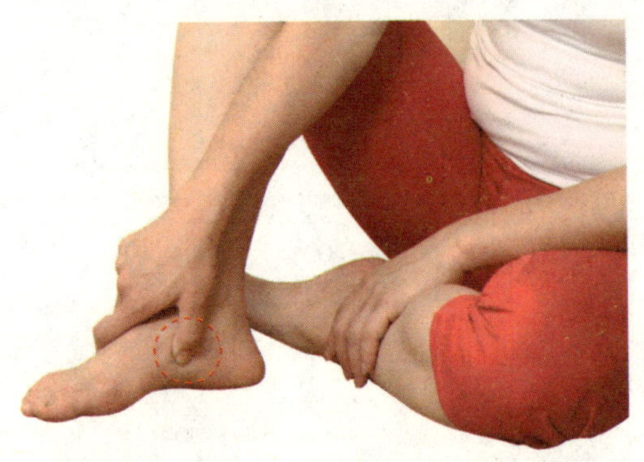

简便取穴方法
在足内侧，找穴时，可以先摸一下脚的内踝骨，往前斜方2厘米处有个高骨头，然谷穴就在高骨下的赤白肉际处。

按摩然谷穴的方法

用大拇指用力往下按然谷穴，当感觉有酸胀感时马上松开，随着手指的松开，酸胀感会马上消退。接着再按下去，再松开。当酸胀感再也不退去的时候，即可停止。注意双足上的然谷穴都要按，如果是自己给自己按，两边可以同时进行。

按摩然谷穴缓解疾病

中医病症	咽喉肿痛，失眠，癫痫，月经不调，带下，小便不利等
西医病症	糖尿病，消化不良等

复溜穴——调节人体水液代谢

复者，重复也；溜，回流也。复溜穴是指让停留和淤堵在身体里的有害物质被血液冲洗后排出，新鲜的气血重新流动起来的意思。所以，此穴能利水消肿，对治疗水肿有特效。

复溜穴的妙用

中医认为，肾司二便，大便无力、小便无力都跟肾有关。有好多人，尤其是老人，半天解不出二便来，这是因为肾气不足，气血不往下走造成的。气血只有到脚上肾经去才证明你的气血循环通畅。如果气血不循环，半路上又回来，撒尿就没有劲了。尿失禁也是这个问题，一是撒不出去，一是尿失禁，都是肾气不足的表现。这些问题都可以通过揉复溜穴得到解决。

用复溜穴也可治哮喘

用复溜穴也可治哮喘。哮喘偏于虚寒的就去灸复溜，偏于实热证的揉揉复溜即可，最好再配上尺泽。两个穴一降一补才能最好地达到平衡身体的效果。但身体底子差、有气无力的人，本来气就补不上来，使用尺泽穴就不适合。

先揉尺泽，再揉复溜，最后揉太溪，这是降压的好方法。揉尺泽是为了更好地把上面的气降下来，揉复溜是为了把降下的气给接住，让它固定下来。最后再揉太溪，才能真正把肾给补上，这是一步一步逐渐起效的。

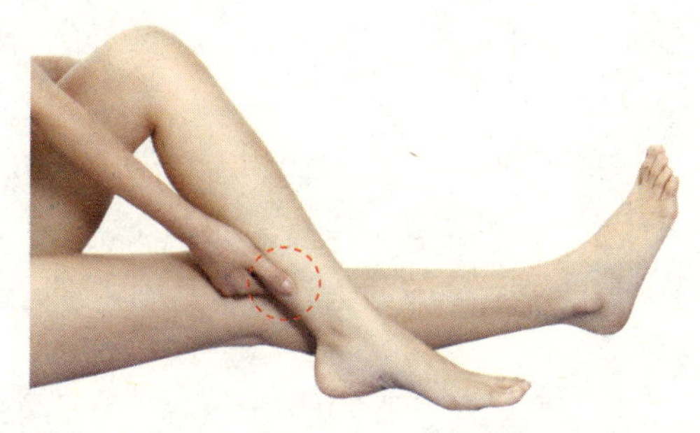

简便取穴方法
位于太溪穴上2寸。取穴时，正坐或者仰卧，该穴位于小腿内侧，脚踝内侧中央上3指宽处

按摩复溜穴缓解疾病

中医病症	水肿，汗证（无汗或多汗），腹胀，腹泻，腰膝强痛，下肢痿痹等
西医病症	尿失禁，哮喘，静脉曲张等

筑宾穴——加强肾脏排除毒素

筑宾穴是足少阴肾经的郄穴，是人体解毒要穴，具有宁心安神、除烦定志、理气化痰、活血祛湿的功效，临床上主要用于治疗癫痫、躁狂、抑郁等精神系统疾病，以及急性扁桃体化脓、神经性呕吐、膀胱炎、痛经、睾丸炎等疾病。

筑宾穴的妙用

在人体内，毒素最喜欢生长在有湿、瘀血、痰浊多的地方，而筑宾穴就是一个去毒的要穴。筑宾穴最能排除像烟毒及油漆味等污染空气的气毒，还可以解吃药后淤积在体内的毒素。

天气酷热，除了身体容易中暑外，人们也容易出现“心理中暑”的症状，莫名其妙地出现情绪、行为异常，如烦躁不安、失眠易怒、工作效率低下，甚至发生思维紊乱、乱发脾气等行为。此时除了要避暑降温、合理调节情绪外，经常按压筑宾穴可达到宁心安神、泻火除烦的功效。在感到心绪不宁、咽喉肿痛、烦闷呕吐时，可用手指按压或以艾条灸此穴。

按摩筑宾穴的方法

方法用拇指按压筑宾穴，每次3~5分钟。按摩或艾灸筑宾穴有清热利湿、化痰安神、理气止痛、宁心除烦的功效。可以改善癫狂，疝痛，睾丸炎，胃炎，肾炎等疾病。心情烦躁时，按按此穴还可以泻火除烦，保持情绪稳定。

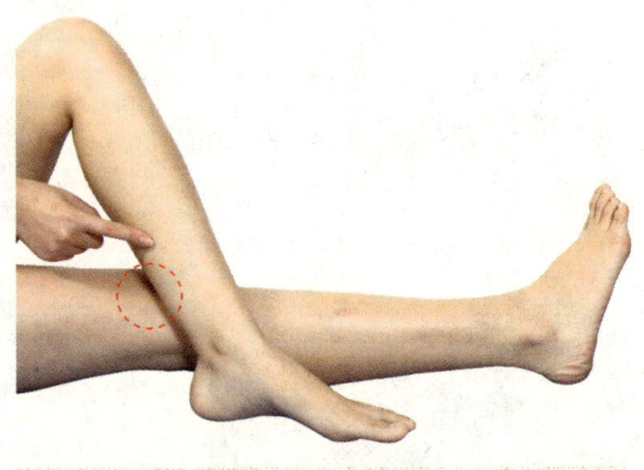

简便取穴方法

位于人体的小腿内侧，当太溪穴与阴谷穴的连线上，太溪穴上5寸，腓肠肌肌腹的内下方

按摩筑宾穴缓解疾病

中医病症	疝气，癫狂，呕吐涎沫等
西医病症	小腿内侧痛，急性扁桃体化脓，神经性呕吐，膀胱炎，睾丸炎等

俞府穴——调动肾经气血的保健大穴

俞府，俞即输之意；府，指体内的脏腑。该穴名意指肾经气血由此输入体内脏腑，所以，该穴有调动肾经气血的作用，可以促进肾经运行畅通，经络一通，健康自得。俞府穴可辅助治疗咳嗽、气喘、胸痛、呕吐、食欲不振、心脏病等疾病，西医多用于治疗气管炎、胸膜炎、肋间神经痛等疾病。

俞府穴妙用多

本穴是肾经虚火上浮之处，虚火最容易影响咽喉，形成顽固性的慢性咽喉炎，故拍打俞府穴调气散结，对慢性咽喉炎、咽喉结节、颈项痰火核都有明显的效果。

临床上还用俞府穴治疗两脚心发凉。点按俞府穴，患者马上觉得脚心发热，不凉了。脚心是涌泉穴的位置，是足少阴肾经的井穴，该处发凉主要是肾经不通所造成的。点按俞府可使其经络畅通，经络一通，气血达到脚心，血液循环正常，脚心自然就不凉了。脚心发凉的人很多，当按摩足部时患者脚心发凉，可事先点按俞府穴，当即会由凉变热。

按摩俞府穴的方法

用双手手指指端垂直按压俞府，每日 2 次，每次 3 分钟。也可用拇指按揉俞府 100～200 次。

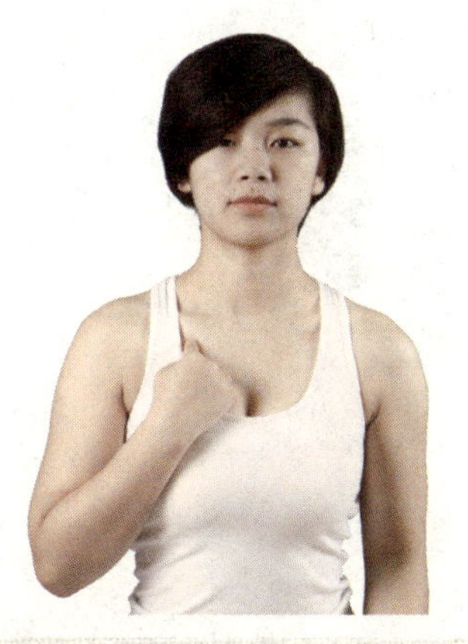

简便取穴方法
在胸部，锁骨下缘，身体前正中线旁开 2 寸，即锁骨下方与第 1 肋间的凹陷处

按摩俞府穴缓解疾病

中医病症	咳嗽、气喘、胸痛等
西医病症	气管炎、胸膜炎、肋间神经痛、心脏病等

阴谷穴——既能助性，又能治疗多汗证、颈椎病

阴谷穴为肾经的水湿之气汇合之处，故为肾经合穴。经常刺激此穴位可以起到调补肝肾、清热利湿、舒经活络的作用。

阴谷穴是保健养生的要穴

位于膝关节内侧的阴谷穴，是人体足少阴肾经上的重要穴道之一，经常刺激此穴位可以起到助性的作用。

汗由肾经与膀胱经支配，阴谷对治疗多汗症非常有效。若是一般的多汗症，只要汗腺与中枢神经没有异常，用穴道指压法就能取效。治疗多汗症，一边缓缓吐气，一边左右手同时用力按压两侧阴谷穴 6 秒钟，至局部有痛感为止。每天需有耐心对此穴位指压 30 次。

阴谷穴是治疗颈椎病的穴位

对于颈椎病，用双手中指点按阴谷穴，至产生酸麻胀痛感后，再缓慢且大幅度活动颈部，有较好的疗效。

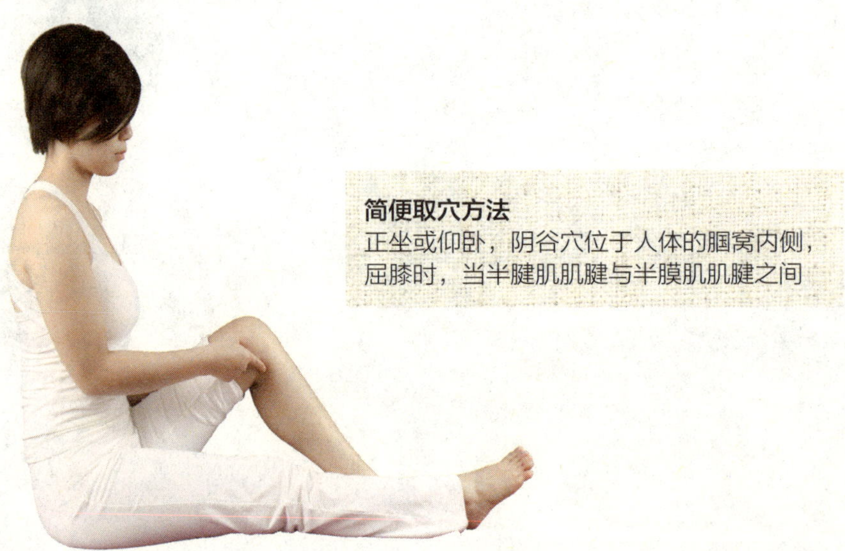

简便取穴方法

正坐或仰卧，阴谷穴位于人体的腘窝内侧，屈膝时，当半腱肌肌腱与半膜肌肌腱之间

按摩阴谷穴缓解疾病

中医病症	阳痿，小便不利，月经不调，崩漏，癫狂等
西医病症	膝股内侧痛，多汗症，颈椎病等

第九章

药用好了护肾救命，用错了伤肾致病

是药三分毒，滥服药物易伤肾

慢性肾病患者用药需谨慎

慢性肾病本身并不可怕，药物治疗、饮食调理都能使病情的进展大大延缓。但可怕的是慢性肾脏病往往不易察觉，即使发现了，在治疗过程中用药也很不规范。由于药物中的绝大部分是先经肝脏解毒，后经肾脏排泄，所以肾脏作为人体的排泄器官，很容易受到损害。如果肾脏已经有病变，用药就应该更加慎重，以免加重病情。

多用药或者不用药都不对

有的病人说："我的肾脏已经出问题了，可得多用药补补。"还有的病人说："药物会伤害肾脏，所以什么药都别用。"所有的治疗都是双刃剑，需要衡量药物的好处和用药给肾脏带来的负担。还有一个原则是谨慎调整用量。比如，有的抗生素，正常人 1 天输 2 次，尿毒症病人 1 周只能输 1 次。很多经过肾脏排泄的药物剂量合适了是药物，用多了就变成毒药了。如果肾脏有问题，看病的时候一定要告诉医生，要问清现在用的药是否需要降低剂量，这点非常重要。

注意“肾功能不全者慎用”说明

现在的药物使用说明书写得越来越详细，常令患者看得云里雾里，尤其是那句出现频率极高的“肾功能不全者慎用”，让人望而却步。

“肾功能不全”包括急性和慢性肾功能不全，对于说明书上写有“肾功能不全者禁用或慎用”的药物，用前要检查肾功能，如果尿常规检查发现有蛋白尿，化验肾功能发现血清肌酐、尿素氮升高，说明有肾功能损害。确定有肾功能损害，应在肾内科医师指导下使用药物。如果已发生肾损害，会影响某些药物正常排泄，服用的话就会导致药物在体内蓄积，继而产生毒副作用。

老年肾病患者需常查肾

老年肾病患者定期去正规医院门诊看病（最好固定找同一个医生看病），监测临床表现、肾功能、电解质及有关生化指标，必要时监测血药浓度的动态变化，一旦出现毒副反应，立即给予及时处理

九类伤肾西药要当心

由于肾脏已受到一定程度的损伤，用药上更应注意。以下西药应在医生指导下应用，防止“火上浇油”使肾脏损伤进一步加重。

1 抗生素类：四环素族（含四环素、土霉素、金霉素等）、呋喃类（含呋喃坦啶、呋喃西林等）、磺胺类、头孢类（先锋Ⅰ号、先锋Ⅱ号、先锋Ⅳ号、先锋Ⅵ号）、喹诺酮类（吡哌酸、氟哌酸）、氨基糖苷类（链霉素、妥布霉素、庆大霉素、卡那霉素）、多黏菌素类、两性霉素 B 等

2 非甾体类消炎镇痛药：消炎痛、布洛芬、保泰松、炎痛喜康、阿司匹林、复方阿司匹林、非那西丁、安替比林、氨基比林、扑热息痛及甲氧萘酸等

3 抗肿瘤化疗药：顺铂、氨甲蝶呤、亚硝基脲类、5-氟尿嘧啶等

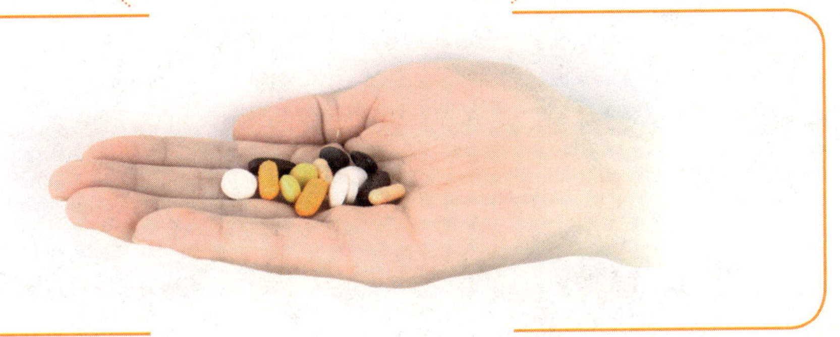

4 抗癫痫药：三甲双酮、苯妥因钠等

5 麻醉剂：乙醚、甲氧氟烷等

6 金属及络合剂：青霉胺、依他酸盐等

7 各种血管造影剂

8 各种治高血压的利尿剂

9 其他：环孢霉素 A、甲氰咪胍、别嘌呤醇、甘露醇、汞撒利、低分子右旋糖酐等

长期用药者更要保养肾

现代生活中，有些慢性病患者需要长期服用药物，都说“是药三分毒”，只要是药，都具有一定的副作用，对肾脏自然有一定的损害，所以长期用药者更要保养肾。

用药需要格外谨慎

长期服药者因病情需要用药时，应在医生的指导下，选用对肾脏损害小的药物。如果服药不当，就会增加药物浓度，使得肾脏成为药物攻击的目标。因此，医生在开药的同时常常会开出辅助保肝护肾的药物。

科学饮水

很多药物代谢需要溶解在尿液里排出体外，水能帮助人体将新陈代谢产生的废物排出体外，降低有毒物质在肾脏中的浓度，避免肾脏受损。故用药期间应注意多喝水（每日至少 2000 毫升）。人在发热时，因代谢加快，废物、有毒物质的产生也会增加，此时更应多饮水（每天至少 2500 毫升），以助排泄。

适当补充利尿性蔬菜

泌尿道是人体最重要的排毒管道之一，蛋白质代谢产物如尿酸、尿素等，以及药物的代谢，都要通过泌尿道排出体外。我国传统医学认定下列蔬菜具有利尿功能：水芹、葱、百合、冬寒菜、大头菜、慈姑、洋葱、蚕豆、冬瓜、南瓜、黄瓜、菜苜蓿、大白菜、竹笋、荠菜、芥菜、金针菜（黄花菜）、莴笋、生菜、莼菜、豌豆、豇豆、绿豆芽等。长期用药者可以经常食用具有利尿功能的蔬菜。

多吃黑色菌类

中医认为，黑色食物对应的是肾脏。黑色菌类如黑木耳、香菇，可以滋阴补肾，经常食用能帮助肾脏保证新陈代谢正常，减少肾脏内多余水分的积存，有健肾、改善膀胱的作用。

适当补充粗粮

粗粮中含硒比较丰富，而硒在人体内可以形成金属硒蛋白，这是体内排出重金属毒物的最重要方式之一，因此粗粮具有促进体内重金属向体外排泄的作用。

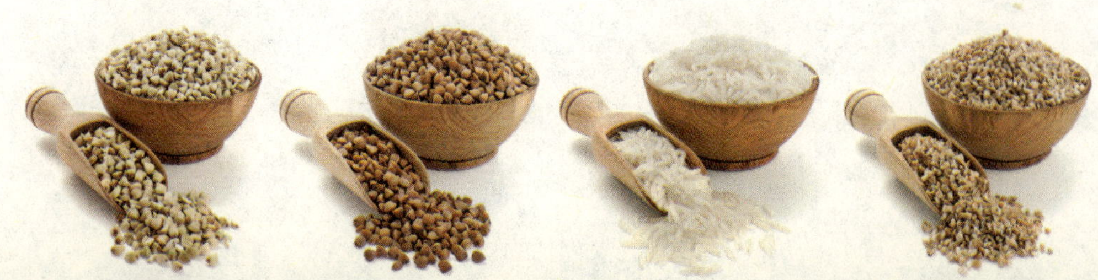

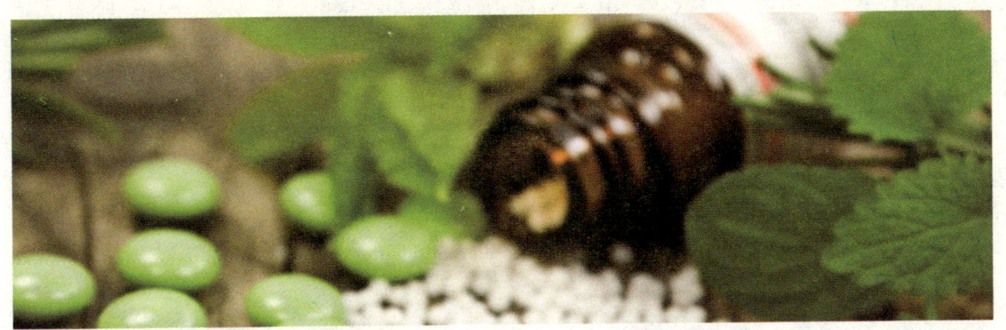

不合理使用中药也是在伤肾

乱用药、过量用药是引起肾脏损伤的重要原因，长期服用肾损害药物也会引发慢性肾病，此现象不容小觑。肾毒性药物包括多种西药、中药，喜欢服中药的人群尤其要注意。因为肾毒性药物的毒性大小有异，且中成药可以不经医生处方自行在药店购买，所以大家应提高用药安全警惕，避免盲目服药。

盲目用药，伤肾于无形

长期使用肾毒性药物容易导致肾小管间质损害。目前已经通过影像学以及组织学改变证实，含有马兜铃酸的中药可以造成肾损害，如马兜铃、朱砂莲、天仙藤、木通、青木香、广防己等。而因含有以上部分植物成分具有肾毒性的成药包括补肾药物纯阳正气丸、治跌打伤的跌打丸，冠心病患者用药冠心苏合丸等。

在购买中成药时，也要认真阅读说明书，了解其主要成分。比如一些含有马兜铃酸的中成药，龙胆泻肝丸、甘露消毒丸、排石冲剂、妇科分清丸、五淋散等，使用这些药物都要高度警惕。

肾脏很健康的人群吃这些药物如果剂量很少，对健康影响不大，但如果本身有胃肠道、肾脏方面的疾患，就应列入易感人群，在用以上药物的剂量和时间长度上应严格控制。

慎用民间中药偏方及秘方

在我国民间，人们一直很重视补肾、养肾。不少人喜欢用民间偏方，但在使用民间偏方前，一定要弄明白其中药物的通用名称和成分，警惕某些药物对肾脏的毒副作用。比如，“朱砂煲猪心”是民间广为流传的偏方之一，被认为可以治疗冠心病。但朱砂中含过量的汞（水银），汞为重金属，会引起肝脏、肾脏功能严重受损，肝、肾功能不全者不能服用。

所以，在服用补肾偏方时，要顾及中药的功能和宜忌。在使用这些肾毒性中药前，必须检查肾功能。

中药是宝，护肾这么用很有效

制首乌

补养精血能延寿

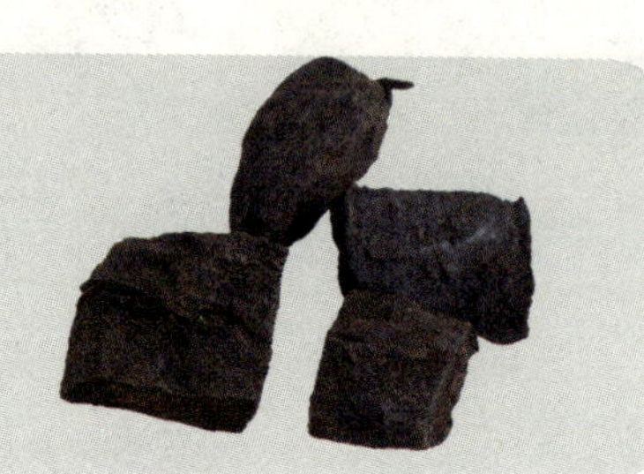

性味归经：性微温，味苦、甘、涩，归肝、肾经
推荐用量：每天10克

将何首乌用黑豆煮汁拌蒸后晒干入药为制首乌，有滋阴养血、填精补髓之功，主治病后体虚、血虚萎黄、年老体弱、阴血亏虚所致须发早白、腰膝酸软等病症。制首乌中含有鞣质，遇铁容易产生变化，煎药时忌用铁器。

制首乌养肾一方

制首乌30克，配用桑葚、山萸肉、核桃仁各50克，水煎2次，分2次温服。每日1剂，能滋阴养血，乌须黑发，适用于阴血亏虚所致的五心烦热、腰膝酸软、须发早白等病症。

· 制首乌降脂调心补肾样样通

粳米100克，红枣3～5枚，制首乌30克，红糖或冰糖适量。将制首乌煎取浓汁，去渣，与粳米、红枣同入砂锅内煮粥，粥将成时放入红糖或冰糖调味，再煮沸即可。可调理冠心病。

· 制首乌茶饮用治肾虚脱发

用制首乌100克，碎成小块，放入暖水瓶内，开水浸泡半天，颜色成棕红色即可饮用，随添加开水浸泡，待茶色浅淡，更换新品。饮用期间，患处用生姜片涂擦，每天数次。可治疗肾虚脱发。

· 抗衰老搭配

补肝益血：制首乌 + 红枣 + 猪肝

适用于精血不足而引起的头昏眼花、视力减退

补肾降压：制首乌 + 黑豆 + 鸡蛋

益气补血，保护脑血管

杜仲

补肝养肾，当茶饮很益肾

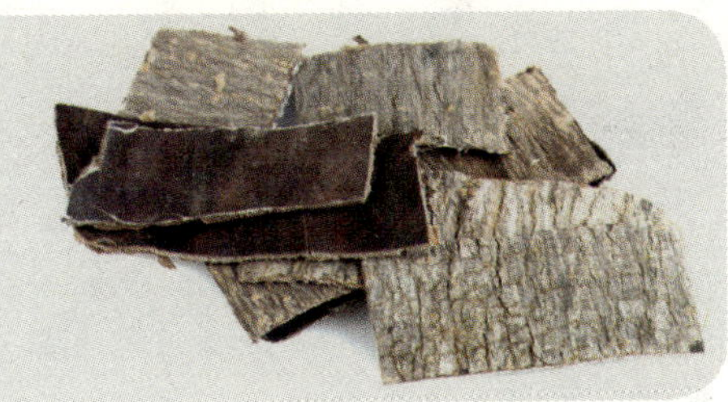

性味归经：性温，归肝、肾经
推荐用量：每天5~10克

中医认为，杜仲具有补肝肾、强筋骨、安胎元之功，可用于治疗肝肾不足引起的腰膝酸痛，筋骨无力，阳痿，尿频以及妇科习惯性流产、胎动不安等疾病。现代研究认为，杜仲具有“六抗”（抗炎、抗菌、抗病毒、抗疲劳、抗衰老、抗肿瘤）、“三降”（降血脂、降血压、降血糖）的功效。

杜仲养肾二方

杜仲30克，猪尾巴2条（去毛洗净），一起放在砂锅炖熟，然后调味食用，适用于肾虚阳痿、遗精、夜尿多、腰酸痛及老年人耳聋等病症。

杜仲和补骨脂各30克，核桃仁100克炒干研成细末，每天早中晚各冲服10克。适用于须发早白、腰膝无力。

· 杜仲强腰

古人有“腰痛必用杜仲”之说，肾虚腰痛者可常吃杜仲炒腰花，有补肾健骨之功效。杜仲适用于肾虚腰痛、腿软、阳痿、遗精、尿频、肾炎、高血压等病症。

值得注意的是，杜仲属温补药物，阴虚火旺者慎服；由于杜仲有降低血压的作用，低血压患者禁用；对杜仲过敏者也禁用。

· 温补肝肾降血压

杜仲的挑选：以皮厚而大，外面黄棕色，内面黑褐色而光，折断时白丝多者为佳；皮薄、断面丝少或皮厚带粗皮者次之。现代还用于高血压，尤适宜于年老肾虚而又血压高者。炒用比生用疗效更好。

杜仲寄生茶：取杜仲、桑寄生各等份，共研为粗末，每次10克，沸水浸泡饮。有补肝肾、降血压的作用，高血压引发的肝肾虚弱、耳鸣眩晕、腰膝酸软的人群可以作为日常用茶。

· 抗衰老搭配

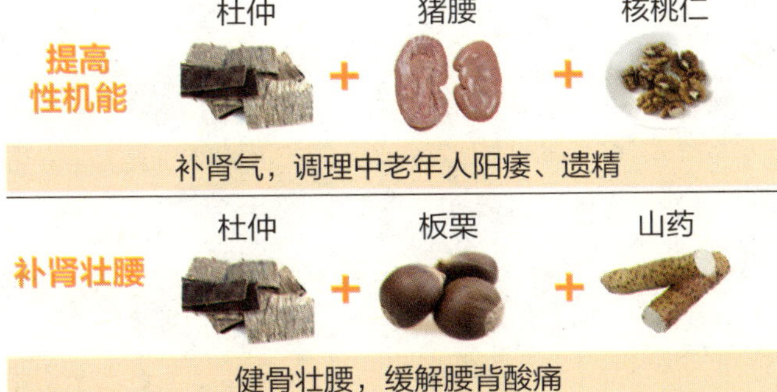

锁阳

可补肾强筋，让衰老来得更晚些

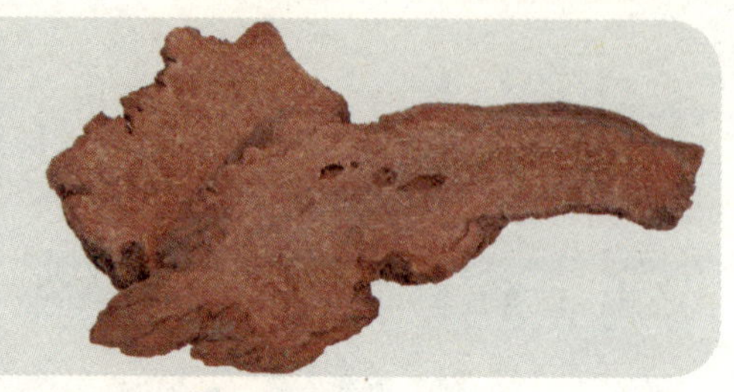

性味归经：性温，味甘，归肝、肾、大肠经
推荐用量：每天5～10克

锁阳甘温体润，功类苁蓉，而有补肾阳、益精血、润肠燥之功，《本草纲目》言其“润燥养筋，治萎弱”。中老年人，脾肾亏虚，肾精不足，性功能逐渐下降，大便秘结，常食锁阳粥，可补精强性，润燥滑肠，是中老年人餐桌上理想的粥疗良方。

·锁阳——尿频者的福音

锁阳的化学成分较多，黄酮类有花色苷等，萜类有熊果酸、乙酰熊果酸等，醇类有 β－谷甾醇、菜油甾醇等，有机类则有棕榈酸、油酸、亚麻酸等。动物实验表明，用锁阳醇提物灌胃，可使吞噬功能低下小鼠的巨噬细胞吞噬红细胞能力有所恢复；静脉点滴锁阳醇提物，可使幼年大鼠血浆睾丸酮含量显著提高，提示本品有促进动物性成熟作用。

·锁阳用法有讲究

1. 肾阳亏虚，精血不足之阳痿、不孕、下肢痿软、筋骨无力等，锁阳常与肉苁蓉、鹿茸、菟丝子等同用，如《丹溪心法》之虎潜丸。

2. 血虚津亏肠燥便秘，可单用熬膏服，或与肉苁蓉、火麻仁、生地等同用。如《本草切要》治阳弱精虚、阴衰血竭、大肠干燥、便秘不通，即单用本品煎浓汁加蜂蜜收膏服。

值得注意的是，阴虚阳亢、脾虚泄泻、实热便秘者都忌用锁阳。

■锁阳养肾一方

将锁阳择净，放入锅中，加清水适量，浸泡5～10分钟后，水煎取汁，加大米煮粥服食，每日1剂，连续3～5天。补肾壮阳、润肠通便，适用于肾阳不足，精血亏虚所致的阳痿，遗精，不孕，腰膝酸软，筋骨无力，老人阳虚便秘等。

·抗衰老搭配

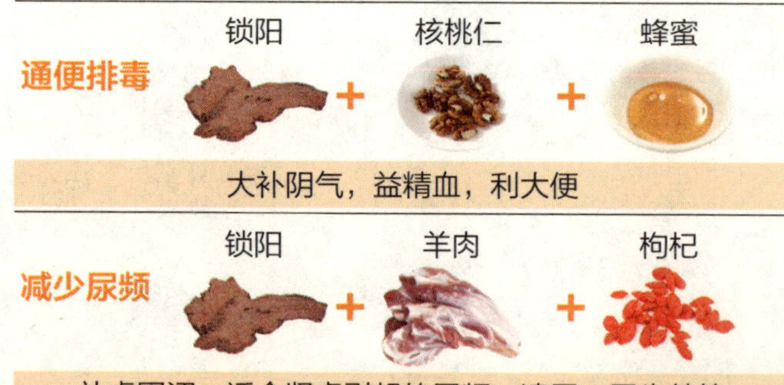

肉苁蓉

补肾强阴，使人更年轻

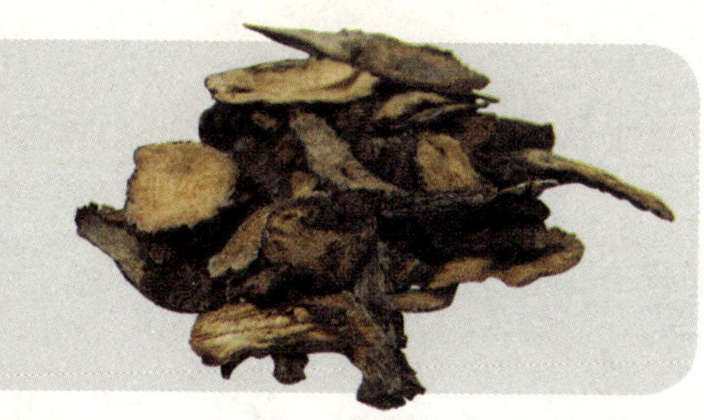

性味归经： 性温，味甘、咸，归肾、大肠经
推荐用量： 每天5～10克

肉苁蓉，又名苁蓉，有"沙漠人参"之誉。中医认为，肉苁蓉有补肾壮阳、润肠通便之功。《日华子本草》上说"治男绝阳不兴，子绝阴不产，润五脏，长肌肉，暖腰膝，男子泄精，尿血，遗沥，带下阴痛"。《本草汇言》言"肉苁蓉，养命门，滋肾气，补精血之药也。"

肉苁蓉养肾一方

小公鸡1只，肉苁蓉5克。将小公鸡宰杀，去毛及肠杂，洗净，切块；肉苁蓉放入纱布袋内，扎紧袋口，与鸡肉共入砂锅内，加入料酒和适量清水，先用大火煮沸，再用小火慢炖，以鸡肉熟烂为度，最后加入盐调味。可以补肾助阳益气，用于肾阳虚衰造成的阳痿、早泄、尿频或遗尿等。

· 肉苁蓉保健功效

肉苁蓉有补肾助阳、健脾养胃、润肠通便之功，适用于肾阳虚衰所致的阳痿、遗精、早泄、女子不孕、腰膝冷痛、小便频数、夜间多尿、遗尿，以及脾胃亏虚、体质瘦弱、劳倦内伤、恶寒怕冷、四肢欠温、脘腹冷痛、大便秘结等病症。

· 肉苁蓉羊肉粥壮阳

肉苁蓉羊肉粥的制作方法是：肉苁蓉 10 克，精羊肉 150 克，大米 100 克，生姜 3 片，葱白 2 茎，细盐少许，共煮粥。

需要提醒的是，肉苁蓉羊肉粥属温热性粥疗方，适用于冬季服食，夏季不可用；大便溏薄，性机能亢进者不宜服食。

· 抗衰老搭配

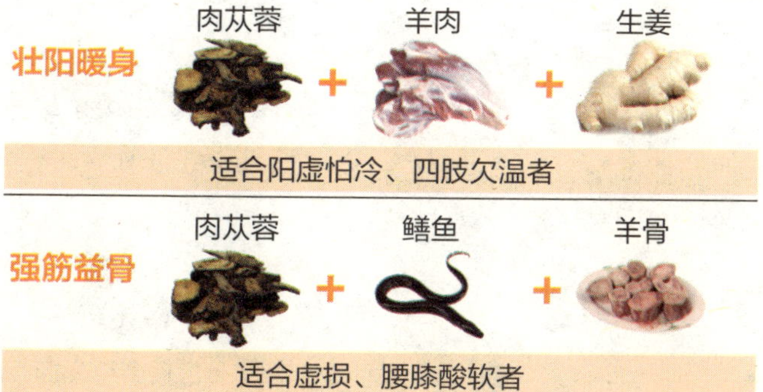

熟地

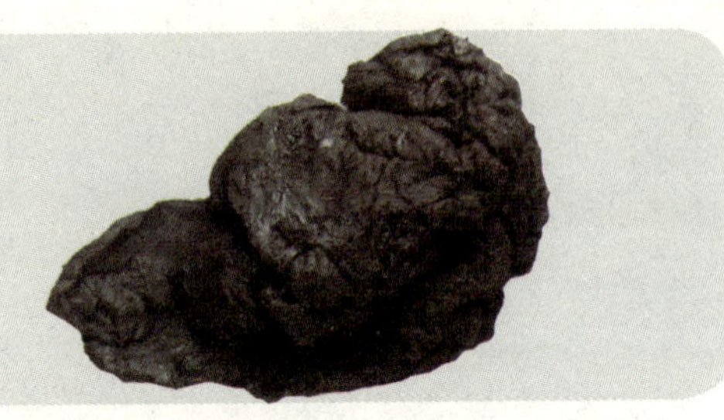

滋阴补肾，有助降血糖

性味归经：性微温，味甘，归肝、肾经
推荐用量：每天10～15克

熟地黄由生地黄加工炮制而成，有滋阴补血、补精益髓等功效，适用于血虚、妇女月经不调、肝肾阴虚、消渴证，盗汗遗精、精血亏虚、腰膝酸软、眩晕、耳鸣、须发早白等病症。中药滋补名方六味地黄丸和四物汤中都能找到熟地黄的身影，足见其重要性。

· 熟地黄养肾阴

熟地黄可内服外用。内服宜煎服，常规用量10～15克（剂量过大可对心脏产生抑制作用）；如外用，则取适量捣烂敷患处。优质熟地黄块根肥大、软润，内外乌黑有光泽，宜装入密封广口玻璃瓶或塑料瓶中，置于阴凉干燥处保存。

· 吃熟地当心伤身

值得注意的是，熟地黄性质滋腻，有助湿气、妨碍消化的弊病，故脾胃虚弱、气滞多痰、脘腹胀痛、食少便溏者不宜应用。如服用熟地黄出现消化系统的症状，可加用陈皮、砂仁等理气中药以健脾行气。肝阳上亢，但无肝肾阴虚的高血压患者需慎用熟地黄。熟地黄不宜与萝卜、大葱、蒜、猪血、薤白等同食，否则会降低药效。

熟地养肾二方

1. 将生熟地各15克，山萸肉10克，五味子5克一同水煎，代茶饮。滋阴补肾，生津止渴，适用于糖尿病。

2. 将生熟地各10克和生黄芪30克一同水煎，代茶饮。益气滋阴，适用于糖尿病肾病。

· 抗衰老搭配

滋阴补血

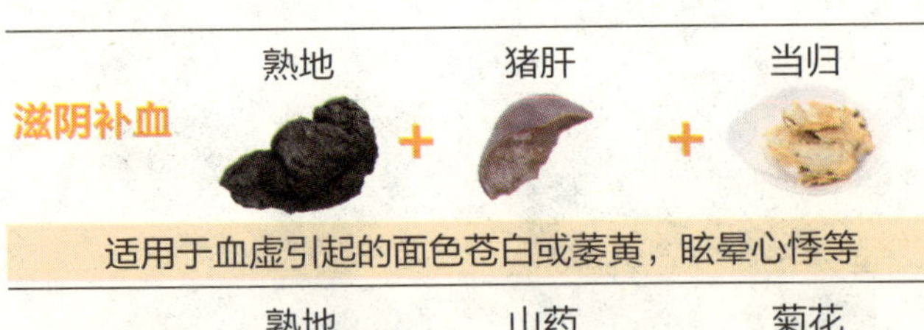

适用于血虚引起的面色苍白或萎黄，眩晕心悸等

降压降糖

熟地　山药　菊花

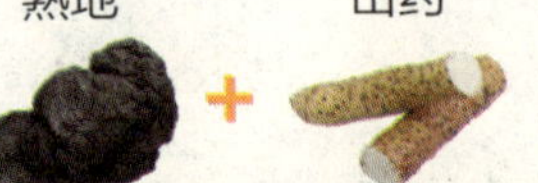

含有多种降血压、调血糖的活性成分

鹿茸

“血肉有情”之物很补人

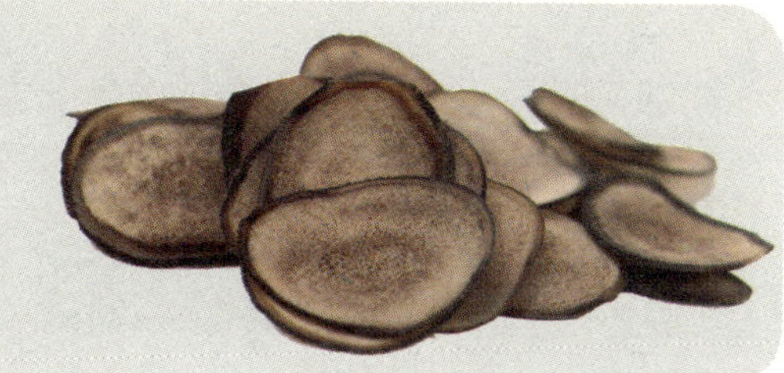

性味归经：性温，味甘、咸，归肝、肾经
推荐用量：每天5～10克

鹿茸与人参齐名，被称为不老长寿珍品。李时珍说：“鹿茸能生精补髓、养血益阳、强筋健骨，治一切虚损、耳聋目暗、眩晕虚痢”。中医认为，鹿茸有补肾虚、益精血、强筋骨的功效。

鹿茸养肾一方

鹿茸3～5克，西洋参15克，桂圆肉25克，鸡腿1只。鸡腿去皮，与西洋参、桂圆肉一起放进炖盅内，加入清水750毫升（约3碗量），加盖隔水炖3小时便可，之后放入鹿茸。进服时方可调入适量食盐，此量可供2～3人用。本汤既能滋阴又能壮阳，温而不燥，为体弱者和中老年人冬寒阴雨绵绵日的滋补佳品。

· 鹿茸的服法

鹿茸含活性成分，不耐高温，一般不入汤煎。常用的服法有以下几种。

1. 吞服：将鹿茸研末，用盐开水或温开水送服，每次单独服用的剂量为0.3～0.5克。

2. 含服：将鹿茸切成薄片，每次取1～3片直接放入口中，待唾液将其徐徐溶化后再慢慢咽下溶有鹿茸的唾液，最后将余渣嚼碎后吞下。此法可大大提高鹿茸中有效成分的吸收率。

3. 炖肉服：将鹿茸片与瘦猪肉、鸡肉、鸭肉等一起炖，每次鹿茸的用量为4～6克。炖熟后可喝汤吃肉。

4. 熬粥服：清晨或晚上食粥时，调入少许鹿茸粉搅和均匀后即可食用。每次鹿茸粉用量为0.5～1克。

· 服用鹿茸的注意事项

值得注意的是，鹿茸最好是在半空腹时服用，饭前饭后半小时内不宜服用，且不宜与茶水同服，以避免鹿茸中的有效成分与蔬菜或茶中的鞣酸发生反应而被破坏。体质强壮者及热证者不宜服鹿茸。

· 抗衰老搭配

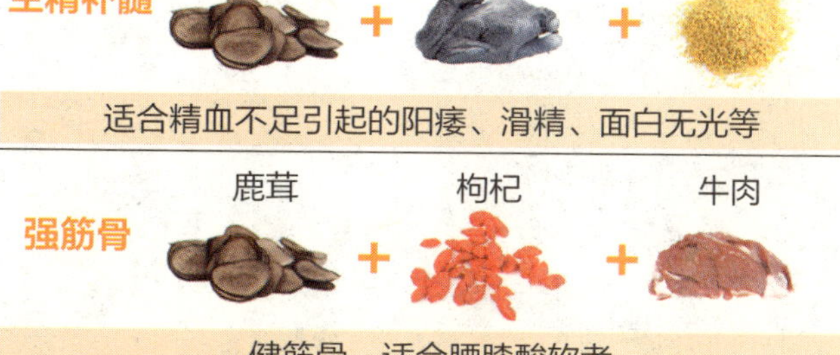

冬虫夏草

既补肾阳又养肺阴

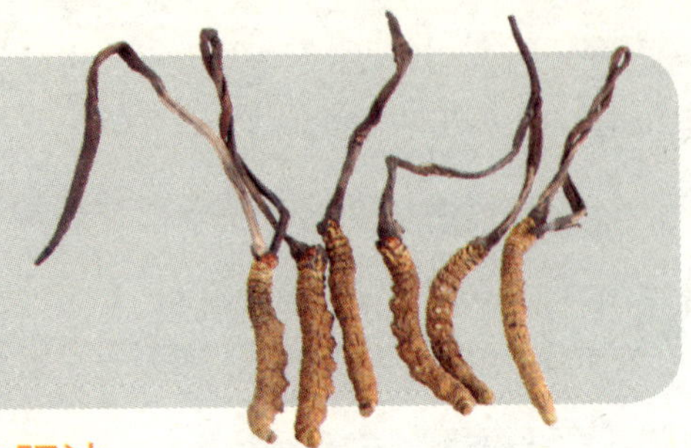

性味归经：性平，味甘，归肺、肾经
推荐用量：每天5~10克

冬虫夏草有补肾和补肺的作用，是一种平补阴阳的名贵药材。因为该药药性温和，又能平补阴阳，所以是年老体弱、病后体衰、产后体虚者的调补佳品。冬虫夏草既能养肺阴，又能补肾阳，尤其适用于肺结核咳血、阳痿遗精等病症。

· 冬虫夏草的服法

冬虫夏草最好的服用方法是水煎、煮汤或泡药酒。凡肾虚者最宜用虫草配合肉类如猪瘦肉、鸡肉或鸭肉，甚至新鲜胎盘等共炖。冬虫夏草和甲鱼煮在一起，补肺肾的力量更强。

· 虫草坚持服用效果才好

虫草服用时有一些需要注意的地方，如有人以为，用冬虫夏草炖汤放得越多，功效越好，其实不然。人体一次性吸收冬虫夏草有效成分极其有限，每次最多吸收 3~4 克就足够了。由于虫草发挥效用需要有一定量的体内积累，因此喝一两个星期是没什么用的，一般至少要坚持服用 1~2 个月。

冬虫夏草养肾二方

1. 老雄鸭 1 只，虫草 10 克，共煲汤。适用于虚劳咳喘，自汗盗汗，阳痿遗精，腰膝软弱，久虚不复者。

2. 猪肺 250 克，冬虫夏草 15 克，生姜 3 片，大葱 2 根，共煲汤。适用于肺肾阴虚（咳嗽痰少、腰膝酸软以及潮热盗汗）者，也可用于支气管哮喘。

· 抗衰老搭配

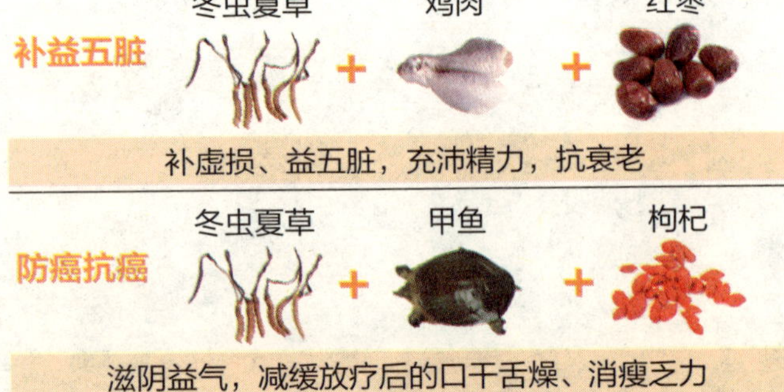

枸杞

留得青春美色

性味归经：性平，味甘，归肝、肾经
推荐用量：每天5～10克

常言道："一年四季吃枸杞，人可与天地齐寿"，枸杞是滋补肝肾的佳品。枸杞还有延缓衰老和抗疲劳的作用。研究还发现，中老年女性常食枸杞能提高皮肤含水量，难怪古人云："枸杞能留得青春美色。"

· 枸杞养肾阴

肾阴不足引起的虚劳羸弱、腰腿酸痛、足膝酸软、头晕耳鸣、视力减退，最简单的吃法是枸杞泡水。取20～30克枸杞，用开水冲泡，加盖闷10～20分钟后饮用，泡两三次后再把枸杞吃下去。直接嚼服枸杞更利于营养成分的吸收。但生食嚼枸杞，在数量上最好减半，否则容易滋补过度。

· 喝茶吃枸杞当心伤身

食用枸杞时，应该避免饮用绿茶，因为绿茶中含有大量的鞣酸，鞣酸具有收敛吸附的作用，会吸附枸杞中的微量元素，生成人体难以吸收的物质，损害人的健康。

枸杞养肾二方

1. 枸杞20克，鸡蛋2只。将鸡蛋去壳，与枸杞一起搅拌均匀，蒸至鸡蛋熟透即成。对防治老花眼以及因肝肾不足引起的头昏多泪等病症有很好的效果。

2. 枸杞30克，牛鞭1具，生姜2片，煲汤具有补肾壮阳的功效，适用于体弱肾虚、腰膝酸软、遗精阳痿、夜间多尿。

· 抗衰老搭配

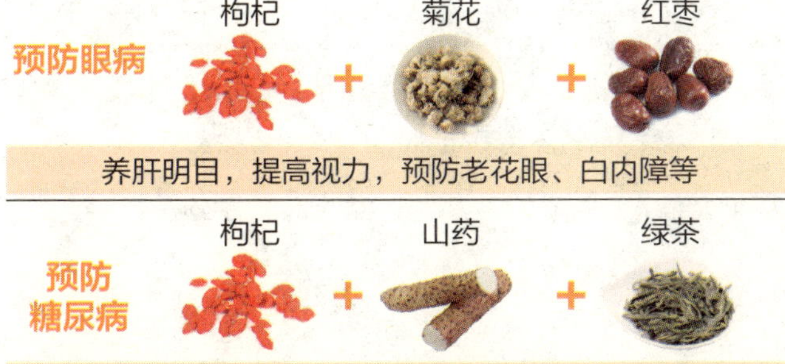

药房里买得到的补肾中成药

六味地黄丸　补肾阴抗衰老

方药组成

六味地黄丸由《金匮要略》的肾气丸减去桂、附而成，由熟地黄、山茱萸、山药、泽泻、牡丹皮、茯苓组成。

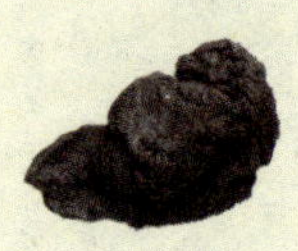

熟地黄

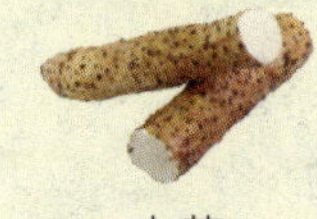

山药

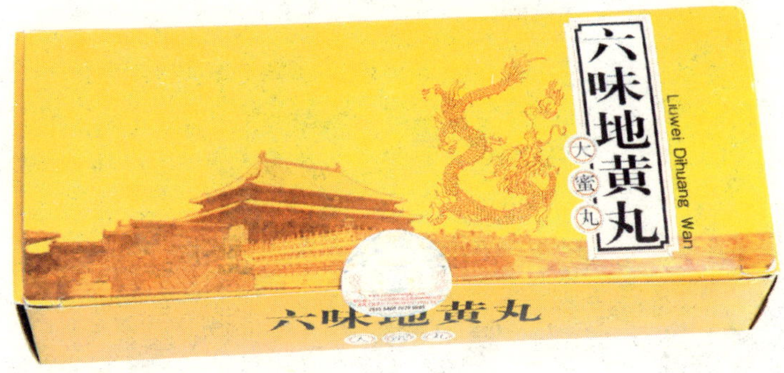

适用病症

六味地黄丸主要用于由肾阴虚所引起的头晕耳鸣、腰膝酸软、骨蒸潮热、盗汗遗精、消渴（口渴、善饥、尿多、消瘦）、手足心热、舌燥咽痛、牙齿动摇、足跟作痛等病症。

用法用量

口服，服后无腹胀便溏为合适。水蜜丸 1 次 6 克；小蜜丸 1 次 9 克；大蜜丸 1 次 1 丸，1 日 2 次；六味地黄软胶囊，1 次 2 粒，1 日 2 次。

注意事项

面色偏白，体质虚弱，喜夏不喜冬的肾阳虚、脾阳虚人群不适合吃；肾阴虚但脾胃功能不好的人也不适合服用。

左归丸　补肾填精，对中老年人最好

方药组成

此方出自《景岳全书》，由熟地黄、山药、山茱萸、枸杞、菟丝子、牛膝、鹿角胶、龟板胶组成。

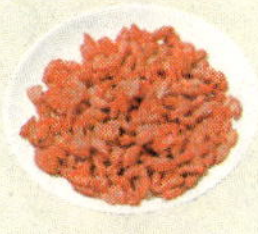
枸杞

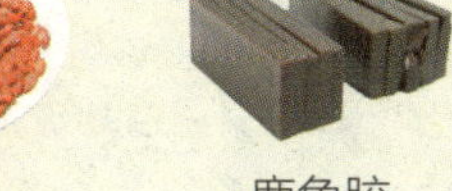
鹿角胶

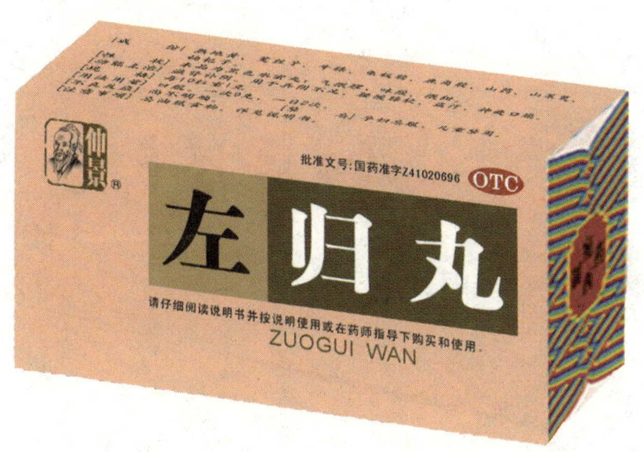

主要功效

滋阴补肾，填精益髓。

适用病症

用于真阴不足引起的头晕目眩、腰酸腿软、遗精滑泄、自汗盗汗、口燥咽干。该药是治疗肾阴虚的常用方。

用法用量

因该药是纯补之剂，久服常易滞脾碍胃，影响食欲，所以一般点到为止，不宜常服久服。三餐前淡盐汤送服9克。

金匮肾气丸　温补肾阳，延缓衰老更防病

方药组成

此方来源于张仲景《金匮要略》一书。由炮附子、熟地黄、山茱萸、泽泻、肉桂、牡丹皮、山药、茯苓 8 味药组成。

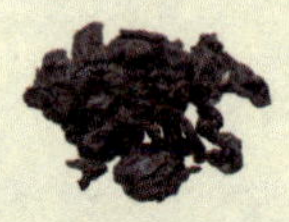
覆盆子

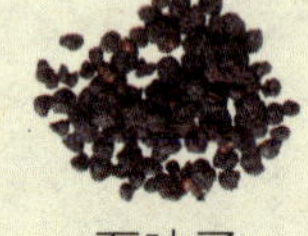
五味子

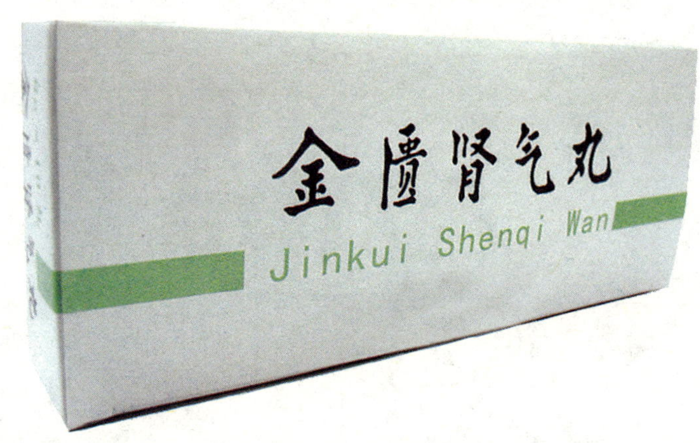

主要功效

补肾助阳，化气行水。

适用病症

长期以来，金匮肾气丸主要用于治疗因肾阳不足所致的咳嗽、哮喘、阳痿、早泄、慢性肾炎等。

服用禁忌

1. 有咽干、口燥、潮热、盗汗、舌红苔少等肾阴不足、虚火上炎症状者，不宜服用金匮肾气丸。
2. 感冒期间不宜服用金匮肾气丸；服用此药期间不宜食用生冷食物。

五子衍宗丸　男人补肾的“第一方”

方药组成

此方出自唐代，由菟丝子、枸杞、覆盆子、五味子、车前子组成。

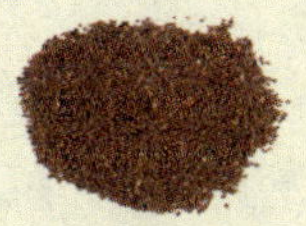
菟丝子

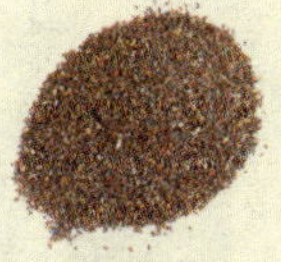
车前子

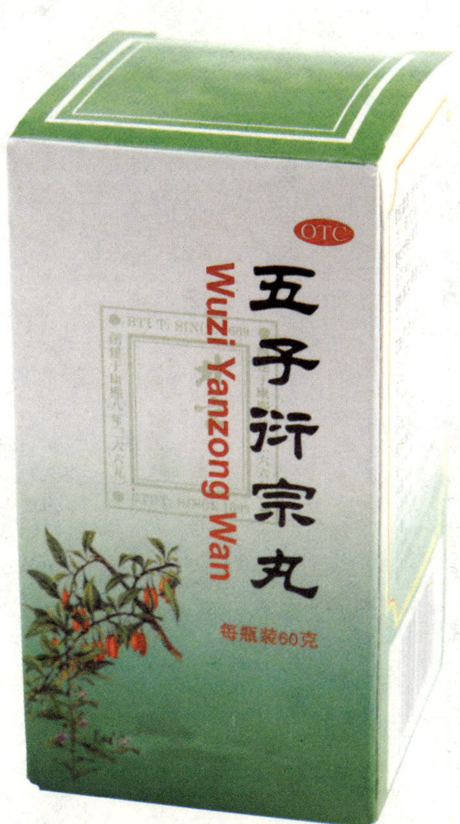

主要功效

补肾益精。

适用病症

用于肾虚腰痛、尿后余沥、遗精早泄、阳痿不育。

用法用量

口服，水蜜丸1次6克，小蜜丸1次9克，大蜜丸1次1丸，1日2次。

金锁固精丸　补虚固肾，强壮身体

方药组成

此方出自《医方集解》，由沙苑蒺藜（沙苑子）、芡实、莲子、莲须、龙骨、牡蛎组成。

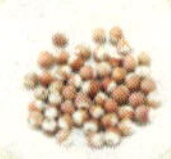
芡实

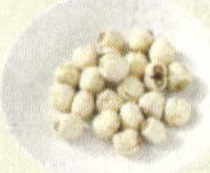
莲子

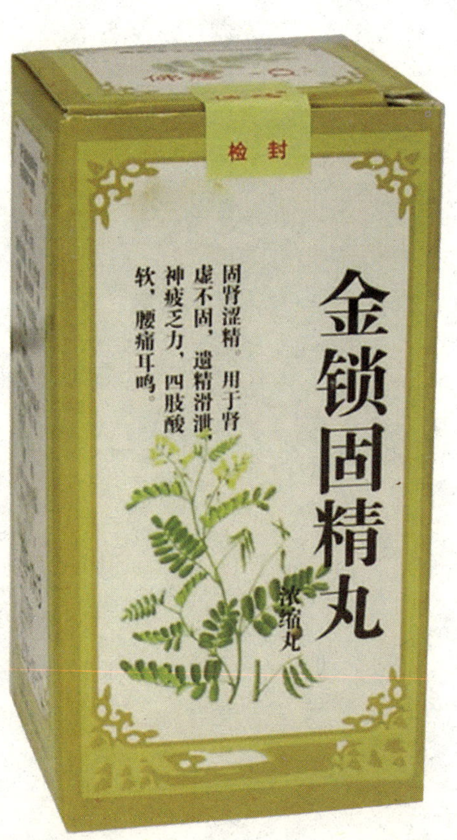

主要功效

补肾益精，固涩止遗。

适用病症

用于心肾不交、精滑不禁、真元亏损、梦遗滑精、盗汗虚烦、腰酸耳鸣、四肢无力以及神经紊乱、男子不育、慢性肠炎及妇女带下等病症。

用法用量

每次1丸，1日3次，淡盐水或温开水送服。

右归丸　补肾阳，填肾精

方药组成

此方来源于《景岳全书》，由熟地黄、肉桂、附子（炮附片）、怀山药、当归、鹿角胶、菟丝子、枸杞、杜仲（盐炒）、山茱萸组成。

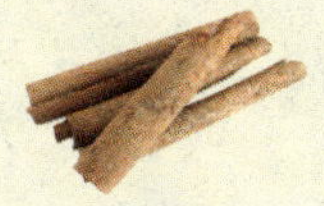

肉桂

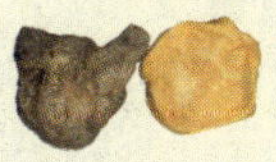

附子（炮附片）

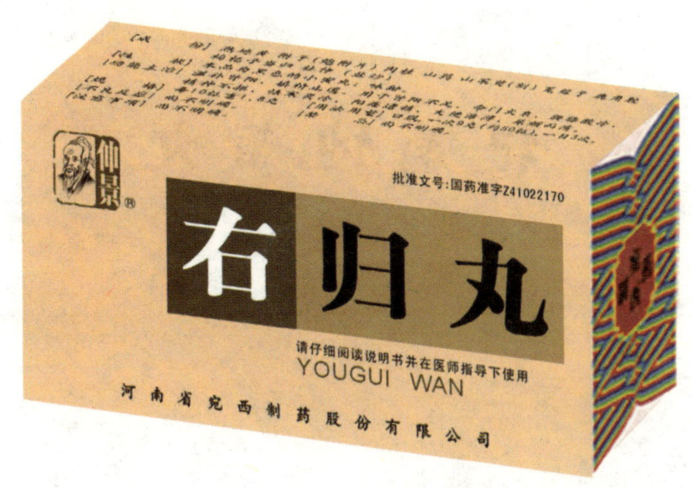

主要功效

温补肾阳，填精补血。

适用病症

用于年老或久病气衰神疲、畏寒肢冷、腰膝软弱、阳痿遗精，或阳衰无子，或饮食减少，或小便自遗。本方温补肾阳之力较金匮肾气丸更强。高血压患者慎用。

用法用量

口服，水蜜丸 1 次 6 克，小蜜丸 1 次 9 克，大蜜丸 1 次 1 丸，1 日 2 ~ 3 次。

杞菊地黄丸　滋养肝肾，头不晕眼不花

方药组成

由枸杞、菊花、熟地黄、山茱萸、牡丹皮、山药、茯苓、泽泻组成。

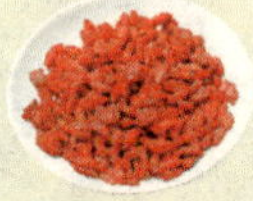
枸杞

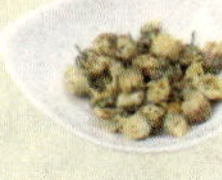
菊花

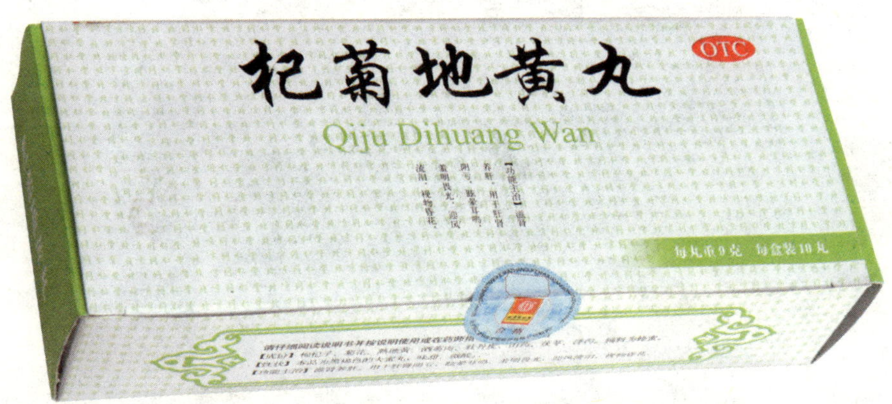

主要功效

滋肾养肝。

适用病症

用于肝肾阴亏所致的眩晕耳鸣、羞明畏光、迎风流泪、视物昏花。用于肾阴虚兼肝阴虚者，高血压有阴虚阳亢时较常用。相同功效的还有明目地黄丸、石斛夜光丸。

用法用量

口服，水蜜丸 1 次 6 克，小蜜丸 1 次 9 克，大蜜丸 1 次 1 丸，1 日 2 次。

第十章

养病必养肾：百病渐消，清福自来

冠心病：补肾阳鼓心阳

补肾即是养心

中医认为，心与肾之间经络相连、阴阳相生相用。心和肾是一对“难兄难弟”，肾病会使心脏疾患恶化，而心脏疾患也会以肾病发作表现出来。现代医学发现，慢性肾病患者的心血管疾病发生率和死亡率都很高，心脏病会影响慢性肾病的治疗效果，是导致透析患者死亡的首位原因。

肾影响心脑血管系统

肾功能不好至少会在 3 个方面影响心脑血管系统：

第一，参与血压调控，肾脏病发生后肾脏释放出促进血压升高的物质。

第二，排泄毒素和代谢产物。肾脏损伤后这些物质在体内蓄积，对心血管系统造成影响。

第三，排泄水分。如果肾脏病影响水分排出，可增加心脏负担。

蛋白尿提示心血管患病风险

血清肌酐值和蛋白尿是肾脏病的两个主要指标，对这两个指标，人们存在不少误解。一般来讲，血肌酐水平越高，说明肾功能越差。但是，血肌酐并非一个敏感指标。如果病人血肌酐值正常，还应该查蛋白尿进行确认。

然而，常规体检很少涉及蛋白尿，一些患者认为只要血肌酐值正常，肾脏就没事。其实，除了少数特殊肾脏病类型，肾病患者的蛋白尿水平越高，将来发生心血管疾病的可能就越大，蛋白尿是早期治疗的“安全警示灯”。越早治疗，越能保护肾脏，也能更好地挽救心脏。

鉴于血清肌酐值和蛋白尿各有优缺点，平时体检的顺序应该是先查尿常规，检测蛋白尿，再查肾功能，查血清肌酐值。

肾脏病患者要定期查心电图

肾脏病患者要注意避免心肾同伤，可定期进行心电图、超声心动图及颈动脉超声检查。预防方面，首先应戒烟戒酒，避免精神紧张，根据病情适量饮水，并规律锻炼避免肥胖。其次，要控制好血压。

补肾通脉法改善冠心病

中医认为，心气根于肾气，心阳有赖于肾阳的温煦，心阴也赖于肾阴的滋养和充实。而肾虚势必导致心脏功能的减退。另一方面，肾虚阴亏易导致瘀血。阳主温煦，为推动血液循行的主要动力，这就为冠心病的补肾活血法提供了理论依据。

什么情况下适合补肾

应用补肾通脉法时，须注意辨证论治，辨证与辨病相结合。也就是冠心病患者在具备有肾的精、气、阴、阳虚损证候或兼见与肾相关的其他表现时，方可采用补肾疗法，同时根据不同兼证采用活血化瘀、理气通络、温阳利水等相结合，方可取得较好疗效。有下列表现之一者即为本法适应证：

- 精神萎靡，反应迟钝，喜坐卧不愿活动者。
- 伴有退行性骨关节疾病者。
- 月经停止后发病并逐渐加重者。
- 畏寒喜温，足跗水肿，夜尿增多，小便清长，腰膝酸软或头晕耳鸣、咽干、五心烦热者。
- 单纯活血化瘀治疗效果不好者。

多吃五黑食物，补肾活血
黑米
滋阴补肾，舒筋活血
黑豆
补肾强身，活血利尿
黑芝麻
补肝肾，润五脏，保护血管
黑枣
补肾养胃，补血
核桃
补肾固精，保护心脑血管
补肾活血好搭配
葱
+
海参
补肾益精，通阳
黑木耳
+
香菇
活血补肾，保护心血管
鸡肉
+
板栗
益肾活血，强心

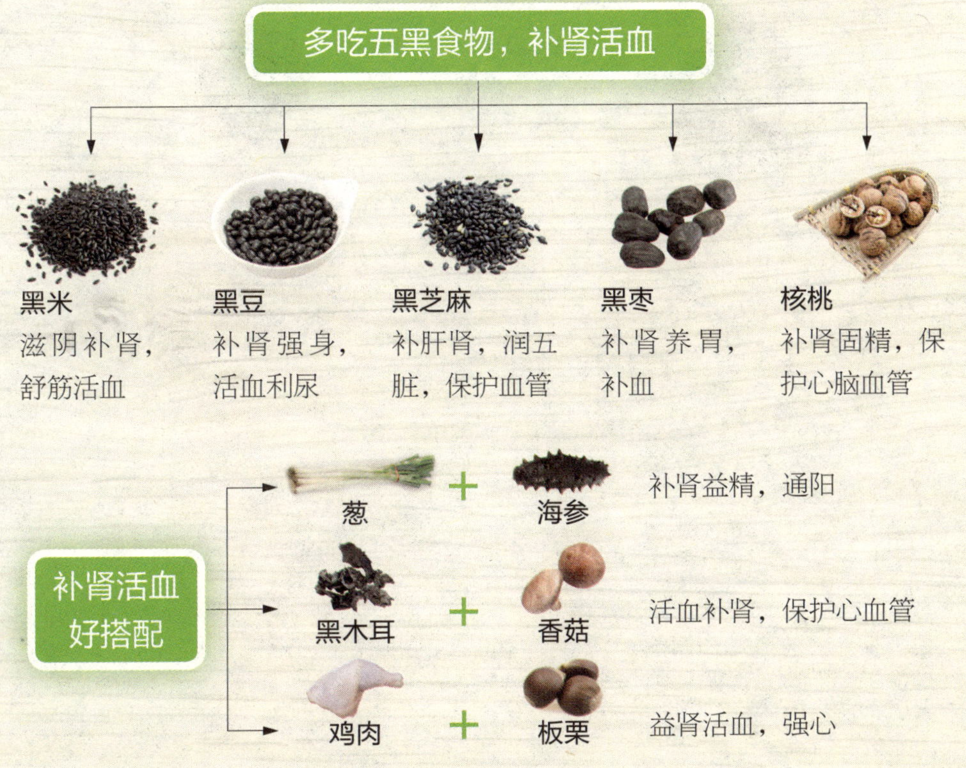

按压至阳穴可止心绞痛

虽然心绞痛是十分常见的病症，但其发作往往十分突然，有时发作时恰好身边无药，家属、亲友及周围人常会手足无措。如果有人能掌握按压至阳穴的方法，立即使用就会获得较好效果。

重压至阳穴缓解心绞痛

在确定至阳穴位置后，可取一个一角硬币，或其他边缘光滑的硬板，用右手食、拇指夹持，以硬币或硬板的横缘抵住至阳穴，给予重压，局部可有酸胀感。一般在按压至阳穴 1 分钟之内心绞痛即可缓解，按压 4 分钟以上，可维持作用时间达 20 分钟，与舌下含服硝酸甘油片作用相仿。

按压至阳穴预防心绞痛

按压至阳穴不仅在心绞痛发作时可立即奏效，而且还可用于预防心绞痛发作。一般每日按压 3～4 次，或在从事较重体力劳动前、情绪不佳时按压至阳穴，可以防止心绞痛发作。对于抗心绞痛药耐药的病人，按压至阳穴可起协同作用，增强抗心绞痛药物的效果。

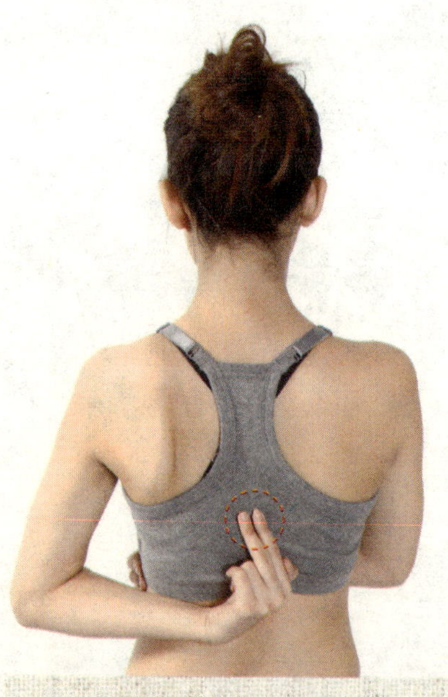

简便取穴方法

位于第 7 胸椎棘突下凹陷处，即取卧位、垂臂时，两侧肩胛角下缘经脊背连线的正中点处

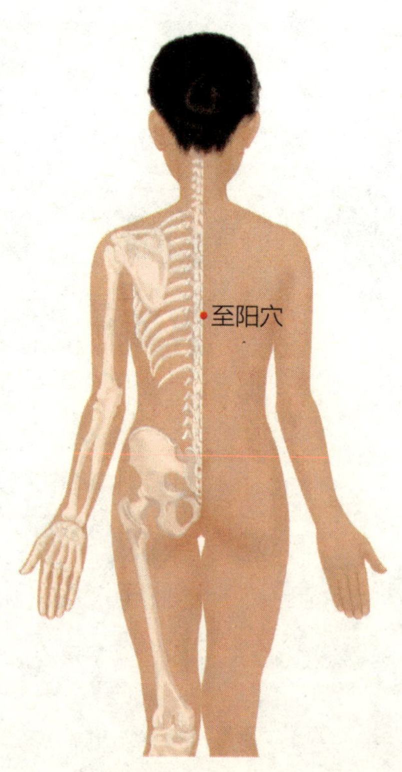

心肾两虚型冠心病茶方

心肾阴虚的表现

心胸隐痛久发不愈，心悸盗汗，心烦少寐，腰酸膝软，耳鸣头晕，气短乏力。舌红苔少，脉细数。治宜滋补心肾。

心肾阳虚的表现

胸闷气短，遇寒则痛，心痛彻背，形寒肢冷，动则气喘，心悸汗出，不能平卧，腰酸乏力，面浮足肿。舌淡胖，苔白，脉沉细或脉微欲绝。治宜温补心肾。

麦冬生地茶

材料 麦冬、生地各30克。

泡法 水煎代茶饮服。

功效 清热养阴，补气养心。有助于改善心肌营养，提高心肌耐缺氧能力。

人参桂圆茶

材料 人参5克，桂圆肉（干）15克。

泡法 将人参、桂圆肉水煎，去渣取汁。

功效 人参大补元气，能提高心脏、血管的抗病能力；桂圆肉温补肾阳。

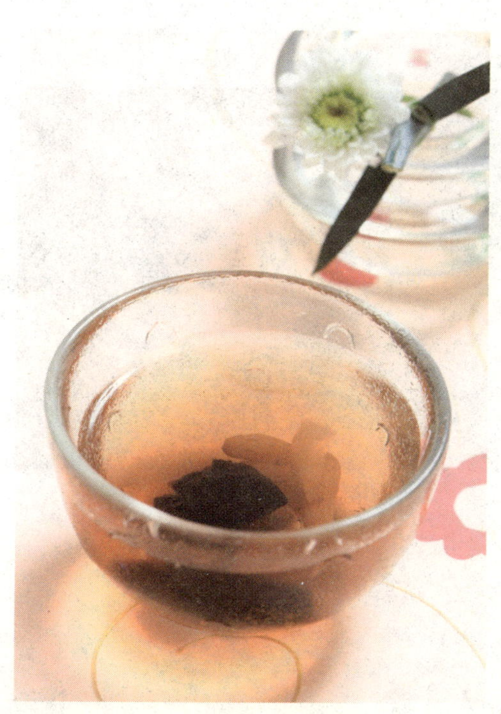

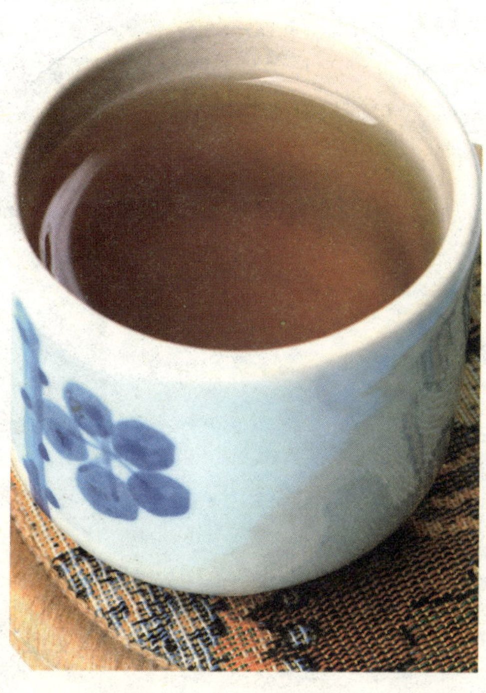

高血压：滋养肝肾为主

肾阴虚损，肝阳易上亢

肝阳上亢证是中医辨证的一个客观证型，常见于高血压等心血管疾患。据统计，高血压中肝阳上亢证比例约占 87.33%，并且原发性高血压肝阳上亢证型的脑卒中发生率明显高于其他高血压证型。

高血压的发生机制

高血压的发生机制，以肝阳上亢及肝肾阴虚为主。因此，肾经在高血压的发病机制上具有一定的重要作用。当肾阴不足时，一方面会波及肝阳、心火及冲任而形成阴虚阳亢；另一方面会波及肾阳而形成阴阳两虚。肾阴不足时，灸补肾经涌泉穴可达到滋阴潜阳或育阴助阳的目的，相应地可使血压下降。

肝火亢盛型艾灸疗法

取穴：风池、肝俞、太冲、行间，曲池、合谷。

操作方法：采用艾炷灸法。每次选 1～3 穴，每穴灸 3～5 壮，艾炷如麦粒大，隔日灸治 1 次，3 次为 1 疗程。若起泡，谨访感染。

适应范围：本方适用于肝火亢盛型高血压，症见头痛眩晕，急躁易怒，面红目赤，口苦咽干，便秘尿黄。舌红苔黄，脉弦数。

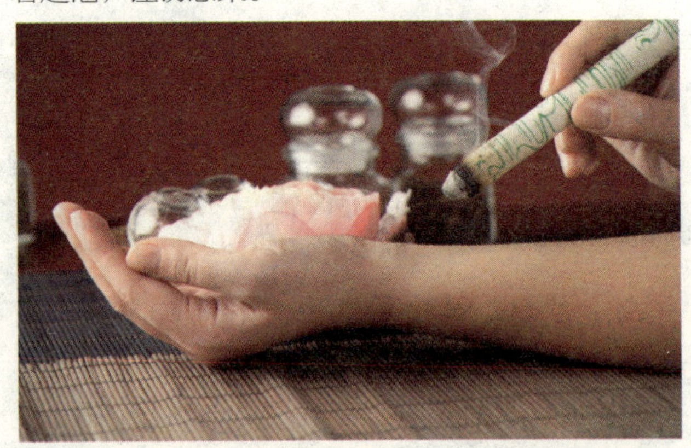

方法说明：治疗肝火亢盛的原则是清肝泻火。如此肝火既平，血压自然就可以下降。

高血压和肾病是“双胞胎”

肾脏是由微小血管组成的脏器，长期高血压作为一个大环境，可以导致肾脏这个小环境的缓慢改变。绝大多数高血压患者都可发生不同程度的肾脏改变，随着病程的延长，肾小球硬化也加重。

高血压对肾的影响

高血压早期对肾的影响并不明显，只是在饮食过咸和饮水过多时易发生水肿，血压上升。随着肾脏小血管硬化缺血逐渐累及肾小管，导致肾小管浓缩稀释功能下降，表现为夜尿增加，继而出现微量蛋白尿；继续发展，可能会引起所有的肾小球发生硬化或者退化，最终导致肾脏萎缩、纤维化，肾功能不全。

肾功能一旦受损，体内的水、钠排泄出现障碍，肾脏产生的一些促血管收缩物质，如肾素等，使血管更加收缩，血压更高。所以，高血压会导致肾脏病，而肾脏病本身也会引起高血压。

肾脏检查不可或缺

多数高血压患者只是一味吃降压药，不去及时了解肾脏的问题，也不到医院调整治疗方案，待到出现慢性肾功能衰竭时，已失去了最佳的治疗时机。所以对于高血压患者来说，肾脏检查不可或缺。

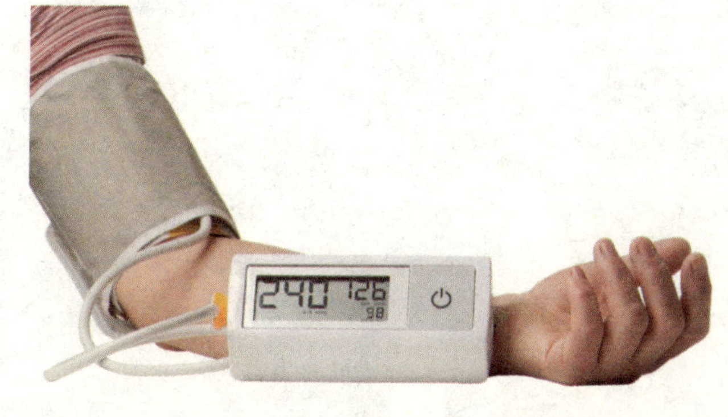

肾脏的检查一般分为形态和功能两大方面：形态检查可通过 B 超、静脉肾盂造影、CT、HRI 等进行，而功能检查一般只需验血验尿。建议高血压患者每年检查 1 次，及早掌握肾脏的健康状况。

读懂来自高血压肾病的信号

高血压肾病一般在早中期都无明显症状，但有些患者也可能出现夜尿增多、尿液较清的现象，这说明肾小管的浓缩功能已经下降。另外，早上起床若出现眼睑、腿脚水肿的症状，提示肾脏可能已有损害。而一般发展到胃口差、恶心呕吐、贫血、易疲劳甚至腰酸背痛、精神萎靡时，基本已到了中晚期。

高血压治疗，降压护肾要兼顾

无论是高血压肾病患者还是肾性高血压患者，在治疗过程中都必须定期评估肾功能的受损程度并考虑血压控制，做到降压的同时最大限度地保护肾功能。具体来说，包括以下措施。

严格限制食盐摄入

每天摄盐量不超过 5 克，最好控制在 3~5 克。因为如果盐进食多了，体内钠就多，就会产生水钠潴留，从而造成血压升高、肾功能受损加重。

控制血压

高血压肾病的病因及可逆因素就是高血压本身，因此，高血压肾病患者要特别重视有效的降压治疗并合理用药。如果患者查出尿蛋白大于 1 克 / 日，血压最好控制在 125/75mmHg；当出现尿蛋白小于 1 克 / 日时，可控制为 130/80mmHg。特别要指出的是，血压控制并非越低越好，因为控制得太低时血流太慢，可引起致命的“心梗”。所以，患者最好自备血压计，每天按时测量血压并做好记录，以便供医生参考，使医生更好地指导治疗与用药。

选择对肾脏有保护作用的降压药

既有高血压又有慢性肾病患者在控制血压时，要分期对症选择对肾脏有相应保护作用的降压药。相比较而言，血管紧张素转化酶抑制剂对肾脏保护作用更好一些；中长效的钙拮抗剂也比较好，这两大类药物联合使用（例如依那普利与氨氯地平联用），不仅降压疗效增加，而且并不增加肾小球滤过压和白蛋白排泄率，可使尿蛋白明显减少，从而起到保护肾脏的作用。

降压的参考指标

一般情况下，高血压患者的血压都应降至 140/90mmHg 以下

75 岁以上的高龄老人可降至 150/90mmHg 以下

合并糖尿病的患者血压应 < 130/80mmHg

有慢性肾病、24 小时蛋白尿 > 1 克者血压应 < 125/75mmHg

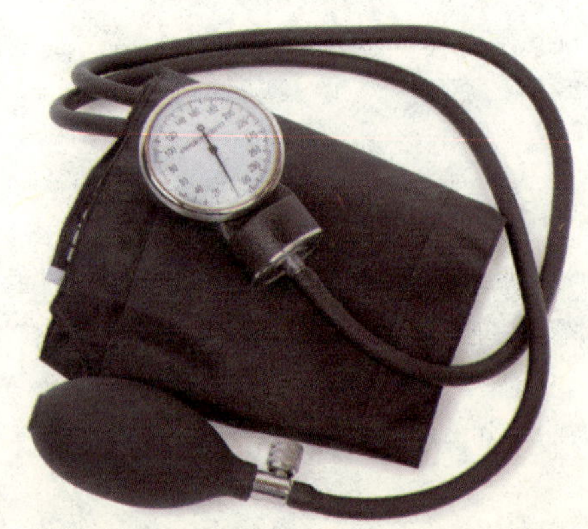

降压茶饮

高血压患者可自制一些有利于降血压的药茶，常服有益。如荷叶、决明子、枸杞、山楂、罗布麻、玉米须等都有助于降压。

决明子荷叶茶

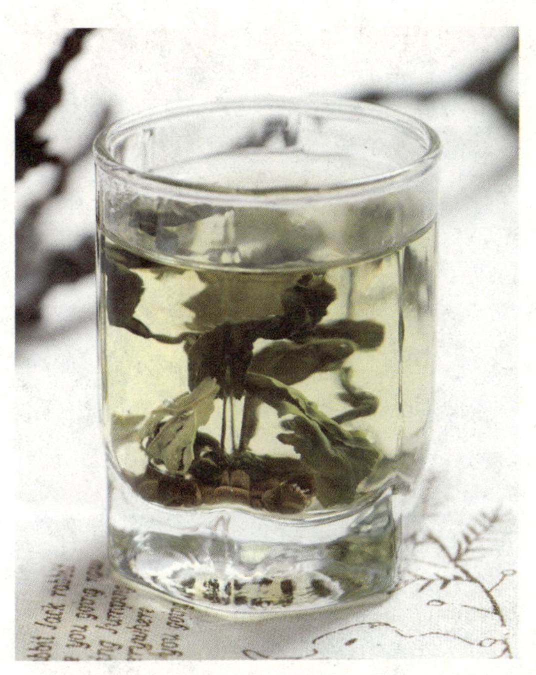

材料 决明子10克，荷叶3克，乌龙茶3克。

泡法

❶ 将决明子放入锅中，上火炒干；荷叶切成丝。

❷ 将决明子、荷叶丝、乌龙茶一起放入杯中，冲入沸水，盖盖子闷约10分钟后即可饮用

功效 决明子可清肝火、降血压，荷叶、乌龙茶均可降血脂，延缓血管衰老，稳定血压。

菊花山楂罗布麻茶包

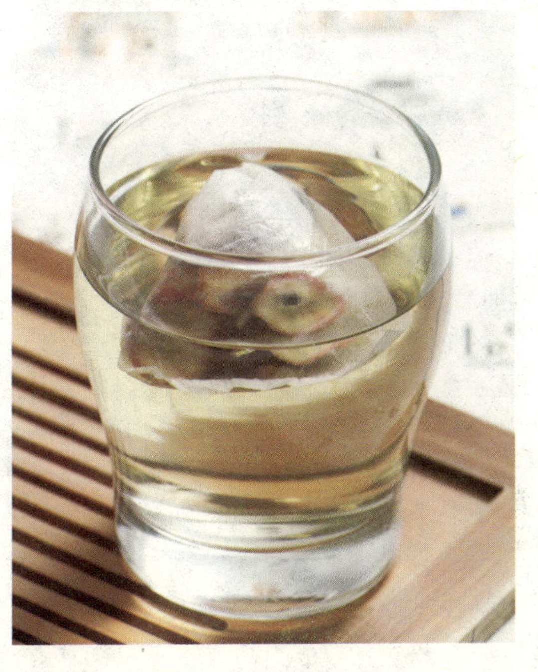

材料 菊花20克，山楂30克，罗布麻叶15克。

泡法

❶ 将全部材料分成10份，分别装入10个茶包中。

❷ 每次取1袋，沸水冲泡，闷15分钟即可饮用，可反复冲泡。

功效 这款茶可有效清火，还能舒张血管、增加冠状动脉血流量，降低血清胆固醇和血压。

糖尿病：补肾固肾贯穿其中

早期补肾益精，防止并发症

通过中医理论的剖析，大家知道糖尿病是内分泌代谢紊乱造成的，“内分泌代谢紊乱”从中医角度讲就是心、肝、脾、肺、肾五脏功能失调。五脏功能失调即是糖尿病的根源，根源找到了，我们就要从补肾入手控制糖尿病的并发症。

一手控糖，一手补肾

糖尿病患者都清楚地知道，糖尿病的病理是内分泌代谢紊乱，也就是中医讲的心、肝、脾、肺、肾五脏功能失调，确切地说都是由于肾虚导致的。所以糖尿病的综合调理最理想的方法是一手控糖，一手补肾并调理五脏。

早期补肾选用什么药

中医认为，糖尿病的病本在肾，因此可以服用相应的补肾药物来阻止疾病的发展。肾阴虚者可服用六味地黄丸，早晚各 6 克。肾阳虚者，可服用金匮肾气丸，早晚各 6 克。对于无任何临床症状的糖耐量低减者，可选用一些药理研究证实有降血糖作用的中草药，如桑白皮、玉米须、苦瓜、黄连、葛根、知母等。

糖尿病的补肾按摩法

点揉气海穴：该穴在肚脐下方两个手指处。用拇指点揉气海穴 1 分钟左右。

擦揉脚踝内侧：用大拇指在内踝和根腱处进行擦揉，每侧 4 分钟左右。

擦肾俞：肾俞的位置在两侧腰眼附近。用双手虎口自上而下，擦双侧包括肾俞在内的腰肌 2 分钟左右。

按摩涌泉穴：该穴定位于足底（去趾）前 1/3 处，足趾跖屈时呈凹陷处。按摩手法采用按压、揉擦等方法，左右手交叉进行，每次 10 分钟左右。

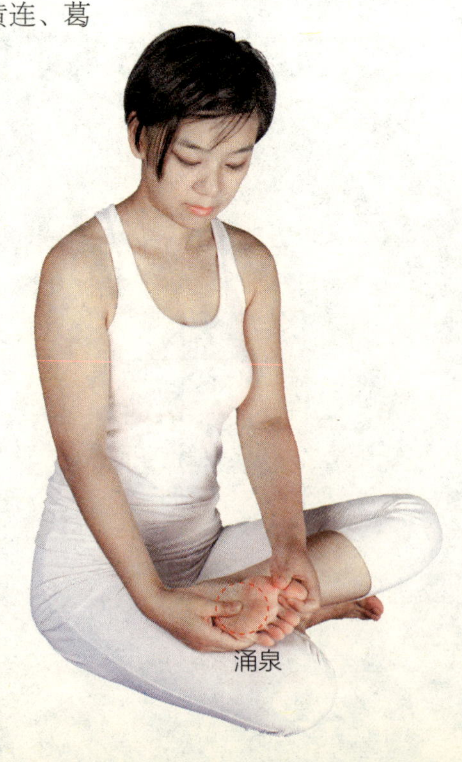

糖尿病肾病饮食治疗原则

糖尿病肾病是糖尿病最严重的微血管并发症之一，已成为糖尿病患者死亡的主要原因之一。近年来的许多研究都在寻找能延缓肾病进展的有效手段，而饮食治疗是其中重要的一环。

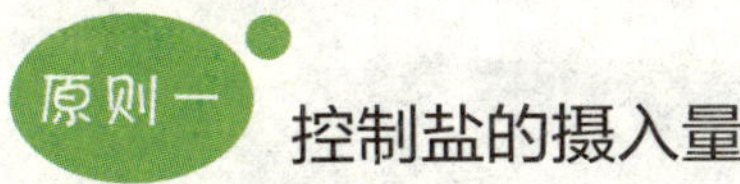

控制盐的摄入量

食盐摄入量 <6 克 / 日，伴有肾功能不全者降至 2 克 / 日。不食腌制食品。

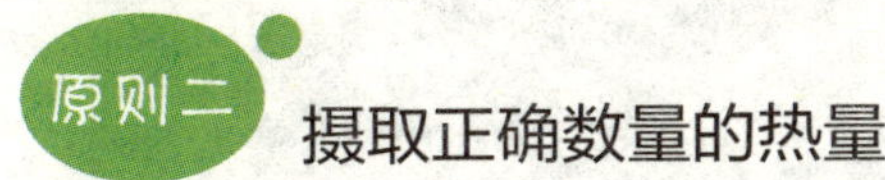

摄取正确数量的热量

患糖尿病肾病后，病人会被要求减少蛋白质摄入。在热量被减少的同时，病人需要吃额外含热量高而蛋白质少的食物来代替。热量不足部分用富含碳水化合物的食物来补充，如藕粉、杏仁霜、小麦淀粉等（淀粉是面粉、绿豆、红薯等抽出其蛋白质后的产物，按食品交换的方法，20 克左右的淀粉与 25 克生面粉对血糖的影响相同），这些食物几乎不含植物蛋白质，但所含热量很高，几乎和同等数量的面粉中热量相同。也可以适当增加富含单不饱和脂肪酸的植物油，如橄榄油、茶籽油，不仅不会引起血糖增高，还有利于降低血脂。

原则三

摄入正确数量的蛋白质

人的身体需要正确数量的蛋白质，摄入正确数量的蛋白质对于身体健康和舒适很重要。长期低蛋白质饮食会导致营养不良，容易得各种并发症。

推荐糖尿病肾病在慢性肾脏病第 1 ~ 第3 期的患者蛋白质摄入量为 0.75 克 / 标准公斤体重 / 天 + 每天尿中丢失的蛋白质量。

例如一位体重 50 公斤的病人，24 小时尿蛋白定量为 2 克，即每天要吃38+2 = 40克蛋白质；推荐在慢性肾脏病第4、第5期（未透析）的患者蛋白质摄入量为 0.6 克 / 标准公斤体重 / 天 + 每天尿中丢失的蛋白质量，例如一位体重 50 公斤的病人，24 小时尿蛋白定量为 2 克，即每天要吃 30+2 = 32 克蛋白质，其中优质蛋白占 50%。除蛋白摄取“量”之外，蛋白质的“质”也非常重要，应使动物性优质蛋白（动物肉类、鱼、鸡蛋、奶、大豆类）占蛋白质总量的 30% ~ 50%。

降血糖茶饮

针对糖尿病的本质燥热阴虚的病理状况，饮用茶饮已成为许多患者常用的辅助疗法。用山药、熟地、麦冬、葛根、枸杞、丝瓜、乌梅、桑叶等泡茶，都有助于调节血糖。

黄芪山药茶

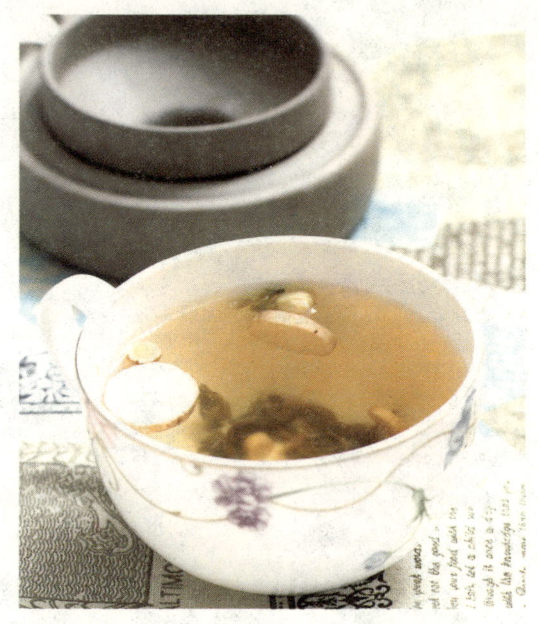

材料 黄芪5克，山药5克，茉莉花3克。

泡法 将所有材料一起放入杯中，倒入沸水，盖盖子闷泡约5分钟后即可饮用。

功效 可防止血糖升高，缓解糖尿病患者的多种不适。

枸杞麦冬茶

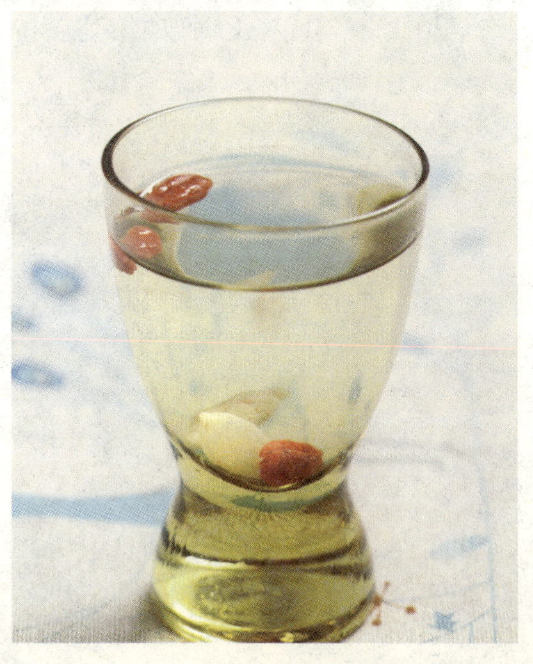

材料 枸杞6克，麦冬3克。

泡法 将枸杞、麦冬一起放入杯中，倒入沸水，盖盖子闷泡约10分钟后即可饮用。

功效 这款茶饮可缓解糖尿病患者烦渴多饮、多尿、体虚无力、大便干结等症状。

肾病综合征：补肾养肾为根本

补肾不忘健脾

肾病综合征是肾小球疾病中的一组症候群，其临床表现以大量蛋白尿（≥ 3.5g/24h），低蛋白血症（血浆白蛋白≤ 3.0g%），高脂血症及明显水肿（也称“三高一低”）为主要特征的症候群。由于风、寒、湿、热、毒等致使肺、脾、肾及三焦功能失常，其标在肺，其制在脾，其本在肾。

治在健脾肾，活血化瘀

肾病综合征前期是以水肿为突出表现，为内伤、外邪诸多因素导致肺、脾、肾三脏功能失调，水液代谢失常所致。

本病后期则以持续蛋白尿为显著特点。其病机主要表现为水去阴伤，蛋白久漏不止，精微流失。阴虚则血少脉涩，血行迟滞，从而导致体内瘀血形成。比如，肾脏病理所表现的内皮细胞和系膜细胞增生，系膜基质增多，基底膜增厚，肾小球硬化和纤维化等，都符合中医“瘀血”的病理特点。因此，在肾病综合征的治疗过程中十分注重活血化瘀法的运用。

用中药健脾益肾化瘀

治疗肾病综合征，中医多用黄芪、白术、茯苓补脾益气，山药、熟地固护肾气；当归、赤小豆活血利水。

对于蛋白尿经久不除，水肿久治难消以及有明显血栓或栓塞性并发症的患者，更以活血化瘀作为主法。常选用桃仁、红花、丹参、赤芍、益母草、川芎等。

肾病综合征的饮食疗法

- 肾功能正常者应给予优质高蛋白饮食，多食牛奶、鱼、蛋、瘦肉、鸡肉，以补充尿中长期丢失的蛋白质。蛋白质摄入量，一般控制在每千克体重 1.2～1.5 克
- 肾功能受损者蛋白质的摄入量根据肾功能予以限制
- 为减轻高脂血症，应少食动物油脂
- 高血压、水肿少尿患者严格限制盐的摄入，摄入量一般为每日小于 3 克
- 高血钾患者禁食含钾高的蔬果，如菠菜、菜花、广柑、香蕉等

喝黄芪鲤鱼汤，提高白蛋白

鲤鱼汤治疗水肿最早见于《备急千金要方》。现代医学研究发现，黄芪鲤鱼汤可以明显提高肾病综合征患者的血浆白蛋白，增加尿量，其作用不逊于静脉输注白蛋白，具有简便廉价的特点。

肾不好，喝黄芪鲤鱼汤

黄芪鲤鱼汤的做法是：鲤鱼或鲫鱼 1 条，生黄芪、赤小豆、莲子肉各 30 克，芡实 20 克，砂仁 10 克（浮肿明显者可加冬瓜皮、茯苓各 30 克，脾虚便溏者可加白术、茯苓各 30 克）。中药用布包浸泡 10～15 分钟，1 根大葱白切断，1 块姜切片，不添加盐及其他调料。全部用料加适量水煮开后，小火煎煮 1～2 小时。将鱼汤煎至 100～150 毫升为宜，一剂分两次服用，喝汤吃鱼，每周 1～3 剂。

黄芪鲤鱼汤的功效解说

鲤鱼除湿利水，黄芪利水消肿，另配赤小豆活血利水，莲子肉健脾养阴，生姜温胃散水，白术、茯苓、冬瓜皮等都具有健脾渗湿利水等作用。诸药合用，具有益气养阴、健脾和胃、活血利水之功。

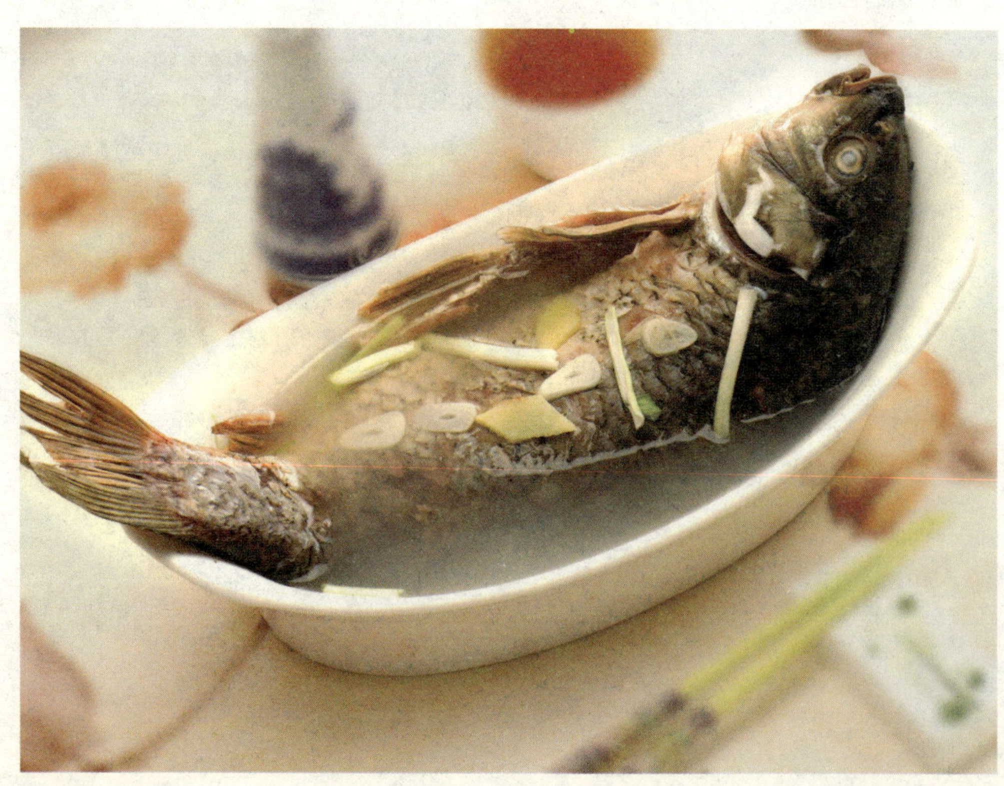

肾病综合征验方

验方一

药物组成 黄芪30～60克，益母草15～30克，白茅根30～60克，大枣10枚

功　　效 益气养阴，利水消肿

适 应 证 肾病脾虚兼血瘀湿热者

用法用量 每日1剂，水煎分早、晚服

验方二

药物组成 黑大豆250克，怀山药、苍术、茯苓各60克

功　　效 益气养阴，利水消肿

适 应 证 用于肾病恢复期

用法用量 共研细末，水泛为丸。每服6克，每日2～3次

验方三

药物组成 桑白皮15.6克，大腹皮18.8克，广陈皮9克，生姜皮9克，麻黄9克，冬瓜皮25克，茯苓皮25克

功　　效 利湿消肿

适 应 证 用于肾病综合征高度水肿，四肢悉肿、脘腹胀满

用法用量 水煎，每日1剂，频服或分早、晚服

验方四

药物组成 玉米须60克

功　　效 利水通淋

适 应 证 肾病水肿、蛋白尿

用法用量 洗净，煎汤代茶饮，每日1剂，3个月为1个疗程

慢性肾炎：多用少花钱的养肾方

慢性肾炎的饮食

慢性肾小球肾炎简称慢性肾炎，是由多种病因引起的原发于肾小球的慢性炎症性疾病。临床上以尿异常改变（蛋白尿、血尿及管型尿）、水肿、高血压及肾功能损害等为其特征。病程迁延，晚期可出现肾功能衰竭。本病可发生在不同年龄，尤以青壮年为多，男性发病率较女性为高。

慢性肾炎患者的饮食必须讲究质量，肾功能正常（Ccr ≥ 70 毫升 / 分钟）及肾功能不全者代偿期的饮食要求，即血肌酐基本正常的慢性肾炎患者的饮食，特别要注意以下几个方面。

蛋白质

一般不作严格的限制。尿蛋白流失量在 1 ~ 3 克 / 天，且无明显水肿及高血压的，可以进普通饮食。优质蛋白要求达到总摄食量的 35% ~ 50%，即蛋白质所含必需氨基酸含量要高。简单地说，就是以动物蛋白为主，推荐鸡蛋白（蛋清）、牛奶、鱼、禽肉、瘦肉（牛、羊、猪肉），这些食物必需氨基酸含量在 40% ~ 50%，属于优质蛋白。如尿蛋白流失量大于 3 克 / 天，则应该适量多补充蛋白质，以此来纠正血浆蛋白降低、贫血以及营养不良性水肿。

水和食盐

慢性肾炎无浮肿，血压正常的可自由喝水。兼有浮肿、高血压的要限制水分摄入，每天在 1000 ~ 1500 毫升。水肿者应采取无盐及少盐饮食，每天不超过 2 ~ 4 克。

维生素和矿物质

慢性肾炎患者宜多吃含维生素丰富的蔬菜和水果，增加 B 族维生素和维生素 C 的摄入。慢性肾炎急性发作时，应多食新鲜蔬菜和水果，如冬瓜、金针菜、鲜藕、萝卜、番茄、蜜桃、梨、橘子、西瓜等。高血钾和尿量在 1000 毫升以下时，应限制含钾多的水果和蔬菜，如榨菜、蘑菇、紫菜、香菜、绿苋菜、荸荠、香椿、鲜橘汁、香蕉等；茶、咖啡含大量钾，也不宜饮用。另外，蔬菜、肉类煮后弃去汤汁，可减少钾的含量。如果因为应用利尿剂出现低钾，食物中可以增加富含钾的上述食物。

慢性肾炎食疗方

食疗方一 猪肾汤

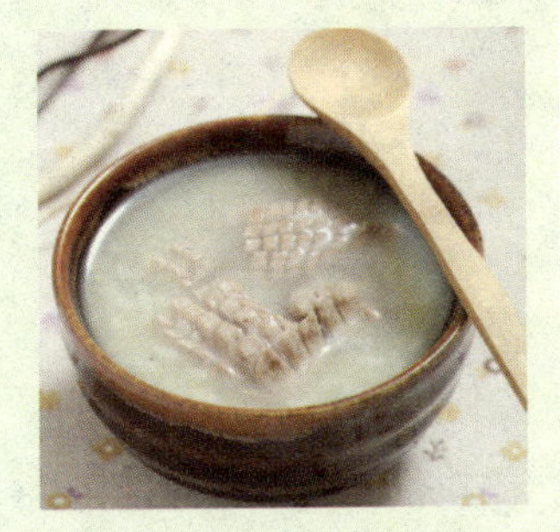

【主治】慢性肾炎恢复期及脾肾气虚患者

【处方】猪肾1个，党参、黄芪、芡实各20克

【服法】将猪肾剖开，去筋膜洗净，与药共煮汤食用

食疗方二 鲫鱼粥

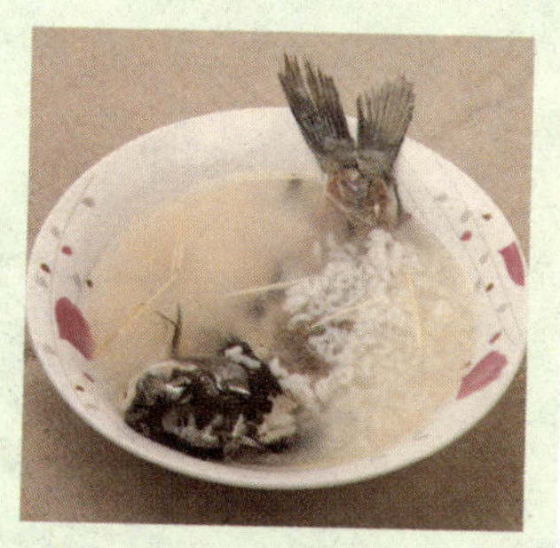

【主治】慢性肾炎、肾盂肾炎

【处方】活鲫鱼1～2条，大米50克，灯心花5～8根

【服法】将上3味加水适量，煮成稀粥食用，每日1剂

食疗方三 鸭肉粥

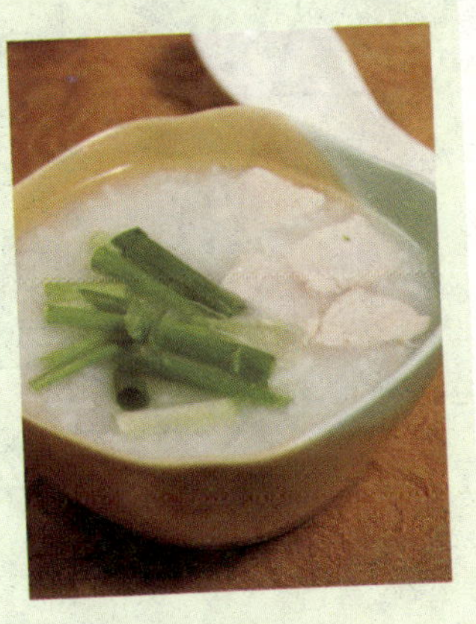

【主治】此方具有滋阴补虚、利水消肿功效

【处方】青头雄鸭1只，粳米适量，葱白3茎

【服法】将青头鸭肉切细煮至极烂，再加米、葱白煮粥，或用鸭汤煮粥，温热食，5～7日为1疗程

慢性肾炎足部反射区按摩

按摩部位

1. 足底部反射区：头部（大脑）、脑垂体、小脑及脑干、甲状腺、肝、胆囊、肾上腺、肾、输尿管、膀胱、生殖腺。

2. 足内侧反射区：腰椎、骶骨、尿道及阴道、前列腺或子宫。

3. 足外侧反射区：生殖腺。

常用手法

1. 足底部反射区：拇指指端点法、食指指间关节点法、食指关节刮法、拇指推法、擦法、拳面叩击法等。

2. 足内侧反射区：食指外侧缘刮法、拇指推法、叩击法等。

3. 足外侧反射区：食指外侧缘刮法、拇指推法、叩击法等。

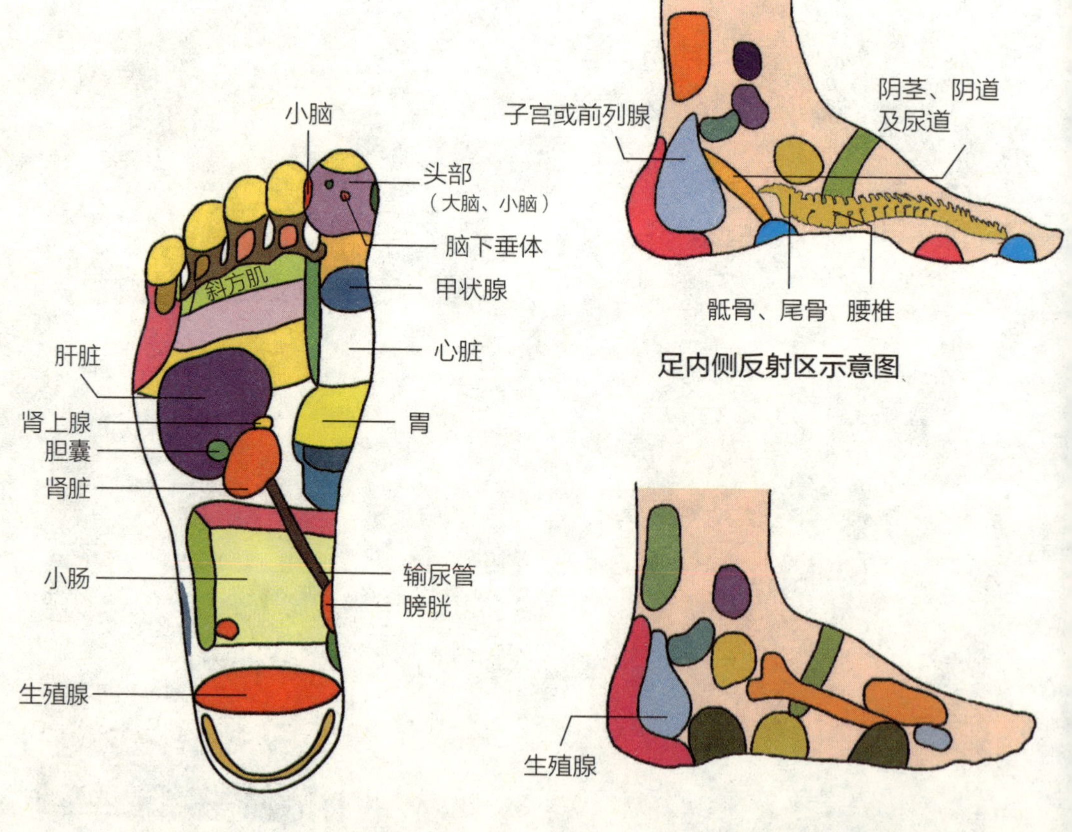

足底部反射区示意图

足内侧反射区示意图

足外侧反射区示意图

慢性肾炎宜用单方

慢性肾炎患者服用单味中药非常简便、有效，且副作用小。

黄芪

属补气药，能增强机体免疫力，降血压，消除蛋白尿，并能增加肾小球滤过膜通透性，改善肾小球功能。

用法：炙黄芪 30～60 克，水煎分 2 次服，每日 1 剂。或与粳米 100 克共煮成粥，早晚食用。尤宜于肾炎蛋白尿者。

玉米须

属利水药，有较强的利尿作用，并能抑制蛋白质的排泄。

用法：玉米须 60～120 克，水煎分 2 次服或代茶饮，每日 1 剂，可连用 6 个月。尤宜于肾炎之水肿、蛋白尿者。

水蛭

属于活血化瘀药。药理学证实，鲜水蛭含水蛭素、肝素、抗血栓素、蛋白质等，能阻碍血液凝固，从而明显改善肾脏的血凝状况，促进患者康复。

用法：取鲜水蛭若干，风干后，粉碎成粉，过筛，每次服 2 克，每日 2～3 次，可连用 2～3 个月。尤宜于肾炎之血尿、蛋白尿者。

五倍子

属收敛止涩药，可减少肾炎患者尿中蛋白流失。

用法：五倍子若干，研细末，装入胶囊，每服 3～4 粒，每日 2 次。尤宜于肾炎之蛋白尿、血尿者。

益母草

属活血化瘀药，含益母草碱、水苏碱等生物碱和苯甲酸、氯化钾等成分，有兴奋子宫、降压、抑菌、活血化瘀、抑制微小血管血栓形成、防治肾衰等作用，尤长于利尿消肿。

用法：益母草 90～120 克，加水水煎后分 2～3 次服或代茶饮。尤宜于肾炎之高血压、水肿者。

正确选用中成药

慢性肾炎是一种慢性病，在病情稳定时可用中成药巩固疗效。临床常用的中成药有六味地黄丸、金匮肾气丸、五子衍宗丸、杞菊地黄丸、知柏地黄丸、肾炎康复片等，但要在医生指导下根据患者症状和体质因素辨证选用